1895
Kirchen Str.
Schützen-hof
Schwartauer Allee
Katharinen Strasse
Herm. Str.
Adler Str.
Reifer Strasse
Frieden Str.
Ludwig Str.
Mar. Str.
Schiffswerfte
Stadt-Graben
Stadtgraben
Emaillier-Werk
Rangier-Bahnh.
Schwartauer
Schlacht-haus
Schlachth. S.
Kathar. Str.
Rodden-Koppel
Trave
An der Untertrave
Hydr. Kraft-Stat.
Dreh-Br.
Haupt-Zollamt
Holz Lagerpl.
Hafen
Maschinenbau-Anst.
Vieh-hof
Mühle
Wass. Bau Pl.
Carl Strasse
Bank
Post
Börse
Rathaus
Marien K.
Gerichts-haus
Fünfhaus
Weede
Böttcher Str.
Ellern-brock
Kupf. Str.
Becker Grube
Fischer Grube
Engels Grube
Engelswisch
Cas.
Stadt-Theat.
Commerz. Bk.
Reichsbk.
Katharineum
Stadt-Bibl.
Reform. K.
Jack.
Geib. Pl.
Schiff.-Ges.
Kl. Burg S.
Gr. Altefähre
Burg-Kloster
Gr. Burg Str.
Hafen Str.
Staats-Archiv
Hlg. Geist Hosp.
Kathar. K.
Glockengiesser Str.
Hunde Str.
Johannis Str.
König Str.
Rosen Str.
Langer Lohberg
Tivoli
Wakenitz
Bade-Anst.
Burgfeld
Gertruden-Kirchh.
Gertrude
Israelsdorf
Kl. Vogels.
Lange Reihe
Schul Str.
Paul Str.
Adolph
Roeck Strasse
Falkenwiese
Galgenb
Wiese

R
V

INGER-MARIA MAHLKE

UNSEREINS

Roman

ROWOHLT

5. Auflage Januar 2024

Originalausgabe
Veröffentlicht im Rowohlt Verlag, Hamburg, Dezember 2023

Satz aus der Signifier bei CPI books GmbH, Leck
Druck und Bindung GGP Media GmbH, Pößneck
ISBN 978-3-498-00181-0

UNSEREINS

DIE HANDELNDEN PERSONEN

Friedrich Lindhorst, Rechtsanwalt, und
Marie Lindhorst, Tochter des berühmtesten Dichters
aller Zeiten, deren Kinder
Erasmus
Cord
Friedrich – Frieder – junior
Robert
Werner
Alma
Jost
Marthe
Senator Achim Lindhorst, Friedrichs ältester Bruder
Konsul Heinrich Lindhorst, sein zweiter Bruder
Ida Stuermann, Dienstmädchen im Haushalt der Lindhorsts

Johann Gotthard Isenhagen, Ratsdiener
Carl Richard – Charlie – Helms, Lohndiener
Mathilde – Tilly – Helms, geb. Weber, dessen Frau

Elisabeth Schilling und
Wasserbaudirektor *Konrad Schilling*,
deren Kinder
Theo (Konrads Sohn aus erster Ehe)
Henriette (Elisabeths Tochter aus erster Ehe)
Ilse, Lotte und Ludwig

Georg Presswitz, der eigentlich nach Berlin gehört,
seine Mitschüler
Thomas – Tomy – Mann, der Pfau, und
Otto Grautoff, dessen Schatten
Pastor Leonhard, Georgs Pensionsvater, dessen Frau,
Sohn Heini und Töchter

Hermann Heinrich Bannow, kein Bäckermeister
Pauline, dessen Bulldogge

Theodor Schwartz, Former, Koch, Schriftsteller,
Zeitungsherausgeber, Sozialdemokrat
Senator Pusselt, Unternehmer der Montanindustrie
und völkischer Rechtsextremer
Die *Senatoren Vanheeren, Martfeld, Steinbrück,*
Stenzel und Buchenberg,
deren Söhne, Neffen und Cousins, Fechtclubmitglieder

Fanny zu Reventlow, Grethe Lindhorst, Maria Schorer,
ihr Bruder Theo, Vilhelm – Vil – Petersen und Käthe,
Ibsenclubmitglieder, ebenso *Else und Grete Bützow*,
die studieren wollen

Die schöne Josephine, später Frau Martfeld

Alle wohnhaft im kleinsten Staat des Deutschen Kaiserreichs. Eigentlich der zweitkleinste: Bremen hat weniger Fläche und ein obskures Fürstentum Köstritz weniger Einwohner. Jedoch: zweitkleinster klingt mickrig.

I

DER KLEINSTE STAAT

Januar 1890

1 Regen, noch immer kein Schnee im kleinsten Staat des Deutschen Reiches. Die zweite Januarwoche und nichts als stahlgraue Wolken, zügig und dicht gen Westen ziehend. Wäre dies ein Film und wir die Zuschauer, die erste Einstellung wäre mit einer Drohne aus der Perspektive eines Regentropfens gedreht: als würden wir durch seine vom Luftwiderstand abgeflachte Seite auf die Erde herabblicken. Vom Wind in einen spitzen Fallwinkel gedrückt, sähen wir erst nur das matschige Grünbraun Ostelbiens und einen Streifen wolkengrauer Ostsee. Bis sich ein Fluss in den Kameraausschnitt schiebt, die Trave, und außerdem ein zweiter, kleinerer, die Wakenitz, und dort, wo beide ineinander münden würden, wenn alles geradlinig verliefe, erhebt sich ein Hügel, den sie beide umfließen. Auf dem Hügel befindet sich ein Fleck, noch immer überwiegend backsteinrot, mittelalterfarben, und aus dieser Entfernung allenfalls fingernagelgroß: der kleinste Staat des Deutschen Reiches, seine älteste Republik. Und beides ist nicht ganz richtig, aber das wird Isenhagen später erklären.

Allmählich zeichnen sich die Gleise der Büchener Eisenbahn ab – der schmale, schwarze Strich, der schräg durchs Bild läuft, schwer auszumachen in all dem Grün –, die den mittlerweile faustgroßen Staat durchqueren und Richtung Altona verschwinden. Es sieht aus, als habe jemand einen Stein in einen mit Entengrütze zugewachsenen Teich geworfen: die ihn umgebenden Wallreste der alten Bastion wie konzentrisch sich ausbreitende Wellen. Nicht eben beeindruckend, wenn man als Tropfen bereits auf München oder Hamburg oder Berlin niedergegangen ist, und man könnte dem Irrtum erliegen, lediglich auf eine größere, aber nicht wirklich große norddeutsche Stadt zuzurasen. Dunkle Dachreihen, Gärten, Gänge und Straßen werden langsam erkennbar, türkisgrün angelaufen die Kupferdächer der Kirchen dazwischen. Auf ihren Türmen staken Wetterhähne wie Nadelspitzen, doch der Kameratropfen fliegt an ihnen vorbei, ohne zu zerschellen.

Es ist Montagmorgen, kurz nach neun, das Quadrat des Marktplatzes ist mit einem Muster aus Karren und Ständen bedeckt, die Waren sicher verwahrt unter von Algen angegrünten Planen. Die hellgelben, quirligen Punkte sind die Strohhüte der Fischhändlerinnen, die dunklen größeren, gemächlich im Zickzack wandernden die Regenschirme einkaufender Hausfrauen.

Eine Windböe drückt uns über den Giebel des neben dem Markt liegenden Rathauses hinweg. Das schwarze Längliche, das gerade die Breite Straße herunterkommt, ist der Zweispitz von Ratsdiener Isenhagen, der, wie jeden Montag, Mittwoch und Freitag im Winter, um einige Minuten verspätet zum Dienst eilt. Als er das Portal erreicht, befinden wir uns bereits über dem gegenüberliegenden Feuerwehrhaus. Fliegen die Königstraße entlang, werden einen Moment entsetzt von Ida Stuermann angestarrt, ehe sie mit dem Federbett im Arm, das sie eine halbe Stunde zuvor zum Lüften über das Fensterbrett gelegt und dort vergessen hat, im Inneren des Schlafzimmers im ersten Stock des Hauses Nummer 5 verschwindet. Ein letzter Windstoß schiebt uns die Straße hinunter, wir rasen auf die Anstalt zu, wie das älteste hiesige Gymnasium genannt wird. Kurz vor dem Aufprall blendet die Kamera ab.

Gut dreieinhalb Meter unterhalb des langsam über die Dachplatten herablaufenden Tropfens und von ihm durch einige Millimeter Zink, einem seit fünfhundert Jahren an dieser Stelle befindlichen Balken, eine Lage Dielenbretter und eine Schicht Putz getrennt, sitzt Georg, neuester, jüngster und wohl auch zögerlichster Chronist dieses Staates und betrachtet das soeben Geschriebene:

Liebe Mutter,
ich bin in größter Not, bitte lies diese Zeilen aufmerksam!
Und zeig sie nicht gleich wieder Großvater

Er ist nicht sicher, ob er den letzten Satz streichen soll. Der Ton erscheint ihm falsch, nicht gewichtig genug. Nur: Wie gewichtig wirkt Gestreiche gleich in der zweiten Zeile? Es ist auch gar nicht einfach, einen langen, geraden Strich zu ziehen, wenn man mit angezogenen Knien in einer Toilettenschüssel hockt. Einer eingestaubten und unter dem Staub sauberen und nicht einmal mit Kalk verkrusteten Toilettenschüssel, deren Wasser abgedreht ist, aber dennoch. Das Buch mit dem Briefbogen lehnt an seinen angewinkelten Oberschenkeln, und wenn er beim Schreiben am äußeren Rand der Zeilen anlangt, muss er den Ellbogen anziehen, damit er nicht gegen die Schrubberstiele stößt, die neben ihm an den Fliesen lehnen. Sie kommen leicht ins Rutschen und poltern gegen die Holzwand, die seine Kabine von der nächsten trennt.

Die Toiletten im zweiten Stock – die einzigen Wasserclosetts der Anstalt – werden *Primanertoiletten* genannt, weil die Älteren ihre Räume hier oben haben und sich von den Jüngeren keiner hereintraut. Acht Holzverschläge, vier an jeder Seite, die letzte Kabine, rechts an der Wand unter dem dauergekippten Fenster, ist immer verschlossen. Sie dient dem Hausmeister als Lager für Putzzeug, wie Georg vor einigen Wochen festgestellt hat. *Besetzt* steht auf dem Schild über der Klinke.

Er war auf der Flucht vor zwei Tertianern in der Wasserlache auf den Fliesen vor den Waschbecken ausgerutscht und in die einzige Richtung gerobbt, die Schutz versprach. Hatte sich in Panik durch den Spalt zwischen Verschlag und Boden gezwängt, sicher, dass sie ihn entdecken würden. *In Luft aufgelöst* oder *in der verschlossenen Kabine* waren bald auch die letzten verbliebenen Möglichkeiten. Die Tertianer hämmerten gegen die Tür, das Holz vibrierte, klapperte in den Angeln. Georg zog sich zusammen, als es unvermittelt still wurde. Und dann sehr hektisch: Rufe, Schuhsohlen, die hastig auf nassen Fliesen Halt suchten, danach war es wieder still. Bis er es aus Richtung der Pissoirs plätschern hörte.

Seitdem ist Georg regelmäßig hier. In den meisten Hofpausen. Oder wenn Kandidat Lose, wie heute, in den ersten beiden Stunden «Bein hat» und sagt, die Klasse solle Aufgaben lösen und so ruhig sein, als läge sie vor Sedan. Obwohl Lose die Tür zur klaffenden Korridorstille weit offen lässt, dreht sich, noch bevor seine Schritte am Kreuzgang verhallen, der erste Ostelbische auf dem Stuhl um, das Geschoss aus Papier und Spucke fertig präpariert in der Hand.

Der Trick ist, vor den Großen bei den Toiletten zu sein. Sobald die Pausenglocke schrillt loszuschießen. Wenn er Hausaufgaben abschreiben muss, die Hefte griffbereit zu haben. Nicht den Flur im Erdgeschoss zu nehmen, in den die Tertianer aus ihren Klassenräumen strömen, sondern die vorderen Treppen bis in den zweiten Stock und oben den Korridor.

Georgs Waden kribbeln, er richtet sich auf, langsam, drückt die Knie durch, die Schrubberstiele fest im Blick. Einmal sind sie ins Rutschen gekommen, während sich draußen einer der Primaner, Tietjens, die Hände wusch. Glücklicherweise hat Tietjens die Flucht ergriffen, am nächsten Tag erzählt, eine bibergroße Ratte sei aus dem Hausmeisterverschlag auf ihn zugeschossen.

Zwölf Minuten sind es noch bis zum Ende der zweiten Stunde. Georg muss vor dem Pausenklingeln auf dem Korridor sein, wenn er den richtigen Moment verpasst, muss er warten, bis der letzte Primaner die Toilette wieder verlassen hat.

Der Brief. Georg geht erneut in die Hocke ... *und zeig sie nicht gleich wieder Großvater.*

So schwer ist das nicht, könnte man denken. Aber Georg muss nicht irgendeinen Brief schreiben, sondern den absoluten, vollkommenen Brief, dem seine Mutter nichts mehr entgegensetzen kann. Keinen von denen, die er jeden Samstag verfasst, nach dem Mittagessen, mit den anderen Pensionären von Pastor Leonhard unten am Esstisch. Wer kein Briefpapier hat, bekommt von Frau Pastorin Leonhard, von allen heimlich *Pastete* genannt, Bogen und Kuvert mit der Ermahnung, ihr gleich am Montag beides zu ersetzen. Wer fertig ist – bevor die Uhr in der benachbarten Stube nicht drei schlägt, hat niemand fertig zu sein –, legt den nicht zugeklebten Umschlag im Flur auf die Konsole. Das Hausmädchen bringt sie später zur Post.

Ausschließlich wegen der Rechtschreibung, sagt die Pastete, nur wegen der Fehler pflege sie die Briefe vorher zu überfliegen.

Ich gehe zugrunde, könnte er schreiben, *wenn du mich nicht holst, geh ich zugrunde.*

Das ist dumm schreibt er stattdessen, und jetzt kann er die Seite wegschmeißen.

Nicht dass es sein erster Versuch wäre. Im November hat er heimlich während der Hausaufgabenzeit geschrieben. Den Brief abends beim Spazierengehen eingesteckt. Beim Einschlafen überlegt, gleich in der Früh seinen Koffer zu packen.

Am nächsten Morgen, beim Frühstück, hatte er trotz des ständigen «Nu iss endlich» der Pastete nicht aufhören können, in den Flur zu blicken, auf das Klingelschrillen zu warten, das jeden Moment in alle Körper fahren würde.

Atemlos vor Eile, so hatte er sich Mutter vorgestellt, denn den Weg vom Bahnhof wäre sie gelaufen, um nicht auf eine Droschke warten zu müssen. Mit braunen Strähnen, die sich aus ihrer Frisur gelöst hätten und an den Schläfen unter der Krempe ihrer Kappe hervorsähen. Mit knappen, scharfen Worten würde sie die Pastete anweisen, seine Abreise vorzubereiten.

Nach dem Frühstück hatte er umständlich nach Handschuhen gesucht, die in seiner Manteltasche steckten. Schließlich entschieden, in der Schule werde Mutter ihn auch finden. Sich die knappen, scharfen Worte ausgemalt, mit denen sie Kandidat Lose anweisen würde, Georg aus der Klassenliste zu streichen.

Auf dem Heimweg war er sicher, sie werde im Pastorat auf ihn warten. Dreimal hat er sich die Hände waschen müssen vor dem Essen, bis Augen und Nase nicht mehr rot waren, er wieder einatmen konnte, ohne Stocken, ohne dass sich in seiner Brust etwas zusammenzog und die Luft nur schubweise hereinließ.

Abends rief der Großvater aus Berlin an. Der Fernsprecher hängt in der Apotheke an der Puppenbrücke, die Pastete hatte darauf bestanden, ihn zu begleiten, nachdem einer der Apothekersöhne Bescheid gegeben hatte.

«Da ist bestimmt was passiert», sagte sie mehrfach, während sie neben ihm die Straße entlanglief. «Da ist bestimmt was passiert.»

«Kommt Mutter? Soll ich alleine fahren? Ich brauche Geld fürs Billett.» Georg hatte sich bemüht, die Pastete und ihre sich vor der Brust verschränkenden Arme nicht anzublicken.

«Langsam, langsam.» Die Stimme des Großvaters sanft, die As langgezogen, das folgende Lachen weich und warm. Wattig gepolstert, keine Kante, nichts Scharfes, das Trotz ermöglicht hätte. Wattig gepolstert schob der Großvater sämtliche Einwände beiseite. «Jeder Junge schreibt einen solchen Brief. Das gibt sich», wiederholte er mehrmals. Und die Art, wie er das sagte, klang, als habe er es, vermutlich Mutter gegenüber, schon einige Male wiederholt.

Ob er die Pension wechseln wolle, vielleicht zu einem der Lehrer?

«Nein.»

«Was ist denn so schlimm?»

Georg hatte nicht gewusst, wie er es beschreiben sollte. In wenigen Worten. Am Telefon. In die unerbittlich warmwattige Stille hinein. Er war sicher, der Großvater lächelte, mit dem Hörer in der Hand, hinter seinem Schreibtisch im Arbeitszimmer. Wahrscheinlich hatte er beim Reden Mutter zugezwinkert, die in einem der kleinen, im Halbkreis arrangierten Sessel ihm gegenübersaß.

Georg hatte bereits Nächte damit verbracht, darüber nachzudenken, was so schlimm war. Er hatte Dutzende verschiedene Antworten gefunden. Keine einzige klang nicht lächerlich, wenn er sich die Worte innerhalb der mit silbernen

Reihern tapezierten Wände des Berliner Arbeitszimmers vorstellte. Das Schlimme ist gleichzeitig sehr kompliziert und ganz einfach. In der komplizierten Variante gibt es an der Anstalt mehrere einander überlappende Hierarchien, unübersichtliche Verflechtungen und sich aus ihnen ergebende Konsequenzen. In der einfachen Variante steht Georg in jeder einzelnen dieser Hierarchien ganz unten, und alles andere ist eigentlich gleichgültig.

«Das Essen», hatte er schließlich geantwortet.

Scharfes Lufteinziehen der Pastete neben ihm. Die hatte er ganz vergessen.

«Denk auch ein bisschen an deine Mutter», hatte der Großvater zum Abschied gesagt.

Zu Weihnachten, in Berlin, hatte Georg versucht, mit ihr zu reden. «Aber im Herbst hat es dir dort doch so gut gefallen», hatte seine Mutter entgegnet.

Als er mit ihr im Oktober für eine Woche zur Aufnahmeprüfung hier war, wirkte die klaffende Korridorstille friedlich. Sonnenstrahlen fielen durch die hohen Fenster des Kreuzgangs, nach Tempelritter und Allerheiligstes und Gral sah die Anstalt aus. Die großen hellgrauen Steinplatten in den Fußböden im Erdgeschoss haben Senken in der Mitte und rundgelaufene Kanten und dort, wo sie nicht von zahllosen Füßen geglättet sind: Reste von Buchstaben. Die man, wenn man *Der Graf von Monte Christo* gelesen hat und gerade mitten im dritten Band von *Sagen der Vorzeit* steckt, auf allen vieren untersuchen möchte. Hätte er nicht befürchtet, Mutter werde sich umdrehen, ihn an der Hand nehmen, damit er nicht zurückbliebe, trödelte, einen schlechten Eindruck machte, hätte er sich sofort hingehockt.

In den Tagen danach, bei den Großeltern in Berlin, hatte er sich ausgemalt, wie er die Steinplatten entziffern würde, ihr Geheimnis – denn natürlich bargen sie ein Geheimnis – offenbaren. Alleine erst, später zusammen mit seinem Banknachbarn, der Ben heißen und mit dem er sich anfreunden würde. Vielleicht würden sie eine Schar *Gleichgesinnter*, wie es in Büchern heißt, um sich versammeln. Da war er sich nicht sicher gewesen.

Kaum an der Anstalt, hatte er zweierlei festgestellt: Die Steinplatten waren bereits entziffert, von Dr. Herbert – Latein, Altgriechisch, Geschichte –, der einem ständig die Aufsätze aufzählt, die er in den Jahresheften der Historischen Gesellschaft veröffentlicht hat. Fragt man ihn nach den Platten, ergießt sich ein endloser Schwall aus Namen, Kirchenämtern und Jahreszahlen, und von irgendwem gibt es tatsächlich noch einen Brief über den Klostergarten im Schularchiv, und früher oder später muss man etwas Lateinisches übersetzen, und wenn man einen Fehler macht, schlägt Dr. Herbert einem mit der flachen Hand gegen den Oberarm. Und außerdem: Würde Georg sich im Korridor auf alle viere hocken, wäre eine lange Folge Arschtritte unvermeidlich.

Er weiß ja, dass sie bloß dumm sind. *Rückständig*, sagt seine Mutter. *Provinz*, sagt sie. Meistens weiß er das. Morgens, auf dem Weg zur Schule, wenn er mit den anderen Pensionären von Pastor Leonhard die Puppenbrücke überquert und die Altstadtinsel vor ihnen liegt, weiß er es. Links der Bahnhof, dessen Wartehalle mindestens fünfmal in die des Lehrter Bahnhofs in Berlin passt. Wenn man sein einziges Gleis überquert und hineinblickt, sieht er aus wie ein Tunnel mit Bahnsteig. Rechts das Holzlager und der kleine Kran, der mehr mit dem Spielzeugmodell gemeinsam hat, das Georg vor Jahren zu Weihnachten aus Lagen Papier mit aufgedruckten Tannenzweigen gewickelt hat, als mit denen, die turmgleich am Berliner Humboldthafen aufragen.

Überhaupt Türme. Die beiden Spitzen des Holstentors, auf das die Brücke zuläuft, sind nicht auf einer Höhe, sondern schief abgesackt, und trotz der dichten Schornsteinreihen dahinter und ihres emsig aufsteigenden Rauchs, trotz der beiderseits des Tors aufragenden Kirchen, St. Petri, St. Jakobi, St. Marien, er kann sie nicht auseinanderhalten, trotz der bulligen Reihe Speicherhäuser an der Untertrave, Wal, Eiche, Elefant, Namen, die er sich nicht einmal merken will – morgens, auf der Puppenbrücke, die wegen der blöden Statuen rechts und links so heißt, morgens von der Puppenbrücke aus gesehen, sieht die Stadt mickrig aus. Provinz. Aber sobald auf der Straßenseite gegenüber der Anstalt die beiden Ladenschilder erkennbar werden – auf einem steht *Südfrüchte*, auf dem anderen *Zigarren* –, schwindet jede Gewissheit. Und spätestens, wenn er durch die schmiedeeiserne Pforte den Vorderhof betritt, ist die Anstalt alles, und die Welt hat aufgehört zu existieren.

2 Keine fünfhundert Meter von der Primanertoilette der Anstalt entfernt trocknet Isenhagen im Pausenraum der Ratsdiener seinen Zweispitz. Seine Katze habe erbrochen, hat er beim Eintreten seine Verspätung gerechtfertigt. Ratsdiener Böger hat verständnisvoll genickt, Isenhagens Katze ist öfter krank. Böger drückt bei Isenhagen meist ein Auge zu, denn Isenhagen ist der einzige Freiwillige für die abendliche Müllrunde, bei der er nach Dienstschluss den Inhalt der Papierkörbe im großen Ofen im Keller verbrennt.

Nicht dass es einen Unterschied macht, ob Isenhagen pünktlich im Rathaus ist. Seine heutige Dienstpflicht besteht überwiegend in der Beschaffung eines 1,75 × 1,75 Meter großen, eher tannen- als oliv-, aber auf gar keinen Fall schlammgrünen Stückes Samt.

«Kamille. Ins Futter mischen», rät Böger, ehe er den Pausenraum verlässt. Und Isenhagen nickt und antwortet nicht, denn Isenhagen hat keine Katze. Für Isenhagens Zuspätkommen gibt es gleich zwei Gründe: Frau Suhls Augen und Frau Helms Pflanze, aber dazu später.

Ratsdiener Johann Gotthard Isenhagen gehört zu den Institutionen einer Stadt, die allen bekannt sind, die aber niemand kennt. Führte man im kleinsten Staat des Deutschen Reiches eine Umfrage durch, so käme Folgendes heraus: Nahezu hundert Prozent der Befragten ist Isenhagen ein Begriff. *Penibel* und *korrekt*, tragen sie in das Feld ein, in dem sie ihn mit zwei Adjektiven charakterisieren sollen. Bittet man um eine kurze Beschreibung seines Äußeren, antworten über neunzig Prozent: *schwarzer Zweispitz, roter Mantel, gelbe Weste*. Auf den Einwand hin, das sei die Ratsdieneruniform, entscheiden sich sämtliche Befragte für: *Weiß nicht*. Die Hälfte sagt: *jung*, der Rest, seine Pensionierung stehe bevor.

Obwohl alle angeben, Isenhagen bereits ohne den Zweispitz gesehen zu haben – er nimmt ihn jedes Mal ab und senkt das Haupt, wenn die Senatoren in Zweierreihen an ihm vorbei in den Audienzsaal gehen –, herrscht Uneinigkeit darüber, ob Isenhagen kahlköpfig ist oder nicht. Selbst Fräulein Neesen, das er jeden zweiten Freitag im Etablissement der Witwe Knoop in der Weberstraße besucht, könnte nur beitragen, dass er erst ein bisschen Französisch und dann *wie die Hunde* bevorzugt, wie die meisten ihrer Kunden. Haare auf dem Kopf? Achselzucken. Schlank sei er, sauber, ohne Fussel im Bauchnabel.

Friseurmeister Werner aus der Hartengrube könnte Haarfarbe (*dunkelblond*) und Schnitt (*kurz*) korrekt benennen. Außerdem: *Seitenscheitel links, keine Koteletten, kein Bart, zum Abschluss ein paar Fingerspitzen Makassar-Öl.* Er weiß aber nicht, dass es sich bei dem Kunden, der alle sechs Wochen Samstagfrüh, unmittelbar nachdem er die Ladentür aufgesperrt hat, mit einem Kopfnicken eintritt und sich stumm in den Stuhl setzt, um Isenhagen handelt. Für Meister Werner heißt Isenhagen nur: kein warmer Kaffee, den er in einem Emaillebecher behutsam aus seiner Wohnung hinüberträgt, um ihn in der für gewöhnlich ruhigen ersten halben Stunde des Arbeitstages zu trinken.

Isenhagen heißt Isenhagen, wie seine Mutter und Großmutter, der Rest ist etwas diffus. Der letzte Herr Isenhagen, an den man sich im kleinsten Staat erinnert, war Anfang des Jahrhunderts zur Zeit der französischen Besatzung als *Administrateur des Départements des Bouches de l'Elbe* in die Stadt gekommen und bald darauf verstorben.

Dennoch: Niemand hätte bei der jährlichen Sedanfeier, wenn Isenhagen die Flagge des kleinsten Staats und Ratsdiener Böger die des Deutschen Reiches trägt, die stillen Tränen in seinen Augenwinkeln für etwas anderes als Ergriffenheit ob des Sieges über Frankreich gehalten. Und niemand ahnt: Ratsdiener Johann Gotthard Isenhagen ist ein exzessiver Mensch.

Den größten Exzess betreibt er beim Verbergen seiner kleineren Exzesse vor den Augen der Welt. Die in diesem Fall identisch sind mit den rotgeäderten, vor siebenunddreißig Jahren einmal mit Kornblumen verglichenen Augen von Frau Suhl, seiner Aufwärterin.

Im Winter stellt Isenhagen jeden Montag-, Mittwoch- und Freitagmorgen erst Kohlenschippe und Ascheimer aus der Stube in den Windfang, dann die aus der schmalen Kammer am Ende des Flurs, die seiner Mutter früher als

Schlafzimmer gedient hat. Nachdem er sich vergewissert hat, dass die schmutzige Wäsche im Korb so arrangiert ist, dass die heikleren Flecken erst beim Sortieren im Halbdunkel des Suhl'schen Kellers zum Vorschein kommen, setzt er den Zweispitz auf und nimmt den roten Dienstmantel vom Garderobenbügel. Er dreht erst den Schlüssel im Schloss der Flügeltür und lässt ihn in die rechte Manteltasche gleiten, dann den im Schloss der schmalen Tür am Ende des Flurs, der in die linke Manteltasche kommt. Ehe er die restliche Wohnung der eine halbe Stunde nach ihm eintreffenden Frau Suhl preisgibt, drückt er zur Sicherheit noch einmal beide Klinken hinab und rüttelt, erst dann zieht er die Haustür hinter sich zu.

Mit absoluter Bestimmtheit könnte Frau Suhl nur sagen, was sich *nicht* in der Kammer am Ende des Flurs befindet: eine Eichenfurniergarnitur, bestehend aus einem schmalen Bett, eintürigen Schrank und zierlichen Nachttisch. Diese hat Isenhagen ihr nämlich vor acht Jahren, wenige Wochen nach dem Ableben der alten Dame, Gott habe sie selig, geschenkt. An einem Sonntag hatte der alte Suhl damals die Möbel mit dem Handwagen abgeholt. Am folgenden Montagmorgen waren die beiden Türen erstmals verschlossen. Am Mittwoch nicht anders.

Sie sei sich keiner Schuld bewusst, sagte Frau Suhl, und lasse sich solche Unterstellungen auch nicht gefallen. Weshalb sie freitags schließlich eine halbe Stunde früher hinging.

Sie traf Isenhagen in gelber Weste, noch ohne Zweispitz, Mantel, Stiefel an. Seltsam sah er aus, als wäre er nur halb da, während er auf Strümpfen einen großen Schritt aus dem Wohnzimmer in den Windfang machte, die Tür dabei hinter sich zuzog.

«Gibt es was auszusetzen?»

«Nein?» Isenhagen klang erstaunt. «Vielleicht etwas weniger Stärke an die Hemdkragen?»

Wieso die Türen dann abgeschlossen seien?

«Zu meinem Plehsier», hatte Isenhagen nach einer Pause geantwortet.

Zumindest lautete so das Wort, das Frau Suhl zu ihrem Alten nach Hause trug, nachdem Isenhagen ihr versichert hatte, er werde ihr das Gleiche zahlen, auch wenn zwei Räume weniger zu reinigen seien.

Als sie das Wort am darauffolgenden Montag gegenüber Frau Helms auf der Treppe zu Isenhagens Wohnung wieder hervorholte, tat sie es hinter vorgehaltener Hand. *Was Unanständiges*, hatte die Übersetzung von Herrn Suhl gelautet.

Damit war für die Zukunft alles aufs Beste arrangiert, denn Frau Suhls Plehsiere umfassen:

1. Sich nachts, wenn der alte Suhl neben ihr schläft, daran erinnern, was die Finger von Otto, dem Rezeptionisten, in ihrer Unterhose gemacht haben, als sie noch in der Wäscherei des Hotels Kaiser am Braunschweiger Bahnhof angestellt war und Kornblumenaugen hatte.
2. Auf Pferde wetten.
3. Mutmaßen, was sich hinter den verschlossenen Türen in Isenhagens Wohnung befindet.
4. Rote Grütze.

Selbstverständlich stand «ein Mädchen!» am Anfang aller Suhl'schen Theorien über die verschlossenen Türen in Isenhagens Wohnung, begleitet von «stille Wasser ...» und so weiter.

Als es nach einer Woche an Schwellen, Türen, Rahmen

nichts mehr zu wischen gab, nahm Frau Suhl den Lappen nicht einmal mehr mit, wenn sie sich vor dem Wohnzimmer auf den Boden kniete, um abwechselnd das rechte und linke Ohr ans Holz zu pressen, unentschieden, welches besser hörte. Und obwohl sie den Atem anhielt, hörten beide, wie immer: nichts. Kein Kichern, kein Lachen, keine Gewichtsverlagerung – das Sofa aus Rosshaar und die Sesselbeine knirschen, sobald man sich vorbeugt –, kein Dielenknarren, kein Barfuß-Tapsen, kein Auf-Socken-Schleichen, kein Tack eines auf dem Tisch abgestellten Glases, Umblättern einer Buchseite, kein Husten, Niesen, Nase-Hochziehen.

«Nicht einmal ein Atemzug», sagte Frau Suhl. Sagte es laut vor sich hin, während sie sich am Türrahmen hochzog, und erschrak. Was sollte es sonst sein? Kein Mädchen sitzt wochenlang, ohne sich zu rühren, im Wohnzimmer.

«Ein totes Mädchen», flüsterte sie erst, als sie Isenhagens Tür bereits hinter sich zugeschlagen hatte und auf der Treppe den Mantel überwarf. Ihr Hut, fiel ihr ein, lag noch auf dem Küchentisch, und doch rannte sie weiter.

«Wie lange? Eine Woche? Das täte doch stinken», widersprach der alte Suhl, als er abends vom Hafen kam. Und obwohl er wohl recht hatte, schlief sie in der Nacht schlecht, und Montagmorgen, ehe sie zur Arbeit aufbrach, nahm sie das Tranchiermesser aus der Schublade, wickelte die Klinge in ihr bestes Geschirrtuch und steckte es in die Tasche. Das Gewicht zog die Mantelaufschläge auseinander und schlug bei jedem Schritt gegen ihre Hüfte.

Egal, wie viel Luft sie einsog, im Hausflur, im Windfang, vor dem Wohnzimmer, mit gespreizten Nüstern und langsam austrocknenden Schleimhäuten, am Schlüsselloch und schließlich auf den Knien vor der Türritze, egal, wie viel Luft sie einsog, es roch nach Staub und schalem Kohlenrauch, nach Isenhagen, nicht unangenehm, dazu ein kleiner Rest Lavendel, von der alten Dame, Gott habe sie selig.

«Und wenn er die Leiche nachts weggeschafft hat?»

«Warum sollte er dann weiter abschließen?», wandte Frau Helms ein, die ihr auf dem Weg zum Markt im Treppenhaus begegnet war. Das Einkaufsgeld hatte Isenhagen, wie immer, auf den Küchentisch gelegt, zwischen ihren Hut und den Korb mit der schmutzigen Wäsche. Das Tranchiermesser in ihrer Manteltasche schlug, wenn sie sich vorbeugte, mit metallenem *Klonck* gegen die Apfelkiste, das Heringsfass, den Karren, und als sie bezahlen wollte, entdeckte sie, dass die Spitze sich durch den Stoff gebohrt hatte.

Vor Isenhagens Haustür wartete Frau Schröder mit der Nachricht, sie habe kein Gerumpel gehört, des Nachts auf der Treppe, zumindest nichts, was nach einer fortgeschafften Leiche klang.

Den gleichen Einwänden begegnete die «Ein Jüngling!»-Hypothese, die Elsbeth Suhl anschließend beschäftigte. Außerdem: «Kannste ja nichts für, wenn du so geboren bist», wie Frau Helms leise sagte. Vielleicht dachte sie es auch nur.

Als Nächstes waren mögliche Haustiere und Gründe, sie geheim zu halten, an der Reihe. Ein Papagei? Unter einem Tuch? Aus Sorge, exzentrisch zu erscheinen? Meerschweinchen? Einige Tage hielt sich die Annahme «Eine Schlange!» und Frau Suhl sich nur auf Zehenspitzen in der Wohnung auf.

Solange sie ihn künstlerischer Ambitionen verdächtigte, forschte sie nach, ob jemand Isenhagen in der Nähe der Lüttgendorff'schen Mal-Akademie am Pferdemarkt getroffen habe. Reihum war er ein Fälscher, Schmuggler, Hehler und wie immer die hießen, die nackte Frauen fotografieren. Je nachdem, über welche Delikte *Die Blätter*, wie die einzige Tageszeitung der Stadt genannt wird, gerade berichteten.

(Die Fischfrau spart mittlerweile die Seite mit den Polizeimeldungen für die Suhl'schen Einkäufe auf.)

Glücksspiel, Karten, Roulette – bräuchte es dafür nicht Gäste?, gab Frau Schröder zu bedenken.

Mitte Januar 1890 hat Elsbeth Suhl sich auf das Terrain der Religion vorgearbeitet. Isenhagen sei konvertiert, lautet die aktuelle These, vor Trauer über den Tod der Mutter, Gott habe sie selig.

Die Frage ist nur, welcher Gott. Katholisch, muslimisch, jüdisch oder das mit den Kühen? Frau Suhl schwankt, aber an diesem Montag, gegen neun Uhr, während sie die Treppe zu Isenhagens Wohnung hinaufgeht, ist sie fest überzeugt, hinter der Wohnzimmertür seien ein metergroßes Papstportrait in Öl, Rosenkränze, Oblaten und was immer man noch für Papismus benötigt, verborgen.

In Wahrheit ist natürlich alles ganz anders. Die Liste mit Ratsdiener Isenhagens Plehsieren sieht nämlich folgendermaßen aus:

1. Erst ein wenig Französisch und dann *wie die Hunde.*
2. Napoleon und zwar ausschließlich der III.
3. Wachsbilder.
   3a. Sämtliche Kombinationen aus 2. und 3.
4. Große und kleine Gemeinheiten sammeln.
5. Frau Schröder von über ihm und Frau Helms von unter ihm zuhören, wenn sie auf der Treppe Frau Suhls Theorien über den Inhalt seiner verschlossenen Zimmer diskutieren.
6. (und das ist neu) Frau Helms' Pflanze.

Das größere, das Wohnzimmer, ist den Plehsieren Nummer zwei und drei vorbehalten. Das andere Zimmer aber, die

Kammer, gehört ganz Plehsier Nummer vier: Isenhagen nutzt sie als Lager für alles, was er heimlich im Rathaus mitgehen lässt. Sie ist sein Geheimes Staatsarchiv.

Das Wohnzimmer schließt er nur ab, um Frau Suhl abzulenken. Und ein wenig, weil er angesichts des resolut über sie fahrenden Staublappens um die erhabenen Details seiner Wachsbilder fürchtet.

Nach wie vor zu feucht, um wieder in den Regen hinauszugehen, befindet Isenhagen, obwohl er den Zweispitz bereits eine Weile trocken reibt. Er könnte ohne Hut aufbrechen, um den Samt zu kaufen, das einzige in Frage kommende Geschäft befindet sich keine hundert Meter entfernt in der Breiten Straße. *J. H. Ehlers & Söhne en détail und en gros seit 1796.* Zurzeit ist glücklicherweise nur ein Ratsmitglied im Tuchhandel. Anschaffungen mit Staatsmitteln sind eine heikle Angelegenheit im kleinsten Staat des Deutschen Reiches, *en détail* und *en gros*.

Zu den festen Terminen in Isenhagens Dienstjahr gehört – neben Sedanfeier und Kaisergeburtstag – mindestens eine Ratssitzung mit dem Tagesordnungspunkt: *Abortverhältnisse und Abfuhrwesen.* Trotz der unzähligen Privet-Annoncen der Porzellanhersteller in den *Bättern* wird der Inhalt der Abtrittkästen und Nachttöpfe im kleinsten Staat noch immer mit Karren von den Gärtnereien abgeholt, die damit düngen und straßenzugweise Pacht zahlen. Allenfalls zwei Dutzend Häuser sind derzeit – dank der jährlich erhobenen Anschlussgebühr – mit den Leitungen des Sielsystems verbunden.

4762 Beschwerdebriefe hat die Wasserclosett-Fraktion im Vorjahr zu Protokoll gegeben. Detaillierte Beschreibungen der überschwappenden Eimer und Spritzer auf Teppichen und Möbeln, Röcken und Vorhängen. Witterungsbedingt –

der Regen verflüssigt den Sammelbehälterinhalt, weswegen die Karren stinkende Fährten hinterlassen – findet die Sitzung dieses Jahr nicht nur außergewöhnlich früh statt, Senator Steinbrück hat außerdem die Vorführung zweier Anschauungsobjekte beantragt. Zweier Einmachgläser mit Wakenitzwasser.

Ob nicht eines reiche, hatte Böger eingewendet. Ein Zehn-Liter-Glas könne Isenhagen auf einem Tablett in die Sitzung tragen, bei zweien befürchtet Böger Unfälle.

Die Proben würden an verschiedenen Stellen entnommen. Einmal in der Nähe der Siele, einmal außerhalb der Stadt.

Wo sei da der Unterschied?

Das sei es ja, es gebe noch keinen, hatte Senator Steinbrück erwidert und war gegangen.

Böger und Isenhagen haben die Präsentation bereits ausgiebig erörtert, sich für einen Aktenwagen entschieden, den Isenhagen auf ein Zeichen hin in den Audienzsaal rollen würde. Der Gewichtigkeit der Umstände entsprechend, solle der Wagen mit einem Stück Samt abgehängt werden.

Wie ziemlich alles hier hat der Beruf des Ratsdieners bessere Zeiten gesehen. An Stelle verwegener Reiter, erfahrener Henker, versiert im Umgang mit Gesandten der Englischen Krone, erwartet das Anforderungsprofil von Bewerbern derzeit: Geschicklichkeit beim Schwenken von Reichsflaggen, Ausdauer bei Botengängen und Beherrschen eines für Marschkapellen geeigneten Musikinstruments. Letzteres glücklicherweise erst nach Isenhagens Dienstantritt. Alles, von *Briefe für die Senatoren befördern* bis *ihnen die Hosen hochziehen*, wäre Isenhagens Antwort, würde ihn jemand nach seinen Pflichten fragen. Aber glücklicherweise fragt niemand.

Statt sich endlich auf den Weg zu machen, setzt Isenhagen sich an den Pausentisch und schlägt den ersten Band der

Flora Prussica auf, den er sich gestern im Geschäftszimmer des Stadtgärtners geliehen hat, und beginnt zu blättern. *Abbildung sämtlicher bis jetzt aufgefundener Pflanzen Preußens*, verspricht der Untertitel. Der Band ist von 1859.

Skeptisch betrachtet Isenhagen die Bildtafeln. Was er sucht? Plehsier Nummer sechs: Frau Helms Pflanze. Die andere Ursache seiner morgendlichen Verspätung. Eine Entwicklung, die er selbst als Dummheit abtäte, würde jemand nach ihr fragen, doch glücklicherweise fragt niemand.

Isenhagens Küchenfenster geht nach hinten auf die Höfe hinaus. Von seiner Mutter hat er die Gewohnheit übernommen, morgens Kaffee mit warmer Milch zu trinken, sehr französisch für den kleinsten Staat des Deutschen Reiches. Meist sitzt er auf einem der Küchenstühle am Fenster, den Frau Suhl dreimal die Woche unter den Tisch zurückschiebt, und betrachtet den Rauch, der weiß aus den Schornsteinen der Katen gegenüber steigt. Die unregelmäßigen hellgrauen Flechten auf ihren Dächern sehen aus wie Möwenschisse, auf der Wetterseite sind die Schindeln moosgefüllt. Oft beobachtet er die Katze, die dort, wo die Hofmauern ein T bilden, lauert. Ein, zwei Jahre lang ist es immer dieselbe, derzeit ist sie weiß mit schwarzen Flecken auf der Schwanzwurzel und zwischen den Ohren. Sie jagt über die Katendächer davon, sobald er das Fenster öffnet, der Riegel ist eingerostet.

Wenn Isenhagen beide Hände aufs Fensterbrett stützt und die Hauswand hinunterblickt, kann er durch die blankgeputzten Sprossenscheiben im Parterre ungefähr einen Quadratmeter der Helm'schen Wohnung einsehen. Was er seit einigen Wochen mit wachsender Bewunderung tut.

Zuerst war es nur ein brauner, rindiger Stumpf, der dort an Stelle des verkümmerten Farns im hölzernen Blumenständer stand. Als Isenhagen bald darauf an der Oberseite des Stumpfes etwas Hellgrünes entdeckte, hielt er es zunächst für Lichtreflexionen der Scheibe. Doch in den folgenden Wochen wuchs sich das Hellgrüne zu fedrig beblätterten Stängeln aus, die – Karottenkraut nicht unähnlich – seltsam rührend herabhängen. Wenn es windig ist, wiegen sie sich sanft im Luftzug zwischen Sprossen und Scheiben.

Isenhagen hat sich angewöhnt, regelmäßig nach der Pflanze zu sehen. Seit er letzten Mittwoch fünf violett gefärbte Punkte entdeckt hat, Knospen, vermutet er, beugt er sich auch abends aus dem Fenster und am Wochenende, wenn er keinen Dienst hat, noch öfter. Denn am Wochenende rücken Frau Helms Hände, mehr kann Isenhagen nicht erkennen, den Blumenständer den wandernden Sonnenflecken hinterher. Gerötete Finger, schmale Handgelenke, ein, zwei Zentimeter helle Haut, der Manschettenstoff ihrer Ärmel: Blau in allen Schattierungen. Und wollte ihm jemand vorwerfen, er stelle seiner Nachbarin nach, Isenhagen würde es weit von sich weisen.

Das Erdgeschossfenster erinnert ihn an die gläsernen Guckkästen, die zum Kongress der Gesellschaft Deutscher Naturforscher vor einigen Jahren in einem der Gewölbe des Rathauses aufgestellt worden sind. In Dämmerlicht und Wärme schwammen Echsen und Molche in künstlichen Tümpeln, versteckten sich eilig zwischen den Grünpflanzen, sobald Isenhagen an die Scheibe tippte. Er hatte damals gern seine Pausen bei ihnen verbracht.

Bereits nach wenigen Seiten in der *Flora Prussica* ist Isenhagen unsicher, ob er die fedrig grünen Stängel identifizieren könnte. Keine der abgebildeten Pflanzen kommt ihm bekannt vor. Er ist bei Tafel 10 (*Gladiolus palustris*) angelangt, als einer der Kanzleischreiber gruß-, aber nicht eben geräuschlos einen Stapel Hauspost neben ihm auf den Tisch legt. Bis Tafel 46 (*Myosotis versicolor*) hält Isenhagen durch, ehe er das Buch zuklappt.

Als er sich die Post unter den Arm klemmen will, gleitet ein Blatt zu Boden. Und schon während er sich bückt, weiß Isenhagen, worum es sich handelt. Wieder das Heine-Gedicht. Auch wenn es in keinem der neun Bände der grünen Werkausgabe im Bücherregal in Isenhagens Wohnzimmer zu finden ist. Er hat nachgesehen, in jedem einzelnen.

ERLAUSCHTES

O kluger Jekef, wieviel hat dir
Der lange Christ gekostet,
Der Gatte deines Töchterleins?
Sie war schon ein bisschen verrostet.

Du zahltest sechzig tausend Mark?
Du zahltest vielleicht auch siebzig?
Ist nicht zu viel für Christenfleisch –
Dein Töchterlein war so schnippsig.

Vor gut zwanzig Jahren brachte einer der hohen Herren es von einem Hamburgbesuch mit und leistete damit Hervorragendes für die literarische Bildung des Senats, verdoppelte sie gewissermaßen, denn alle lernten zusätzlich zu den zwei, drei Keitel-Zitaten, die sie regelmäßig in ihre Reden einstreuen, ein paar Zeilen Heine auswendig. Seitdem kann man die Senatoren einander «O kluger Jekef» zuzischen hören, meist im Vorbeigehen, meist nur zwischen den Zähnen, aber immer, wenn sie gerade eine Niederlage erlitten haben und einem der Lindhorsts die Schuld dafür geben.

Isenhagen weiß nicht, ob das Blatt aus einer Korrespondenzmappe gefallen ist oder zwischen den Kanalentwürfen lag. Das ist auch gleichgültig, denn Isenhagen legt es nicht zurück, sondern faltet es sorgfältig zweimal und schiebt es in die Innentasche seiner Ratsdieneruniformjacke.

In der Kammer hat er bereits eine ganze Sammlung.

3 Ida hält inne. Die Schlafzimmer sind gemacht, Öfen ausgefegt und angefeuert, Toiletteneimer abgeholt. Die Gnädige ruht nach dem Frühstück, um halb zwölf kommt der Arzt, um nach dem Bauch zu sehen. Nur: Seit die Jungen zur Schule aufgebrochen sind, knirscht es auf der Galerie bei jedem Schritt. Und wenn Ida die Galerie fegt, muss sie die Diele unten auch fegen, denn egal wie vorsichtig sie mit dem Besen vom Rand zur Mitte fährt, irgendwas schafft es immer unter der Brüstung durch und rieselt hinab. Ida kann die Zehn-Uhr-Glocken von St. Jakobi bereits in den Gliedern fühlen. In wenigen Minuten werden sie das Kristall im Buffet des Esszimmers zum Schwingen bringen. Noch ist es still bis auf den Regen, den der Wind in Böen gegen die Galeriefenster drückt. Die Wolken so gleichmäßig grau, als hätte jemand einen ausgewrungenen Feudel zum Trocknen über die Dächer gehängt.

Der Census des Jahres 1870 verortet Stuermann, Ida, noch in der *Dankwartsgrube 19, 1. Obergeschoss. Anzahl der in massiver Bauweise errichteten Zimmer: 5. Davon beheizt: 4. Mit Fenster zur Straßenfront: 2. Mit Fenster zur Gartenseite: 2. Ohne Fenster: 1.*

Haushaltsmitglieder: 1. Stuermann, Karl Heinrich, evangelisch, Kaufmann, Kontor: Wakenitzmauer. 2. Stuermann, Johanna Henriette Luise, evangelisch, Ehefrau. 3. Stuermann, Ida, evangelisch, Tochter.

Weitere im Haushalt lebende Personen: 1. Weber, Minna – Dienstmädchen. 2. Struck, Anna – Dienstmädchen.

Der Census des Jahres 1880 listet *Stuermann, Johanna Henriette Luise, Kaufmannswitwe,* und *Stuermann, Ida, Tochter,* unter der Adresse: *Kleiner Schrangen 4. Anzahl der in massiver Bauweise errichteten Zimmer: 3. Davon beheizbar: 2. Fenster zur Straßenfront: 3. Fenster zur Gartenfront: –. Weitere im Haushalt lebende Personen: Struck, Anna – Dienstmädchen*

Dazwischen liegt eine schlecht vertäute Ladung Eisenstäbe, die beim Verladen ins Rutschen und erst zwei Zentimeter hinter dem *Os frontalis* des vorbeieilenden Kaufmanns zum Halt gekommen ist. So erzählte es zumindest seine Witwe. Gefunden wurde er jedenfalls morgens in der unteren Alfstraße beim Hafen mit eingedrücktem Schädel.

1882 reduziert sich die Anzahl der weiteren im Haushalt lebenden Personen auf null, weil die alte Anna ins Altenasyl zieht. Und ein weiteres Jahr später ist der Stuermann'sche Haushalt aufgelöst und *Stuermann, Johanna Henriette Luise, Kaufmannswitwe,* im Beerdigungsregister unter *Burgtorfriedhof, III. Gang, Parcelle 4c,* verzeichnet.

Im Januar des Jahres 1890 steht *Stuermann, Ida – Dienstmädchen* – im ersten Stock des Haushalts Königstraße Nr. 9, Dr. Lindhorst – *23 Zimmer, 18 beheizbar* – und versucht zu akzeptieren, dass sie Besen und Kehrschaufel von unten holen muss.

«Das Erste, was ich morgens vor mir sehe, noch ehe ich wach bin, ist der Steingutkrug mit den blauen Blumen», hatte die alte Anna erzählt. Der Krug stand im Güstrower Land, wo die alte Anna aufgewachsen war, über Nacht auf der Fensterbank, damit die Milch darin nicht sauer wurde; in der Früh wurde sie aufgekocht. Das Erste, was wiederum Ida morgens vor sich sieht, noch ehe sie richtig wach ist, ist die alte Anna. Am Abend, bevor sie ins Altenasyl gezogen ist, haben sie zu zweit in der Küche gesessen. «Such dir jetzt was. Noch bist du nicht zu runter für Gesellschafterin oder Hausdame», hatte ihr die alte Anna damals gesagt.

Endlich setzen Idas Füße sich in Bewegung, knirschend in Richtung Treppe. Sie gibt acht auf den Stufen, sonst lässt das Gepolter die Tür des Comptoirs aufschlagen, mit Hupmann, dem Bürovorsteher, im Rahmen, der «Ruhe!» brüllt. Unten, in den straßenseitigen Räumen ist die Kanzlei untergebracht.

Als Ida zu fegen beginnt, klingelt das Glöckchen über der Windfangtür. Zu früh für die Post, sie blickt über die Galeriebrüstung, vermutlich Helms oder ein anderer Diener. «Die Gnädige Frau empfängt nicht», muss sie nur selten sagen. Die meisten schnippen die Karte schweigend in die auf einer gedrechselten Säule neben der Treppe bereitstehende Schale.

Doch es ist der Älteste, der die Stufen heraufkommt, schon aus der Schule zurück. «Wieder Kopf?», fragt Ida.

«Hals.» Erasmus deutet auf seine Kehle. Seine Wangen sind gerötet, er sieht nicht nach Kopfschmerzen aus. Am Fuß des Treppenaufgangs zum zweiten Stock wendet er sich um. «Tee wäre hilfreich.»

Ida nickt.

Den ersten Anfall hatte er, kurz nachdem sie die Stelle bei Lindhorsts angetreten hat. Sonntagnachmittags stand plötzlich ein Junge in der Diele: Erasmus liege in der Hundestraße im Sterben. Die Familie war aus, die Köchin befahl ihr mitzukommen. Erasmus saß mit dem Rücken an eine Hauswand gelehnt, die langen Storchenbeine quer über den Gehweg gestreckt. Nicht älter als zehn war er, noch in kurzen Hosen, den Kopf mit den dunklen Locken aufgestützt, die Hände über den Ohren. Neben ihm auf dem staubigen Pflaster ein runder nasser Fleck. Erbrochenes, stellte Ida am säuerlichen Geruch fest, während sie sich hinkniete.

Er habe einen hell leuchtenden Kranz mit spitzen Zacken gesehen, sagte er, und die Köchin bekreuzigte sich. Und dann erbrach er sich auf Idas Schuhen.

Die Anfälle dauern meist zwei Tage, Dr. Reiter verschreibt Migränepulver, das nicht wirkt, und frisch geschnittene Zitronenscheiben auf Stirn und Schläfen, die das Betttuch einsauen. Wenn nichts helfe, sei auch nichts, sagt der Gnädige.

Am Montagmorgen ist die Köchin, wie alle Köchinnen, auf dem Markt, Ida wird den Tee selber zubereiten müssen. Würde gerne Besen und Schaufel auf der Galerie stehen lassen, um nicht, wenn sie die Kanne hochgebracht hat, erneut hinunterzumüssen. Aber dann wird sich sicher in der Zwischenzeit die Schlafzimmertür der Gnädigen öffnen, und es wird Geschrei geben, weil Ida wieder alles herumliegen lässt.

Der Regen wird lauter. Nicht dass er Ida stören würde. Die letzten Wochen waren die längste Zeitspanne ohne Fensterputzen, seit sie in Stellung ist. Kein Frost, nicht einmal nachts, ihr Atem nicht zu sehen, wenn sie sich morgens im Bett aufsetzt. Keine dünne Eisschicht auf dem Wasser im Waschkrug, die sie mit sich rötenden Fingerknöcheln eindrückt. Letzten Winter hat die Hälfte der Tage so angefangen. Die größte der Dienstbotenkammern unterm Dach, durch die der Schornstein läuft, gehört der Köchin. Wenigstens ist ihres kein fensterloses Holzkabuff, in eine Ecke der großen Kaufmannsdiele eingebaut, wie in den meisten alten Häusern.

Erasmus liegt im Bett und liest, als Ida mit dem Tee klopft, deutet stumm auf den Nachttisch. Sechs Söhne sind es insgesamt und dann noch Alma. Der Zweitälteste, Cord, ist sechzehn, rotblond, wie der Gnädige. «Verrat mich nicht, liebreizende Ida», flüstert er, wenn sie ihn nachts bei ihrer

Ofenrunde ertappt, auf dem Weg, sich rauszuschleichen. Und dann lächelt er, und wenn Cord lächelt, leuchtet er. Sodass man zu spät merkt, dass man gerade zwar «So ein Unsinn!» gesagt hat, aber dabei gekichert hat wie eine dumme Gans. Frieder, der Nächstälteste, wird von allen *Dicker* gerufen; er macht ihr am wenigsten Arbeit, meist sitzt er herum und malt. Am unordentlichsten ist Robert, der alles zerbricht, verliert, verstreut, verdreckt, außer seine Geige, auf der er stundenlang dasselbe Stück übt. Braunhaarig, elf Jahre alt, seit dem Eingriff letztes Jahr steht eines seiner Ohren weniger ab als das andere. «Das gute Ohr», wie die Gnädige es nennt. Beim Eindecken muss Ida achtgeben, ihn so zu platzieren, dass es der Stirnseite des Tisches zugewandt ist. Werner, der fünfte, ist neun, blond, mit Brille und petzt tote Insekten im Lampenschirm, Staubflusen, Kalkringe in seiner Karaffe. Und dann noch Jost, der Nachzügler. Nach Almas Geburt war die Gnädige länger im Sanatorium gewesen.

Und nun kommt noch ein Nachzügler. Die Leute zerreißen sich das Maul darüber, sagt die Köchin.

Auf dem Weg in die Küche ist noch alles in Ordnung. Doch als Ida mit Besen und Schaufel die Treppe wieder heraufkommt, hört sie bereits die Stimme der Gnädigen. Und wie sie vor der Schlafzimmertür angelangt ist, öffnet sich diese.

Ida knickst. Meist ist mit der Gnädigen gut auskommen, denn meist kümmert sie sich nicht um den Haushalt. Aber wenn sie sich kümmert, wünschen alle, sie täte es nicht. Marie Lindhorst ist nicht mehr in Nachthemd und Morgenmantel, sondern trägt ein hellblaues Hauskleid, und einen Moment sieht es so aus, als würde sie einfach an Ida vorbeigehen und im roten Wohnzimmer verschwinden. Doch dann bleibt sie stehen, eine Hand auf den vorgewölbten Bauch gelegt.

«Das muss gebohnert werden.» Sie deutet auf die Dielen.

«Wenigstens übergebürstet. Im Gartenzimmer auch. Und im Saal. Das Parkett ist stumpf, wie in einer Bauernstube.» Ihr Gesicht so schmal und eingefallen, dass sie eher krank als schwanger aussieht.

Statt zu nicken, zu knicksen und stumm weiterzufegen – meist vergisst die Gnädige ihre Anweisungen wieder –, hört Ida sich «Jetzt?» fragen und etwas in ihrer Stimme, das nach Entrüstung klingt.

«Selbst-ver-ständ-lich!» Jede Silbe einzeln.

4

Friedrich Lindhorst steht am Fenster des Gartenzimmers und lauscht. Hinter ihm, im Comptoire, Arbeitsstille. Vor ihm, im Garten, Regenstille. Die Vögel verschwunden, nicht einmal ein Rabe, der irgendwo eine Walnuss hervorgräbt. Nur die nassgrüne Rasenfläche und das gleichmäßige Tappen der Tropfen. So vertraut, dass es beinahe tonlos ist, herausgefiltert aus seiner Wahrnehmung.

Über ihm, im ersten Stock: Bauchstille. Es wird der letzte Bauch sein. Und er ahnt, die Bezeichnung ist falsch, die Stille wird bleiben, auch wenn der Bauch verschwunden ist. Die Jungen und Alma sind in der Schule, der Jüngste mit dem Kindermädchen draußen. In seinem Rücken die beruhigend leere Zimmerflucht des Flügels, zwischen ihm und allem anderen.

Wenn er am Schreibtisch sitzt, schieben sie sich ineinander, werden zu der Sorte Stille, die ihm das Gefühl gibt, alles sei einerlei. Ob er die Anträge für die Toiletteneimer-Sitzung am Mittwoch liest, die vor ihm auf der dunkelgrünen Schreibauflage liegen. Seinen Vortrag vorbereitet. Eine Stille, die ihm das Gefühl gibt, nicht sitzen bleiben zu können. Keinen Augenblick länger, hat er gedacht, und dennoch ist ihm erst einige Sekunden später im Aktenraum bewusst geworden, dass er tatsächlich aufgestanden ist. Seinen Stuhl zurückgeschoben hat und nach nebenan, ins Halbdunkel zwischen den wandhohen Regalen gestürzt ist. Dem Lichtkegel, der durch das kreisrunde Fenster über der Verbindungstür zur Schreibstube fällt, ist er ausgewichen, unsinnigerweise befürchtend, man würde ihn darin sehen.

Als kenne sie das Ziel, hat seine rechte Hand die Klinke zum kleinen Lager hinuntergedrückt. Dort ist er stehen geblieben. Zwischen Putzgerätschaften, kippelnden Stühlen und gesprungenen Lampenschirmen, die Hupmann, der Bürovorsteher, dort aufbewahrt. Hat sich vorgestellt, wie das wäre: zurückzugehen, sich wieder hinzusetzen, vielleicht die Akte zu schließen, den Vortrag beiseitezulegen. Etwas anderes zu machen.

Stattdessen, als Gepolter auf der Treppe ertönt, ist er leise und schnell in die Diele geschlüpft und nach links in den Flügel, weiter durchs Empfangszimmer und in den Saal, am Piano vorbei. Erst im Landschaftszimmer, vor dem Fenster, ist er stehen geblieben. Am entferntesten Punkt zum Schreibtisch. Und würde es draußen nicht regnen, so hätte er die Glastür geöffnet, wäre auf die Veranda hinaus und die Stufen hinab, über den Kiesweg, am Stall vorbei, an der Toilette, durch die Pforte auf den Langen Lohberg hinaus und runter an die Wakenitz, nicht *in die Wakenitz*, nur an die Wakenitz, und dort wäre es vielleicht gegangen.

Im Rosenbeet staken die gerade abgeschnittenen Äste aus dem aufgehäuften Laub, ihre empfindlichen Narben gut bedeckt. Wenn es nicht bald friert, werden sie austreiben. Er hat die Tür zum Flügel nicht hinter sich zugezogen, fällt ihm auf. Von der Diele aus kann man ihn hier stehen sehen. Montagmorgen um kurz nach halb elf, ohne erkennbaren Grund in den Garten starrend. 43 Jahre alt. Vater von sieben – oder eher sechs drei viertel, ein paar Wochen fehlen noch – Söhnen. Und wenn es doch eine zweite Tochter sein sollte, hätte er mittlerweile nichts einzuwenden. Vor fünf Jahren hat er das Haus gekauft. So groß, dass er es fühlen kann, die meterdicken Mauern, das Volumen des Raumes, den sie umschließen. Die Festigkeit, mit der sie es tun.

Draußen vor dem Fenster die nackten Äste des Walnussbaums im Regen. Genau wie letztes Jahr. Und vorletztes und nächstes Jahr und übernächstes. Im Sommer hoch auf den Riggi. Und irgendwann der Schwarze Bleistift.

Um zwölf haben die Vertreter der Gärtnereien einen Termin. Unvermeidlich werden in den nächsten Stunden außerdem die Abgesandten der Werke für haltbare Speisen, des Metallwalzwerks und der Emballagefabrik bei ihm vorstellig werden. In der Senatssitzung am Mittwoch geht es erneut ums Abwasser. Anschluss sämtlicher Haushalte an die Siele, lautet die Forderung. Unglücklicherweise ist die älteste im kleinsten Staat ansässige Industrie die Produktion von Konserven, deren Konkurrenzfähigkeit vom Einkaufspreis des Gemüses abhängig ist und der wiederum von den Düngerkosten. «Wir verkaufen Scheiße in Form von Erbsen, Bohnen, Spargel und Möhren nach ganz Europa», hat ihm einer der Geschäftsführer vor seiner ersten Scheiße-Sitzung erklärt.

Der Köchin hat Friedrich seitdem das Verwenden von Konserven untersagt. Ihren Einwand, dass frisch gekauftes Gemüse auch nicht anders wachse, hat er überhört. Um die Eimer kümmern sich die Dienstboten, und die Steuererträge gleichen die im Ostseehandel verlustig gegangenen wieder aus.

Vor wenigen Wochen ist er zum zweiten Mal zum Vorsitzenden des Bürgerausschusses bestimmt worden, der für die Bürgerschaft mit dem Senat verhandelt. Beim dritten Mal darf die Wahl abgelehnt werden, steht in der Verfassung. Marie würde das sicherlich begrüßen.

Dabei sind sie eigentlich eine große Liebesgeschichte, bezaubernd, romantisch, bei der heimlich mitgefiebert wurde. Der Kaufmannssohn und die Dichtertochter. Noch heute, fast zwanzig Jahre später, kann er, wenn er sich in die weibliche Hälfte einer Teegesellschaft verirrt, mit einer winzigen Andeutung über die Nacht des Sommerfests im damals noch Bohm'schen Garten, wo sie sich anno 71, nicht sonderlich gut verdeckt von zwei Buchsbaumkugeln, verlobt hatten, das Ticken der Stricknadeln auf den Sofas ringsum zum Einhalten bringen. Der einzige Fall, bei dem in den nachmittäglichen Empfangszimmergesprächen Einvernehmen herrscht, ist, dass Schönheit und Geist der Braut (und die zahlreichen adligen Bewunderer des Brautvaters) ihren Mangel an Vermögen beinahe ausgeglichen haben.

Doch, wie bei allem Schönen, das man lange anblickt: Irgendwann weiß man eher um die Schönheit, als dass man sie noch sieht. (Und die Einladungen der adligen Keitel-Bewunderer zu Jagdausflügen und Nachmittagstees – nicht dass es ihn stört, sagt er sich – galten allein Marie und den Kindern.) Manchmal, wenn Marie an seinem Arm durchs Theaterfoyer geht, wird er von den Blicken überrascht. Die innehalten, bei ihren dunklen Augen verweilen, der feinen kleinen Nase, dem schlanken Hals über dem sich wölbenden Dekolleté.

Die Bohm'schen Buchsbäume sind vor Jahren dem regennassen Rosenbeet gewichen. Es war der Wunsch seines Vaters, dass er das Bohm'sche Haus kaufte. Seine Eltern hatten darin zur Miete gewohnt, nachdem sein Vater den Familiensitz an die städtische Versicherungsanstalt veräußert hatte. Er würde es ja selber erwerben, wenn er sein Vermögen nicht zu gleichen Teilen unter den Kindern aufteilen müsste. Ein Senatorenhaus, nannte er es.

Swisch, swisch, swisch, entfernt und leise. Erst allmählich dringt es ihm ins Bewusstsein, swisch, swisch, swisch, Besenstriche, jemand fegt. Mit einem Mal spürt er die offene Flügeltür in seinem Rücken, als stünde dort Hupmann auf der Suche nach einer Unterschrift oder eines der Dienstmädchen, stumm gaffend. Swisch, swisch. Es kommt von oben, von der Galerie.

Friedrich Lindhorst dreht sich mit einem Ruck um. In der Diele niemand. Dennoch setzt er sich in Bewegung, das regelmäßige Tack-Tack seiner Schuhe auf den Dielen wirkt beruhigend, durch den Saal, am Piano vorbei, auf dessen Notenständer wie immer das Blatt mit *Verlassen, verlassen, verlassen* liegt. Als kenne Marie es nicht auswendig.

In der Diele zögert er kurz, entscheidet sich dann für den richtigen Weg: durchs Vorzimmer. Unvermittelt verstummt das Fegen oben auf der Galerie, und er meint, Maries Stimme zu hören. Seine Schritte beschleunigen wie von selbst. Er erinnert sich noch, dass die Tage einmal zu kurz waren, nicht genügend Stunden hatten, die sie miteinander verbringen konnten, er bis in alle Ewigkeit mit Marie auf dem Sofa liegen wollte, ein Gläschen Schnaps auf dem Beistelltisch, an dem sie abwechselnd nippten. Die Beine ineinander verflochten, seine Wange an ihrer Stirn, den linken Arm um sie geschlungen, in der Rechten das Buch, aus dem er ihr vorlas. Shakespeare, Goethe, Lessing, Heyse. Wie sie beide heimlich zur Buchhandlung *Grautoff* gegangen waren, um den anderen mit neuer Lektüre zu überraschen. Und er weiß, dass er dabei still gestaunt hat, dass ein Mensch so glücklich sein kann. Doch allmählich, nicht jäh, kroch Unruhe in ihn, wurde Marie ihm schwer auf der Brust, schlief sein Arm ein. Erst korrigierte sie ihn lachend, wenn er sich verlas, weil er in Gedanken woanders war. Zappelte, wie sie es nannte, weil er aufstehen wollte. Später kamen die Vorwürfe. Auf eine Stunde haben sie sich irgendwann geeinigt. Bis heute, jeden Abend. Die längsten sechzig Minuten des Tages, und wenn er aufsteht, jeden Abend: Schluchzen und «Bleib doch». Und kaum ist er gegangen, lässt sie Erasmus rufen, um sich bei ihm zu beklagen. Am Vorabend seiner ersten Wahl in den Bürgerausschuss hatte der Junge an die Arbeitszimmertür geklopft. Mama habe Krämpfe. Vorwurf in seinem Blick.

Dabei ist es nicht so, dass die Arbeit im Bürgerausschuss irgendwo hinführen würde. Sein Bruder Achim sitzt im Senat, und mehr als ein Mitglied einer Familie erlaubt die Verfassung des kleinsten Staates nicht. Nach Achim käme der nächstälteste Heinrich dran. Und bei Heinrich gibt es nichts zum Nachrücken, Heinrich ist Präses der Handelskammer und Friedrich Lindhorst kein Kaufmann. Im kleinsten Staat des Deutschen Reiches sind ihm alle Wege abgeschnitten. Nichts davon ist neu, und nichts davon hat ihn bisher bedrückt.

Als Nachlassverwalter hat er sich verstanden. Bewahrer des Keitel'schen Erbes. Elf Schritte sind es von seiner Haustür in südlicher Richtung die Königstraße hinunter, bis er die linke Schuhspitze seines Schwiegervaters sieht und, nach ein paar weiteren Schritten, sein angewinkeltes Knie und gleich darauf den Ellbogen darüber. An der Ecke ragt er dann in Gänze vor ihm auf: 3,70 Meter hoch, 1,27 Tonnen schwer sitzt der Dichter, in Bronze gegossen, breitbeinig auf einem Baumstumpf und blickt über den Platz, der seit letztem Herbst seinen Namen trägt. Im Ganzen recht gelungen, der

Entwurf, findet er. Selbst der sterbende Engel am Fuß des gemauerten Sockels, von dem niemand so recht weiß, was er bedeuten soll. Nur kann Friedrich nicht anders, als jedes Mal, wenn er über den Koberg geht, sich den Wutausbruch des alten Herren vorzustellen, hätte ihm tatsächlich jemand vorzuschlagen gewagt, auf einem Baumstumpf Platz zu nehmen.

Nur der Auftakt, so hatte er die Feierlichkeiten im Herbst gesehen. Ein Höhepunkt, ja, aber eher der Anfang als das Ende von etwas. Eine Jubiläumsedition hatte der Cotta-Verlag abgelehnt, es seien noch genügend *Gesammelte Werke* auf Lager. Ebenso den Sonderband mit unveröffentlichten Briefen und Fragmenten. Friedrichs Korrespondenz mit dem Kreis der Freunde und Verehrer ist in den letzten Monaten auf ein paar gelegentliche Karten zusammengeschrumpft.

Vor dessen Tod hatten die Keitel'schen Angelegenheiten seine Vormittage verschlungen und, wenn er zu Gericht musste, die Abende. Als Auszeichnung, so hatte er es empfunden, auch wenn er manche Erkundigung nach der Beschaffenheit von Pensionszimmern, Fußbänken oder Haartoniken gerne Hupmann und den Schreibern überlassen hätte. Als Ausdruck unausgesprochenen Vertrauens. Der Dichter überließ ihm alles blind, allenfalls ein zerstreutes «Ist es erledigt?» von Zeit zu Zeit. Einem großen Geist ist Kleinliches abhold, so drückte er es aus. Friedrich hat den Satz irgendwo notiert, er sammelte damals für einen Aphorismenband.

Er öffnet die Tür zur Schreibstube, Hupmann zuckt zusammen. Die Sekretäre nehmen Aufstellung neben ihren Pulten.

«Sie haben Mandantschaft», sagt Hupmann.

Als Friedrich nach seiner Taschenuhr greift, um sich zu vergewissern, dass es noch nicht zwölf ist, die Vertreter der

Gärtnereien zu früh gekommen sind, schüttelt sein Bürovorsteher den Kopf. «Pusselt.» Er flüstert. «Ich habe ihn in Ihr Arbeitszimmer geführt, das Wartezimmer ist noch nicht angeheizt.»

«Was will er?»

Pusselt & Söhne ist eines der aufstrebenden Handelshäuser des kleinsten Staates, Eisenerz aus Schweden und Russland, anwaltlich werden sie seit Jahrzehnten von Dr. Vanheeren vertreten. Gerüchte über ein Zerwürfnis gibt es bisher keine.

Hupmann zieht die Schultern hoch. «Offenbar hat sein Diener heute früh seine Karte abgegeben, um ihn anzukündigen.» Hupmann reicht sie Friedrich. «Sie lag in der Schale in der Diele, wir haben sie vorher nicht bemerkt.»

Werde mich um zwölf in Ihrem Bureau einfinden, steht dort. Kein *Bitte*. Kein *Würde es Ihnen passen?* Pusselt werden Ambitionen auf den Vorsitz der Handelskammer nachgesagt, den Bruder Heinrich innehat.

Es poltert auf der Treppe hinter ihnen in der Diele, Friedrich fährt herum. Werner und Robert, die beiden Mittleren, vermutet er. Doch als er die Tür öffnet, um sie zurechtzuweisen, ist es das Mädchen, das mit dem Bohnerbesen die Treppe herunterkommt.

«Ich dachte, die Jungen wären schon zu Hause.»

Das Mädchen bleibt auf den Stufen stehen. «Nur der Älteste.»

«Erasmus? Warum das?»

«Halsschmerzen.» Sie schwankt ein wenig.

Die Wut kommt so unvermittelt, dass sie Friedrich überrascht, fast wäre er an Ida vorbei die Treppe hinaufgestürzt. Gerade noch rechtzeitig fällt Pusselt ihm ein. «Ruhe! Ich habe Mandantschaft.»

5 Nur die Borsten des Bohnerbesens auf dem Parkett des Gartenzimmers sind zu hören und ihr Atem, das rechte Nasenloch pfeift. Im restlichen Haus: Auf-Zehenspitzen-Stille. Während Ida die gusseiserne Besenplatte zum zweiten Mal über das Parkett des Saals schob, gab es Gebrüll im zweiten Stock. Kurz darauf polterten sie die Treppe herunter, erst der Vater, dann der Sohn. Übertönten mühelos das Schleifen der Klauenfüße, als Ida das Sofa beiseite zog. Der Gnädige knallte die Tür der Schreibstube hinter sich zu, Erasmus riss die zum Windfang so heftig auf, dass sie gegen die Wand schlug und Ida sich schon die Scherben der geätzten Glasscheiben auffegen sah. Doch alle sind heil geblieben.

Seitdem herrscht Auf-Zehenspitzen-Stille. Weil Ida bohnert, hat die Köchin bei Tisch aufgetragen. Die Gnädige isst oben. Ida lehnt sich auf den Besenstiel, sodass sie die Borsten an der Unterseite der Platte eben noch vorwärtsschieben kann. Auf deren Oberseite das Relief eines Tierkörpers mit glänzend aufgeworfenem Bauch. Eine Ratte, hat Ida am Anfang gedacht. «Ein Elefant!», hat die Köchin sie belehrt, weil: «Je mehr Gewicht, desto schöner glänzt das Holz.» Erst wenn sich sämtliche Stühle, Sessel, Tischchen, Regale, die weißen Porzellanbäuche der Vasen, die lindgrünen Lampenschirme mitsamt den Konsolen, auf denen sie stehen, einwandfrei im Boden spiegeln, ist er fertig, sagt die Gnädige.

Benutzt wird der Saal für Dinner oder Bälle, nachmittags empfängt die Gnädige im Gartenzimmer. Seit Ida bei Lindhorsts ist, gab es allerdings erst zwei Dinner, und schon vor der Schwangerschaft wünschte Marie Lindhorst kaum Besuch.

Idas linker Arm gibt unvermittelt nach, der Ellbogen knickt ein, ohne Schmerz, ohne scharfes Stechen. Hält einfach nur nicht mehr stand. Ida versucht, sich mit der anderen

Hand abzufangen, die Balance nicht zu verlieren, vergebens. Langsam kippt sie nach vorn und dann zur Seite, landet mit der Schulter, der Hüfte auf den Dielen, und jetzt sticht der Schmerz reichlich. Die Haut über ihrem Hüftknochen ist violett verfärbt, als sie abends nachsieht, ebenso ihr Oberarm.

Ida rollt auf den Rücken, die feuchten Abdrücke vor dem inneren Auge, die ihre schweißdurchnässte Bluse auf dem Holz hinterlassen wird. Ihre Füße stoßen gegen das Tischchen, auf dem die Gnädige Andenken an ihren Vater auslegt, die sie höchstselbst abstaubt. «Ein Ekel», sagt die Köchin über den alten Keitel, «alle ständig am Rennen, um es ihm recht zu machen. Aber recht war es nie, und am Ende gab's immer Tränen.»

Ida schiebt sich mit den Fersen ein Stück über das Parkett, zwischen die weißlackierten Füße des Seidensofas und den Flügel, bleibt einfach liegen. Atmet tief ein, fühlt die glatte Härte des Bodens. Ihr Brustbein, einige Wirbel knacken, als die Luft ihre Lungen dehnt, den Brustkorb hebt und senkt. Ruhe macht sich in ihr breit, noch nie hat sie so gut gelegen, findet Ida. Vielleicht täuscht sie sich, sie dreht das Gesicht zum Fenster, aber ihr kommt es vor, es würde heller. Die Wolken weniger grau, der Notenständer wirft einen kaum auszumachenden Schatten an die Wand.

Als Ida ihrer Mutter mitteilte, dass die alte Anna ins Heilige-Geist-Hospital ziehen würde, saß Johanna Stuermann auf der Bank am Küchentisch, die Anna nachts als Bett diente, und aß ihr zweites Frühstück. Die alte Anna stand am Herd, wandte ihnen den Weiß-gekreuzte-Schürzenträger-Rücken zu und rieb mit Schmirgelpapier über die schwarzen Flecken auf dem Besteck, damit die nicht zu Rost aufblühten. Die Mutter hatte Idas Worte scheinbar überhört, um sich unvermittelt aufzurichten. «Ins Heilige-Geist-Hospital? Undankbares Stück. Wir haben alles mit ihr geteilt, sie isst, was wir essen!»

Das ist es ja, hatte Ida gedacht, dem gleichmäßigen Kratzen des Schmirgelpapiers gelauscht. Ohne langsamer zu werden, innezuhalten, ohne eine Zehntelsekundenpause fuhr es über das Besteck. Vielleicht wird Anna schwerhörig, hat Ida gedacht.

Erst weigerte sich ihre Mutter, noch einmal das Wort an Anna zu richten, doch dann überwog die Trauer, eine letzte Zeugin der besseren Jahre zu verlieren, und was folgte, empfand Ida als noch ermüdender:

«Weißt du noch, unser Haus?»

«Hab es oft genug geputzt.»

«Fünf Zimmer ...»

«Genau.»

«Und mein Salon, alles Renaissance-Stil, das Hotel in Berlin, als wir beim Kaiser waren ...»

«Da haben Sie mich nicht mitgenommen.»

«... sah genauso aus. Ich sehe noch die Konsole bei der Haustür vor mir, die Platte aus Marmor.»

Die alte Anna hielt den linken Zeigefinger hoch. «Hat mich den Nagel gekostet.»

«Wie hatten wir es gut», sagte die Kaufmannswitwe Stuermann. «Hatten wir es gut.»

Ida wird sich umziehen müssen, wenn sie mit dem Bohnern fertig ist, die Bluse wechseln, auch wenn der Schweiß langsam trocknet. Hört schon: «Du stinkst!» Mit geweiteten Nasenflügeln: «Geh dich waschen!» von der Wirtschafterin.

«Was machst du da?»

Idas Kopf fährt herum. Der Jüngste, Jost, steht auf der Türschwelle, die Schulter an den Rahmen gelehnt, ein Bein angewinkelt, Schuhspitze auf dem Boden, die Ferse wackelt unsicher vor und zurück. Steht so, als wenn er schon eine Weile dort stünde.

«Ich sehe nach, ob die Decke sauber gemacht werden muss.» Ida richtet sich auf. Wenn er nur niemanden holen geht. Doch der Kleine blickt brav hinauf zu den aufgemalten, dunkelblau mit Gold umrandeten Kassetten.

«Du musst dich mit ihnen anfreunden, wenn sie klein sind», hatte die alte Anna ihr damals gesagt. Ida hatte genickt, an die unzähligen zugesteckten Plätzchen, abgeleckten Teiglöffel, nicht an Mutter verratenen Scherben ihrer Kindheit gedacht. Den Platz im Altenasyl hat die alte Anna dank der Fürsprache eines Herrn bekommen, dessen Amme sie vor Jahrzehnten gewesen war. Nur: Wie freundet man sich mit einem Fünfjährigen an?

«Kuckuck», sagt Ida versuchsweise.

Der Kleine schüttelt stumm den Kopf, stößt sich vom Türrahmen ab, und sie hört seine Sohlen auf dem Korridor.

«Die alte Ida war heute seltsam», wird er beim Abendessen sagen.

6

Die anderen warten auf dem Vorderhof, als Georg nach der letzten Stunde aus der Anstalt kommt. Gustav weigert sich, neben ihm zu gehen. Noch immer verärgert, weil Georg ihm am Morgen auf dem Hinweg nicht glauben wollte (zu Unrecht, sei angemerkt), dass die Straße am Markt, die *Krambuden* heißt – unmöglicher Name, findet Georg –, von den Einheimischen, von *allen* Einheimischen, wie Gustav betonte, *Tittentaster-Gang* genannt wird.

Zu viert sind sie bei Pastor Leonhard in Pension. In einem Zimmer wohnen Bubi, der eigentlich auch Georg heißt und ein Ostelbischer ist, und Friedrich, der lieber *Frederico* genannt werden würde, weil er in Mexiko geboren wurde. Das andere, kleinere Zimmer teilen sich Georg und Gustav. Gustav ist zwei Jahre älter, aber sonst in Ordnung.

Der Regen kommt in Schwaden von vorne, als sie die Brücke überqueren.

Es ist Erbseneintopfmontag.

Als sie am Tag nach dem Telefonat mit dem Großvater aus der Schule kamen, roch es nach Braten. Der Tisch war seltsam eingedeckt. Tiefe Teller, wo der Pastor, die Pastete, die beiden Töchter – die Gustav *Törtchen* nennt – und Heini, der Sohn – der bei Gustav *Kipferl* heißt –, sitzen. Die anderen Plätze mit flachen. Die Pastete brachte erst die große Terrine herein. Die Platte mit dem Braten stellte sie vor Georgs Teller, sodass sich die Ränder berührten.

«Ihh, Milchsuppe», sagten die Törtchen im Chor, und das Kipferl nahm seinen Teller vom Tisch, als sich die gefüllte Kelle näherte. «Ich will lieber Fleisch.»

«Können wir uns nicht leisten», sagte die Pastete. «Aber ich lasse mir nicht vorhalten, meine Gäste äßen schlecht.»

Während der Mahlzeiten herrscht ein *Numerus clausus* an Gesprächsthemen: Die alterskrummen Feldsteinmauern der St.-Lorenz-Kirche sind eine Schande und

1. ihres Pastors unwürdig.
2. des kleinsten Staates unwürdig.
3. des Kaisers unwürdig.

Dennoch hört Georg dem Pastor lieber beim Reden als beim Essen zu. Beim Schlürfen und Schnalzen. Jeden Bissen kaut er fünfmal rechts, fünfmal links, fünfmal rechts, fünfmal links, hat er Georg erklärt. Und nach dem Runterschlucken schnalzt er mit der Zunge. Suppen schlürft er, behält die Brühe eine Weile im Mund, zieht sie durch die Zähne. «Alles andere wäre Verschwendung», sagt er. «Wenn es sofort unten ist, hat man ja nichts davon.»

Nach dem Mittagessen geht Pastor Leonhard in sein Arbeitszimmer, während seine Frau und das Dienstmädchen abtragen, ohne dass ihre Mundwinkel, Brauen, Grübchen sich auch nur einen Millimeter bewegen würden, trotz der donnernden Fürze, die über den Flur herübertönen. (Und will man in den nächsten Tagen nicht nur Knorpel, Verbranntes und Verkochtes auf seinem Teller finden, tut man es ihnen gleich, hat Georg gelernt.)

Am schlimmsten aber ist, wenn der Pastor, wie heute, noch einmal ins Esszimmer zurückkehrt und Anweisung gibt, den Kaffee dort zu servieren: Er wolle sich ein wenig zu den Jungs setzen. Pastor Leonhard schlürft den Kaffee, Schlückchen für Schlückchen. Zieht ein wenig Flüssigkeit über den Tassenrand, schluckt nicht runter, sondern spült seinen Mund aus, drückt und zieht den Kaffee durch die Zähne, dass alle ihn durch die Zwischenräume sprudeln hören. Als sei es Salbeitee, bei entzündetem Zahnfleisch.

Er müsse Briefpapier kaufen, behauptet Georg, damit die Pastete ihn in die Stadt gehen lässt. Eigentlich hat er eine stille Kirchenbank suchen wollen, an Mutter schreiben, doch seine Füße gehen zielstrebig die Holstenstraße hoch, an der Abzweigung zur Petrikirche vorbei, an der Breiten Straße, in die er einbiegen müsste, um zu St. Marien zu gelangen, und weiter bis zur Hüxstraße.

Die Hüxstraße macht erst eine kleine Kurve, und dann liegt er vor ihm, der mit Abstand schönste Ort im kleinsten Staat des Deutschen Reichs: die *Warmbadeanstalt*. Ein Stockwerk niedriger als die rechts und links aufragenden Giebel, greppinerklinkergelb und nicht backsteinrot, über dem Eingang ein griechisches Portal auf zwei stämmigen Säulen. Die Scheiben in beiden Türflügeln sind beschlagen, als wären sie aus Milchglas.

Eigentlich badet Georg jeden Samstag bei Pastor Leonhard. In die Hüxstraße hat die Pastete sie geschickt, als im Herbst der Kessel zwei Wochen kaputt war. Schon wenn er die Tür aufzieht: sanfte Wärme. Das Einzige, was Georg hier missfällt, ist die Frau des Bademeisters, die gleich hinter dem Windfang im Vorraum an einem Tisch sitzt. «Du schon wieder», sagt sie, während sie kassiert. *10 Pfennig Kinder unter 6 Jahren, 20 Pfennig Schüler, 30 Pfennig normal* steht auf der Tafel hinter ihr an der Wand.

Georg setzt sich so nah wie möglich an die Tür zum Flur mit den Kabinen. Immer wenn die sich öffnet, strömt ein Schwall warmfeuchter Luft heraus, und seine Zähne hören auf zu klappern. Herr Sander, der Bademeister, sagt Bescheid, wenn man an der Reihe ist. Georg hat sich angewöhnt, schon während er wartet die Schnürsenkel aufzuknoten, seine Mantelknöpfe aus den Ösen zu schieben. Manchmal hat er Glück, und der letzte Gast ist gerade erst raus, und der Bademeister wischt nur kurz durch die Wanne, sodass ihre Wände noch warm sind, wenn er hineinsteigt.

Den Mantel zieht er aus, während er hinter Herrn Sander den Flug entlanggeht, stopft Handschuhe, Schal, Mütze in die Taschen. In der Kabine folgt jeder Handgriff einer gut einstudierten Choreografie. Der Mantel kommt an den Haken neben der Tür. Die Kabinen sind lang und schmal, fast bis oben hin weiß gekachelt, die Decke hellblau, der Boden ein Muster aus großen rötlichen und kleineren schwarzen Fliesen mit schmalen Fugen. Vor dem gusseisernen Heizkörper steht ein weißlackierter Stuhl, auf den Georg seinen Pullover wirft.

Idealerweise hat er sich bereits des Hemds, der Krawatte und seiner Socken entledigt, wenn Herr Sander das Wasser aufdreht. Während es einläuft, öffnet Georg den Gürtel, knöpft den Hosenaufschlag auf und hält sie am Bund fest.

Die dreißig Bademinuten beginnen, sobald das einlaufende Wasser die schwarze Markierung erreicht hat und Herr Sander die Sanduhr, die in einem Gestell an der Wand hängt, beim Herausgehen umdreht. Georg lässt die Hose fallen, legt den Riegel vor, zieht Unterwäsche und Socken aus und presst die Zähne aufeinander. Denn neunundzwanzigeinhalb Minuten Badezeit lassen kein Sich-an-die-Wassertemperatur-Gewöhnen, kein Ein-Fuß-dann-der-andere-dann-langsam-Hinhocken zu.

Georg hört das unregelmäßige Plink-Plink des von der Decke in die Wanne tropfenden Kondenswassers. Beobachtet die Dampfschwaden, die durch die Lücken im gusseisernen Blumenmuster der Abzugsklappe oben an der Wand gezogen werden. Ab und an ein gedämpftes Quietschen, wenn in der Kabine nebenan jemand mit dem Hintern über den Wannenboden rutscht. Und wenn er ganz untertaucht, hört er nicht einmal das. Manchmal schüttelt er dann den Kopf, um seine Haare zu fühlen, die seltsam weich und glatt über seine Stirn von einer Seite zur anderen gleiten. Aber meist liegt er nur reglos da, bis die Stellen an seinen Schienbeinen – denn dort treten sie am liebsten hin – nicht mehr brennen, die Beulen am Hinterkopf aufhören zu pulsieren.

Von Anfang an. Seit seinem ersten Tag an der Anstalt. Warum er? Weil er anders spricht. Ihre komischen Wörter nicht versteht. Brömse, Prähme, Döntjes. Ramdösig. Spillerig. Kontor.

Weil Georg nicht weiß, dass das wunderbarste Wesen auf Erden der Großkaufmann ist.

Weil er vor der allerersten Stunde in der Anstalt nicht sicher war, ob er sich im richtigen Klassenraum befindet. Oder eigentlich sicher war, aber trotzdem gefragt hatte. Den Nächstbesten.

«Ist das die 7a?»

«Nee, die Untersekunda.»

Als Georg unschlüssig stehen blieb, haben sie das erste Mal einen Halbkreis um ihn gebildet.

Manchmal, wenn es ganz schlimm ist, zieht er sich an einem Ende der Wanne zusammen, bis seine Fersen beinahe den Hintern berühren, und drückt sich dann an der Wand ab, sodass er über den Wannenboden durchs Wasser gleitet und es zwischen seinen Beinen, zwischen Rippen und Armen durchstrudelt, über seinen Körper strömt mit genügend Druck, als wäre es eine Berührung.

Die Klasse ist geteilt in zwei Gruppen. Über allen, ganz oben, stehen die Ostelbischen und die Einheimischen, hinter deren Namen ein *Vater Senator* oder *Vater Konsul* nachklappt. Oder, weniger ehrfürchtig geflüstert, ein *Vater Bürgerschaftsmitglied*.

Dann kommt die Clique um Tietjens.

Außerdem gibt es noch ein paar Zweiergespanne, die einander zu genügen scheinen. Wolf und Bernhard, die in den Pausen *Der gute Kamerad*-Hefte tauschen und während der Stunden Cowboys und Indianer zeichnen. Eine Weile hat er versucht, sich ihnen anzuschließen, hat Tomahawks und Totempfähle auf Blattränder und letzte Seiten gemalt, Reiter, Tipis, Lagerfeuer, und eigentlich war ihm der Wilde Westen vollkommen egal. *Der Graf von Monte Christo* ist wiederum Wolf und Bernhard egal. Bernhard pult im Unterricht mit den Ecken seines Lineals die schwarzen Ränder unter den Fingernägeln hervor. Am Ende hat Georg ihnen die ausgeliehenen *Der gute Kamerad* zurückgegeben. Sie wirkten erleichtert, dass er sich in den Hofpausen nicht mehr zu ihnen stellte, nicken ihm aber weiterhin jeden Morgen zu, wenn er die Klasse betritt.

Oder Tomy und Otto. Der Pfau und sein Schatten. Den Pfau lassen die meisten in Ruhe. Die Lehrer, weil er einer von den *Vater Senator*s ist, die Älteren wegen seines Bruders, Heinrich, der im Herbst von der Schule abgegangen ist, jetzt in Dresden eine Lehre macht und den die Primaner ehrfurchtsvoll den *König von Tittisee* nennen.

Mit Otto ist es anders. Sein älterer Bruder ist noch an der Anstalt und der Erste, der Otto in den Schwitzkasten nimmt. Sein Vater falliert. Noch ein neues Wort. *Fallieren.* Klingt nach einer Kreuzung aus Fallen und Verlieren, und das bedeutete es auch: bankrottgehen.

In der allerersten Stunde an der Anstalt ist Ordinarius Dr. Winter die Klasse Pultreihe für Pultreihe durchgegangen, und jeder Einzelne ist aufgesprungen, hat Name, Alter, Beruf des Vaters runtergerattert. Bei einigen hat Dr. Winter nachgehakt: «Blunck? Weizen-Blunck oder Kaffee-Blunck?»

Nach einer Weile erst hat Georg begriffen, dass es sich um Familienzweige handelt. Es gibt Eisen-Strucks, Holz-Strucks, Konserven-Strucks. Pastor-Jähns und Doktor-Jähns. Die Reederei-Buchenbergs, die Wein-Buchenbergs, die Gewürze-Buchenbergs. Die Konsul-Lindhorsts, Senator-Lindhorsts und die Dichter-Lindhorsts.

Überhaupt der Dichter. Nachdem er mit der Klassenliste fertig war, hat Dr. Winter sie die übliche Seite *Was ich einmal werden möchte* schreiben lassen. Am Wilhelmsgymnasium in Charlottenburg wollte eine Hälfte Leutnant, die andere – wie Georg – Abenteurer werden. In Mehlitz, wo Pastor Burkhard ihn gemeinsam mit den beiden Cousins unterrichtet hat: ein Drittel Forscher, ein Drittel Gutsbesitzer, ein Drittel Leutnant. An der Anstalt: Georg irgendwas mit Heißluftballon und Afrika, ein paar Fernhandelskaufmann, aber die meisten: Dichter.

Erst war Georg nicht sicher, ob er richtig verstanden hat, als Tietjens aufstand und vorlas. Ich-schiebe-dir-meine-Fingerknöchel-in-die-Nasenlöcher-und-furz-dir-ins-Gesicht-Tietjens.

«Aber ja, doch», bestätigte Otto, «einer, der Gedichte schreibt.»

Tietjens ist es ernst, und all den Folgenden auch: Lieder für das Volk reimen, ein Denkmal gesetzt bekommen, und aus dem ganzen Reich kommen sie angereist. Der Pfau sagte zwar nicht Dichter, sondern *Homme des lettres*, und weil er der Pfau ist, kicherte niemand.

Wie der Keitel, sagen sie.

«Wer ist das?», fragt Georg, zu laut anscheinend, denn mit einem Mal ist es still.

Martens, der gerade bei «und dann enthüllen sie meine Statue» gewesen war, unterbricht seinen Vortrag. «Der berühmteste Dichter der Welt.» Er klingt empört.

«Zweifelsohne», pflichtet Dr. Winter ihm bei.

«Und Goethe?» Nicht dass Georg dazu eine Meinung hätte, aber Goethe wurde sonst in dem Zusammenhang genannt.

Dr. Winter schien zu zögern. In den Bankreihen Gelächter gemischt mit «Ist der dumm».

«Viel berühmter», sagte Martens entschieden. Dr. Winter hatte Martens mit einer Handbewegung bedeutet, er solle fortfahren.

Gustav hat Georg abends im Bett von der großen Feier im Herbst erzählt, schlimmer als Kaisergeburtstag und Sedantag zusammen, sagte er.

Seine Mutter hat nur gelacht, als er ihr zu Weihnachten davon berichtete. «Millionen mit Keitels Worten bestickte Geschirrhandtücher können nicht irren.»

Herr Sander klopft nicht, sondern hämmert mit der flachen Hand so fest gegen das Holz, dass die bis eben noch unüberwindliche Barriere zwischen Georg und dem Da-Draußen in den Angeln vor und zurück schlägt. Bereits kurz vorher, vielleicht auch nur, weil das Wasser abkühlt, beginnen Georgs Muskeln sich zusammenzuziehen, seine Zähne sich zu erinnern, wie Klappern sich anfühlt. Denn nun folgen unterschiedliche Stufen von Kälte, und immer wenn die nächste kommt, merkt man, wie warm es vorher noch war.

Georg nimmt die Knie an die Brust, zieht sich mit beiden Händen am Wannenrand auf die Füße, kauert, zählt drei, zwei, eins, ehe er die Beine durchdrückt, sich aufrichtet. Vor seinen Augen schwirren silberne Punkte, dicht wie ein Mückenschwarm. Er steht. Erst in der Wanne: bis zur Wade noch im Wasser, Handtuch über den Schultern. Dann neben der Wanne: mit gekrümmten Zehen auf der zugefrorenen Teichfläche des Fliesenbodens. Steht mit offenen Schuhbändern und im Hemd, als Herr Sander erneut gegen die Tür hämmert, dieses Mal mit der Faust (das letzte Körnchen ist lange auf den Hügel im unteren Teil der Sanduhr gefallen). Steht mit Jacke, Pullover, Kragen, Mütze, Schal unter dem Arm im Flur, während aus seinen feuchten Haaren ein letzter Tropfen in einer geraden kalten Linie seinen Nacken hinabrinnt und im Unterhemd versickert.

Verwundert stellt er fest, dass er den eigenen Atem nicht sieht, während er sich den Pullover überzieht. Denn egal, wie lange er braucht, trödelt, bis Herr Sander droht, er werde ihn an den Ohren in den Vorraum zerren, immer schreitet die Kälte schneller voran als die Gewöhnung, und während

Georg die Flügeltür aufdrückt, denkt er an die Dallmann-Expedition: Viel schlimmer kann die Durchquerung der Bismarck-Straße in der Antarktis auch nicht gewesen sein.

Als er sich bücken will, um die Schnürsenkel zuzubinden, bemerkt er – braunblondes dünnes Haar, Brille, hochgezogene Schultern – Otto, den Schatten, auf der Bank rechts neben sich an der Wand.

«Badet ihr nicht in der Pension?», fragt Otto.

Georg zuckt mit den Schultern.

«In der Stadt hatten wir auch Wanne und Kessel», sagt Otto.

Der Senkel rutscht aus der obersten Öse, als Georg versucht, ihn zu verknoten. Sie ist ein wenig aufgebogen. Er drückt das Metall zusammen, fühlt, dass Otto ihm zusieht.

«Wo ist Tomy?»

Ottos Augenbrauen fahren in einem Ruck nach oben, bleiben über dem Brillenrand stehen.

«Wir sehen uns nicht außerhalb der Schule.» Und, nach einer kurzen Pause, während Georg sich dem anderen Schuh zuwendet: «Seit ich draußen wohne.»

Als die gottverdammten Senkel endlich zu Schleifen gebunden sind und Georg sich aufrichtet, verdreht Otto die Augen. «Wahrscheinlich bei Martens. Gedichte lesen. Weil man mit Martens ja so tiefsinnige Gespräche führen kann ...»

Es regnet nicht mehr, nieselt nur noch, dafür kann Georg seinen Atem sehen, als er die Hüxstraße hinaufläuft. Die nassen Haarspitzen, die unter dem Rand der Mütze hervorsehen, werden kalt und steif. Selbst auf der Puppenbrücke: Windstille. In den Seitenstraßen glitzern Bürgersteig und Kopfsteinpflaster im Laternenlicht, seine Schuhabdrücke zeichnen sich matt auf dem Gehweg ab.

Im Pastorat nicht die erwartete Spätnachmittagsruhe. Das Mädchen reibt in der Diele den großen Spiegel neben dem Garderobenschrank mit Zeitungspapier und Spiritus ab. Während Georg auf der Bank die Schuhe auszieht, eilt die Pastete, den dunkel angelaufenen Silberteller aus der Wohnzimmervitrine in der Hand, an ihm vorbei, und als sie auf seinen Fuß tritt, schreit sie: «Jetzt reicht es aber!»

«Der Graf kommt morgen», flüstert ihm das Mädchen zu, nachdem die Pastete in der Küche verschwunden ist.

«Ein Verwandter von Bubi hat sich angekündigt», erklärt Gustav ihm später.

7 Isenhagen sieht sie bereits, als er nach Dienstende in die Straße einbiegt: Mathilde Helms nähert sich der Haustür von der anderen Seite, blickt kurz in seine Richtung und rasch wieder weg. Ihm scheint, dass ihre Schritte langsamer werden, als hoffte sie, ein Zusammentreffen so zu vermeiden. Isenhagen ist unsicher, ob er beschleunigen und mit raschem Kopfnicken im Hausflur verschwinden soll oder seinerseits langsamer werden, um ihr Gelegenheit zu geben, vor ihm hineinzugelangen.

Er entscheidet, ihr den Vortritt zu lassen, setzt gemächlich einen Fuß vor den anderen, einen Fuß vor den anderen. Doch als er aufblickt, um nachzusehen, wie weit sie noch von der Tür entfernt ist, stellt er fest, dass sie nicht eilt, sondern der Korb in ihrer Hand ein wenig vor- und zurückschwingt, als würde sie schlendern. Isenhagen beschleunigt seine Schritte, aber nicht genug. Genau vor den beiden Stufen, die zum Eingang hochführen, treffen sie aufeinander.

Isenhagen nickt Frau Helms zu, und sie nickt zurück und

zögert, als würde sie auf etwas warten. Dass er die Tür aufschließt!, begreift Isenhagen nach einem kurzen Moment und beginnt, seine Manteltaschen nach dem Schlüssel abzusuchen.

«Die Pflanze im Fenster zum Hof... Was ist das für eine?», fragt er schließlich, um irgendwas zu sagen.

«*Pelargonium triste.*» Frau Helms wechselt den Einkaufskorb von der Rechten in die Linke.

«Warum denn traurig?», sagt Isenhagen. Sagt es nur so dahin, vielleicht ein wenig aufgeregt, vielleicht ein wenig, ohne nachzudenken.

Ihre Finger lassen den Henkel los, der Korb landet neben ihren Schuhen auf dem Gehsteig. Mathilde Helms atmet hörbar aus, öffnet den Mund, schließt ihn wieder. Ihr Erstaunen lässt Isenhagen erstarren. Seine rechte Hand, auf dem Weg nach oben, um eine Fruchtfliege zu vertreiben, die aus dem welken Kohl in ihrem Korb aufgestiegen ist und sich für sein Auge interessiert, bleibt in der Luft stehen. Die andere hört auf, den Mantel nach dem Schlüssel abzutasten.

Ein Missverständnis, mangelnde Lateinkenntnisse vermutlich, Frau Helms bezieht die Frage nicht auf die Pflanze, sondern auf sich. Aber das wird Isenhagen erst später begreifen, wenn er wieder in seiner Wohnung ist, auf dem Stuhl am Küchenfenster sitzt und seine Stiefel nicht auszieht, obwohl es sich deswegen niedergelassen hat.

Unten, vor der Tür, blickt Mathilde Helms ihn nicht an, sondern bückt sich nach ihrem Korb. Und Isenhagen nimmt endlich den Schlüssel aus der Tasche und schließt auf.

«Ich bin nicht traurig», hört er sie in seinem Rücken sagen.

Isenhagen nickt, und als Frau Helms an ihm vorbei in den Hausflur geht, sagt er: «Ist 'ne schöne Pflanze.»

Mehr fällt ihm nicht ein.

Den ganzen Abend traut er sich nicht, sich aus dem Küchenfenster zu beugen und nach den violetten Punkten zu sehen, ebenso wenig am nächsten Morgen.

8

Pastellorange der Himmel hinter dem schwarzen Astgewirr einer blattlosen Reihe Linden, die den Blutgefäßen der Lunge ähneln, die Georg für heute in sein Biologieheft hätte zeichnen müssen. Die Bretterstapel des Holzlagers von Raureif überzogen, wie von einer weißflaumigen Schimmelschicht.

Im Klassenzimmer stellt Georg fest: Irgendwas stimmt nicht. Sobald Tomy, der Pfau, den Mund aufmacht, legen die anderen ihre Hände übereinander auf die Brust, dort, wo das Herz ist. Bewegen tonlos die Lippen, als würden sie eine Arie singen, die Gesichter dabei schmerzverzerrt. Die Ostelbischen, Tietjens, alle gleichzeitig, als hätten sie sich verabredet. Schon vor dem Unterricht geht es los, als Tomy fragt, wer Latein zum Abschreiben hat. Und Tomy wird erst rot und dann weiß und dann still. Stößt, als er sich auf seinen Platz setzt, mit dem Ellbogen nach Otto, dem Schatten. Während des Unterrichts, als Kandidat Weber ihn aufruft und der Pfau durch *fall, fell, fallen* stolpert, um an *fly, flew, flown* zu scheitern.

Es steigert sich. In der ersten Pause werfen sie sich vor seinem Pult auf die Knie, bis er an ihnen vorbei aus dem Klassenraum läuft. Nur Armin Martens sitzt stumm da und betrachtet ausgiebig die Tintenflecke auf seinem Pult.

In Geographie lässt Professor Elsweg sie die Wallanlagen aufzeichnen, maßstabsgetreu und mit unterschiedlichen Schraffierungen, je nachdem, wofür der Abschnitt dient.

Georg malt einen Zacken, der so ähnlich wie Tschingderassabum* heißt, und heimlich den Lungenflügel. Der Platz neben Otto ist leer.

«Tomy lässt sich entschuldigen», sagt Otto, als Professor Elsweg vor seinem Pult stehen bleibt.

«Was hat er?»

«Schmerzen», antwortet Otto.

Als alle kichern, tastet Professor Elsweg seinen Rücken ab nach einem Zettel. Er hatte bis eben die schlimme Untersekunda.

Die Hofpause verbringt Georg wieder oben in der Toilette. Mit dem rechten Lungenflügel ist er fertig, der ist in Ordnung, aber der linke gerät erst zu groß, dann zu klein, und wenn er die Bleistiftlinien erneut wegradiert – er wischt mit dem Handrücken die grauen Wülstchen vom Papier –, kriegt er so oder so eine Fünf wegen Unreinlichkeit.

Reichlich Primaner stehen draußen bei den Waschbecken. Viele von ihnen kennt Georg inzwischen beim Namen. Ihre Gespräche interessieren ihn nicht. Nichts, was an der Anstalt passiert, interessiert ihn, hat er beschlossen. Meist geht es ohnehin um eine Josephine. Wer sie wo auf der Straße gesehen hat, was sie gemacht hat, ob sie zurückgegrüßt hat, wie genau sie zurückgegrüßt hat und so weiter. Aber seit letzter Woche machen sie Gewese. Nicht einmal alle Primaner dürfen davon wissen. Viel Gewisper und «Ssscht» und «Nicht jetzt» und «Da kommt Hinrichs, haltet die Klappe!» in den letzten Tagen. Bei den Waschbecken flüstern sie jetzt, ihre Stimmen sind in der Kabine kaum zu verstehen.

«Hauptquartier», hört Georg, und einer sagt halblaut: «Wir brauchen einen besseren Plan.»

* Cimbarasso

«Wir werden sie mit ihren eigenen Waffen ...»

«Wo warst du eigentlich gestern, Theo?», unterbricht ihn jemand.

«Hausarrest», antwortet Theo.

«Dann klettere aus dem Fenster.»

«Weißt du, wie hoch das ist?»

«Höchstens zweieinhalb Meter. Ich kenne euer Häuschen neben dem Wasserturm.»

Georg setzt erneut den Bleistift auf, so schwer kann das nicht sein, ein Lungenflügel. Die Graphitspitze fährt wunderbar parallel, in immergleichem Abstand zur ersten Linie über das Blatt, holpert, zwei winzige Zacken, als sie das aufgeraute Papier dort, wo er radiert hat, kreuzt. Die Stimmen draußen bei den Waschbecken werden lauter, aufgeregter – nicht hinhören, egal, worüber sie flüstern! –, die Bleistiftspitze beginnt, einen Bogen zu beschreiben, nicht zu hoch – «Fechtclub» glaubt Georg zu verstehen und «Feind». Er setzt den Stift ab. Und immer wieder: «Pockenhof.»

Er schließt die Augen, versucht, sich zu konzentrieren. «Ohne das geheime Kennwort ...» Der Rest zu leise. Georg atmet nicht einmal mehr.

«Wer es weitergibt, ist tot.» Das sagt eindeutig Bernhard Buchenberg, und alle stimmen zu.

Nachdrücklich vibriert die Pausenglocke durch den Raum. Georg atmet aus. Versucht, genau am Ende der Linie wieder anzusetzen, und natürlich landet die Spitze einen Millimeter daneben.

«Vivat, crescat, floreat!» Wieder Buchenberg, jetzt draußen. Ein paar wiederholen es leise.

Zu breit, stellt Georg fest, als er die Zeichnung betrachtet. Der zweite Lungenflügel ist fast doppelt so breit, und es ist zu spät, um irgendwas zu ändern. Die Adern fehlen noch, blau und rot, Venen und Arterien, ganz sicher ist er nicht. Er beschließt, in den guten linken Lungenflügel ein blaues Flussdelta zu malen, in den zu breiten ein rotes. Aber eigentlich ist es ihm einerlei. Es gibt ein Geheimnis. Einen Fechtclub! Eines der Gesetze der Anstalt lautet, dass alles, was zuerst aufregend klingt, sich als langweilig, wenn nicht lästig entpuppt. Georg ahnt, dass es sich mit dem Geheimnis um den Fechtclub ähnlich verhalten könnte. Dennoch.

In der letzten Stunde hat er Musikunterricht, der meist nur aus Singen besteht: *Heil dir im Siegerkranz*, *Die Wacht am Rhein* und vor Feiertagen: *Eine feste Burg*. Seit dem Jahreswechsel proben sie in der Aula für den Kaisergeburtstag. Auf abgedunkelter Bühne, allein im Lichtkegel stehend, liest Frieder, einer der Dichter-Lindhorsts, laut aus Keitels *Schlachtliedern*:

Auf Sedans Felde, wo das Schicksal sich wand,
Erhob ehern jener stolze Stand
Sein Schwert, das blitzend die Zeiten durchzieht,
die Flamme entfacht, wo Dunkelheit blüht.

Und so weiter. Georg gehört zum Chor, und der muss zum Glück nur *Der gute Kamerad* und das *Reiterlied* summen. Zwischen den einzelnen Strophen bläst eine einzelne gestopfte Trompete leise und wehmütig das Angriffssignal. Einige seiner Klassenkameraden hatten protestiert: Ihre älteren Brüder würden behaupten, das Gleiche hätten sie schon beim Sedantag vor vier Jahren aufgeführt. Georg stört eher, dass die Proben nie pünktlich mit der Schulglocke enden.

Im Pastorat ist es seltsam still, keine Besteck-auf-Geschirr-Geräusche aus Richtung des Esszimmers, kein «Das Turmgebälk so morsch, ich wage kaum, die Glocke schlagen zu lassen», keine gedämpften Zustimmungslaute der Pastete. Und gerade als Georg der Besuch des Grafen einfällt, kommt das Mädchen in die Diele.

«Die anderen haben schon gegessen. Ich bring dir ein Tablett hoch», sagt sie und: «Komm.» In der Küche deutet sie aufs Waschbecken. «Hände waschen. Und mach die Haare glatt!»

Mit tropfenden Manschetten folgt er ihr ins Wohnzimmer: Alle in Sonntagskleidung, alle auf der Stuhlkante, das Kipferl sieht aus, als würde er gleich einschlafen. Der Graf sitzt in Pastor Leonhards Sessel, der sich vom Sofa erhebt und «Unser jüngster Gast, Georg» sagt.

Georg verbeugt sich.

«Der Großvater, Major a. d. Presswitz, ist Besitzer von Gut Mehlitz», fährt der Pastor fort.

Das Gesicht des Grafen ist so schmal, dass es nur aus der langen Nase und dem darunterhängenden, in der Mitte geteilten, ergrauten Schnauzbart zu bestehen scheint.

«Fleißig?», fragt er.

Georg denkt an die Fünf minus für den Lungenflügel und antwortet: «Ja, Graf Reventlow.»

Der Graf nickt, und damit ist er entlassen.

Im Flur bleibt Georg stehen und wartet. Und richtig: «Halbwaise», hört er die Pastete sagen. Dann folgt, wie immer, eine kurze Pause. «Der Vater.» Und nach einer etwas längeren Pause: «Zugunglück.»

Georg weiß, jetzt nickt sie nachdrücklich und beobachtet die Wirkung in den Gesichtern. Bei «Das große, in Württemberg vor ein paar Jahren» setzt er seinen Weg zur Treppe fort, tritt auf den Stufen fest auf, besonders fest auf, die letzten stampft er, damit sie weiß, dass er eben noch unten war.

Außerdem stimmt es nicht. Es ist zwei Tage später geschehen. Von dem Zusammenstoß hat Vater ihm noch am Fernsprecher erzählt, als er aus dem Hotel in Stuttgart anrief, um Georg Gute Nacht zu sagen. Im Schnellzug aus Berlin sei niemand zu Schaden gekommen, die Toten saßen alle in der Bahn aus Schweinfurt, stand am nächsten Tag im Morgenblatt. Mutter hatte ihm den Artikel beim Frühstück vorgelesen. Ihn abends getröstet, weil Vater nicht noch einmal angerufen hatte.

Als die Nachricht kam, war Georg in der Schule. Am Morgen hätte sein Vater heimreisen sollen, mittags wurde das Hotelzimmer geöffnet, er lag noch angezogen vom Dinner auf dem Bett. Nach dem Dessert hatte er sich mit Kopfschmerzen entschuldigt.

Wie einen blauen Fleck müsse Georg sich das vorstellen, nur eben im Gehirn, sagte der Großvater. Das war noch in Charlottenburg gewesen. Wohin Georg eigentlich gehört. «Aufgegeben», sagt Mutter. «Wir haben den Haushalt aufgegeben.»

Eigentlich sollten sie zu den Großeltern nach Berlin ziehen, in die große Wohnung in der Matthäikirchstraße. Als der Brief aus Mehlitz kam, war seine Mutter tagelang sehr still. Dann kamen die Großeltern zum Abendessen, normalerweise fuhren sie zu ihnen.

«Wir können uns ihrem Wunsch nicht verschließen», sagte der Großvater beim Dessert. «Ein bedauerliches, aber vertretbares Ansinnen.» Von prä-irgendwas und dem Vorrecht der väterlichen Familie hat er gesprochen. Den Sommer würden sie noch in Berlin bleiben, zum Herbst nach Mehlitz umsiedeln.

Eine Woche später, als er auf der Fensterbank im Musikzimmer saß und zusah, wie unten schwankend der große

Tisch und das Sofa aus der Haustür kamen, die eigentlich ins Ess- und Wohnzimmer gehörten – erst da verstand er wirklich, was *umsiedeln* bedeutet. Mutter brachte ihm einen Teller Plätzchen und Fassbrause, die er eigentlich nur im Sommer beim Volksfest in Werder trinken durfte, und küsste ihn aufs Haar.

In Mehlitz hatte Mutter immer gefroren. Ihre Nase immer gerötet, die Arme vor der Brust verschränkt, Schultern hochgezogen, als stünde sie bibbernd im Wind. Meistens sah er sie nur zu den Mahlzeiten, bei denen allein Großvater spricht und alle anderen am Tisch schweigen, bis er sie anredet. Und abends vor dem Einschlafen, wenn sie neben seinem Bett saß und er ihr von seinem Tag erzählte. Ihm gefiel Mehlitz eigentlich. Mit den Ponys die Sandwege zwischen dichtstehenden Kiefern entlangzuckeln. Raubritter spielen, sich auf die Lauer legen und vorbeikommende Reisende überfallen. (Pächter meist, auf dem Weg zur Arbeit.) Im See schwimmen, wann immer er wollte. Seine Cousins waren langweilig, aber in Ordnung. Der Unterricht des Pastors plätscherte friedlich an ihm vorbei. Mutter war mit Aufgaben beschäftigt, die Großmutter ihr gab. Damit sie sich nicht so gehen lasse, sagte die Großmutter.

Als Mutter ihn eines Abends fragte, ob er sich vorstellen könne, als Pensionär an die Anstalt zu gehen, hatte er den Kopf geschüttelt. «Ich kann dich doch hier nicht alleine lassen!»

Seine Mutter hatte hinab auf ihre Hände geblickt. «Ich würde nach Berlin ziehen. Es gäbe ja keinen Grund mehr, hier zu sein.»

Kloster, Kreuzgang, Gewölbe, Refektorium, die Worte waren ihm vertraut, sein Vater hatte oft von der Anstalt erzählt. Von Skeletten, Pesttoten, die entdeckt worden waren, als die Turnhalle gebaut werden sollte. Dass einige Schüler auf Anweisung ihrer Mütter am nächsten Tag mit vor den Mund gebundenen Tüchern im Unterricht saßen. Er hatte eingewilligt, sich die Anstalt anzuschauen.

9 Während Frau Suhl am Mittwochmorgen die Stufen zu Isenhagens Wohnung erklimmt, steht Herr Helms hinter der Tür im Parterre und wartet, bis ihre Schritte den Treppenabsatz erreicht haben, ehe er sie so geräuschlos wie möglich öffnet. Seine Frau hat ihn bereits über Isenhagens Konversion unterrichtet, und er ist spät dran. Er hatte gehofft, der Regen werde noch aufhören, er muss zuerst zu Longuet, den Wagen holen, und dann auf die Falkeninsel.

Herr Helms, der Carl Richard heißt und von den meisten Charlie genannt wird, ist Lohndiener von Beruf. Nicht irgendein Lohndiener, sondern DER Lohndiener des kleinsten Staates des Deutschen Reichs. Der, den die ersten Familien Bekannten empfehlen, die neu in der Stadt sind oder zurückgezogen leben und sich gezwungen sehen, ihre Gewohnheiten zu ändern, weil ihre Töchter das heiratsfähige Alter erreichen. Seine Spezialität sind *Besuche*, die *Große Tournee* im Wagen, genau genommen. Wenn man nicht aussteigen möchte, lässt niemand eleganter durchblicken, dass die einzig richtige Antwort auf seine Anfrage, ob die Herrschaft daheim sei, «Nein» lautet. Keiner weist so dezent auf den Tafelgeschirrverleih hin, sollte eine Einladung die Möglichkeiten der Hausfrau überschreiten. Die von Carl Richard Helms geführten Listen der für den gesellschaftlichen Verkehr in Frage kommenden Familien sind berühmt im kleinsten Staat des Deutschen Reichs. Nach Einkommen geordnet, nach Berufen, ob protestantisch, reformiert, katholisch, neuerdings auch jüdisch, politisch konservativ, nationalliberal, linksliberal, mit heimlichen Sympathien für die Sozialdemokratie, musikbegeisterte, literaturbegeisterte, theaterbegeisterte Familien; die bildende Kunst ist haarig, jedoch hat sich die Frage *Impressionismus – Degeneration oder Fortschritt?* als geeignetes Unterscheidungskriterium erwiesen. Niemand sortiert Menschen so gekonnt wie Charlie Helms, ähnlich dem Algorithmus eines sozialen Netzwerks, und so mancher seiner schnurgeradegezogenen Bleistiftstriche hat jegliche gesellschaftliche Ambition im kleinsten Staat für immer erledigt.

Sein dunkles, seitlich gescheiteltes Haar, seine ebenmäßigen Züge und sein festes Kinn haben den günstigen Nebeneffekt, dass die meisten Töchter zu jeder noch so langen Fahrt bereit sind. Die größte Qualität von Charlie Helms jedoch ist, ihren Enthusiasmus nie zu teilen. Er verteilt seine Aufmerksamkeit so gleichmäßig auf alle Anwesenden wie das Dienstmädchen einmal im Monat das Sauerkraut zum Reinigen auf den Perserteppichen.

Der Wind fährt an Charlie vorbei in den Hausflur, als er die Tür zur Straße öffnet, erfasst den Schirm, kaum hat er ihn aufgespannt. Charlie Helms arbeitet exklusiv mit dem Fuhrbetrieb Longuet zusammen, was er gerade bereut, denn Longuet ist am anderen Ende der Stadt. Unter dem knöchellangen Mantel, den die Böen beim Gehen zwischen seine Beine drücken, trägt er Livree. Der Mantelstoff verhakt sich in den Schnallen der Kniegürtel, klebt am Plüsch der knielangen Hose, die Strümpfe sind nach wenigen Metern vom Regen durchweicht. Er hat ein zweites Paar in seiner dunklen Ledertasche, einen Lappen für die Schuhe. Im kleinsten Staat gelten lange Hosen bei Bediensteten nach wie vor als unangemessen, anders als im Rest des Reichs.

Die Straßen sind seltsam grün, jeder einzelne Pflasterstein ist von Moos gerahmt. In den Fugen der Backsteinmauern wächst es in Wülsten, als würde es vom Gewicht der Steine hervorgepresst. Falscher Frühling, denkt Charlie. Algenstreifen an den Fassaden, unter jedem Sims, an den Seiten der Fensterbretter, rautenförmig unter den Traufen. Oder ein immerwährender Herbst. Er weicht den kniehoch stehenden Stockrosenresten aus, deren Blätter einfach nicht sterben wollen.

Ein Dutzend. Zwölf pro Saison, mehr Familien zeichnet Charlie Helms nicht mit dem Privileg seiner Dienste aus. Und allein die Tatsache, dass er im letzten Herbst überraschend die Betreuung des Haushalts von Wasserbaudirektor Schilling übernommen hat, ist für dessen gesellschaftliches Fortkommen nicht unerheblich gewesen. Als Aushilfspersonal für Dinner und Empfänge steht Charlie Helms nicht zur Verfügung. Allenfalls als Butler und ausschließlich bei vorübergehenden Engpässen der allerersten Familien. Er spricht aber Empfehlungen aus (allerdings nur, wenn ihm wer vernünftig erscheint und wenn vernünftig gezahlt wird) und tut dies so geschickt, dass er mittlerweile eine Kommission von zehn Prozent des Mietdienerlohns berechnen kann.

Die heutige Tour wäre einfacher, wenn Frau Doktor Schilling nicht auf das *Frau Doktor* bestehen würde. *Doctores* sind im kleinsten Staat Mediziner, nur bei den Juristen schaut niemand genau hin. Immerhin ist sie in ihrer Jugend in Berlin in Gesellschaft gewesen, nicht lange, ihr erster Mann war Offizier, ihr zweiter, Wasserbaudirektor Schilling, wohl eher eine Verlegenheitslösung. Aber sie kennt den Unterschied zwischen Vormittags- und Nachmittagskleid und konversiert reizend, wie ihm mehrere Damen, denen er taktvoll nahegelegt hatte, ihre Karte mit der eigenen zu erwidern, bestätigt haben.

Ein Dutzend Familien, fünfzehn bis achtzehn Töchter, betreut Charlie Helms jede Saison. Aber nur eine *Aufgabe*, eine Herausforderung, für die er sich besonders bemüht. Dieses Jahr heißt sie Henriette. Die Aufgabe ist, auch wenn sich gewiss niemand zum Heiraten finden wird, ihr die Saison so angenehm wie möglich zu machen.

Das Problem: Herr Doktor ist nicht Henriettes Vater, sondern der erste Ehemann, und Frau Doktor nicht verwitwet, sondern geschieden. Ausgezeichnete Familie, solvent, Offizier, Protestant – eigentlich wäre nichts gegen den ersten Mann einzuwenden, befände er sich nicht im Sanatorium / Gefängnis / Irrenhaus, je nachdem, mit wem man spricht. Seit er vor etwas mehr als zwanzig Jahren in Galauniform / nur im Hemd / vollkommen nackt, am Abend / nach Mitternacht / am helllichten Tag ins Schloss Babelsberg bei Potsdam eingedrungen ist, damals Sommerresidenz des Königs von Preußen. Bis in den Speisesaal / das Audienzzimmer / Schlafgemach seiner Majestät sei er gelangt, um sich dort weinend / schreiend / sabbernd auf die Knie zu werfen und Seine Majestät anzuflehen, nach dem Friedensvertrag mit Österreich Frankreich nicht anzugreifen. Der Hauskaplan / vier Wachen / ein ganzes Bataillon hätten den Wahnsinnigen schließlich abgeführt.

Eine Reihe von Zeitungen hatte über den Vorfall berichtet, wie die zahlreichen ausgeschnittenen Artikel beweisen, die – kurz nachdem Herr und Frau Doktor sich im kleinsten Staate niedergelassen hatten – aus Handtaschen und Muffs gezogen und bei den nachmittäglichen Besuchen ausgiebig erörtert wurden. Frau Doktor hatte es vorgezogen, vorerst nicht in Gesellschaft zu gehen.

Als Charlie Helms in die Dankwartsgrube einbiegt, öffnet sein Nachbar Isenhagen gerade die Tür zu Meiers Schneiderei. Charlie Helms grüßt mit einem Kopfnicken, Isenhagen reagiert nicht. Kurz nachdem sie eingezogen sind, hat er Isenhagen, als er ihn auf der Treppe traf, zu einem Glas Rotspon eingeladen. Irgendwo müssen die Informationen für die Listen herkommen. Aber Isenhagen hatte jedes Mal eine andere Ausflucht.

Die Äste der Lindenreihen rechts und links der Straße sind vom pockennarbigen Gelbgrün wuchernder Flechten bedeckt. Seine Klienten wohnen selten auf der Falkeninsel, der von der Wakenitz umgebenen Landzunge vor dem Hüxtertor. *Die städtische Wasserkunst liegt in der Vorstadt St. Jürgen, zwischen dem Irrenhause und der St.-Jürgen-Kapelle am hohen Ufer der Wakenitz, welche das Wasser des Ratzeburger Sees in die Trave führt,* heißt es im Adressbuch des kleinsten Staates.

Die Bauarbeiten am Turm sind beinahe abgeschlossen. Bis letztes Jahr war es eher ein Stumpen, nun ist er um zwei Stockwerke erhöht worden. (Wegen der wachsenden Einwohnerzahl hatte der Wasserdruck nicht gereicht, um ein Feuer in der Nähe des Rathauses zu löschen.)

10 Elisabeth Schilling sitzt am Schreibtisch des ehemaligen Erkerzimmers über den Büchern. Mit den Quittungen ist sie fertig. Früher hat sie sich selten die Mühe gemacht *4 Heringe à 1,20* einzutragen, lediglich alle paar Wochen *Lebensmittel* in die linke Spalte geschrieben, grob den Betrag überschlagen und in der rechten notiert. Nie hat er «Lass mich mal sehen» gesagt und sich das Buch bringen lassen und die Quittungen noch dazu. Erst als die Mädchen letztes Jahr angefangen haben, in Gesellschaft zu gehen. Seitdem bewahrt sie die Belege in einem Holzkästchen auf, das Theo ihr geschnitzt hat. Mittlerweile schließt der Deckel nicht mehr, egal, wie fest sie die Zettel mit der Hand zusammenpresst.

Draußen vor dem Fenster die Sorte dicht und gleichmäßig fallender Regen, die alles blassgrau macht, die Farben herauswäscht, vom Garten nichts als die dunklen Silhouetten der Bäume übriglässt. Und schon wieder, sie blickt auf die Uhr, hat sie die sieben Minuten vergessen. Über zwanzig sind es, seit sie das letzte Mal nachgeguckt hat. Die Uhr liegt neben der Tinte auf der Schreibtischplatte. Fünf bis zehn Minuten für einen Besuch, hat Herr Helms gesagt, kürzer sei unhöflich, länger eine Katastrophe. Sieben sind ideal, sie solle üben, ein Gefühl dafür entwickeln. Nachsehen und dabei erwischt werden wäre die größte Katastrophe.

Es ist kalt, die Feuchtigkeit kriecht durch die Rahmen der Fenster und in ihre Finger hinein. Sie hat das Mädchen angewiesen, an Tagen, an denen sie Besuche macht, das Empfangszimmer nicht anzuheizen. Bis letztes Jahr war es noch das Erkerzimmer, in dem sie an Winterabenden alle zusammengesessen hatten. In einer Dreiviertelstunde kommt der Wagen. Oben streiten Ilse und Lotte bereits seit dem Frühstück, welche von beiden die blaue Kapotte mit dem Federbesatz aufsetzen darf.

Vor dem Fenster wird es in wenigen Wochen erst weiß, dann lila – erst blüht der Kirschbaum, dann der Flieder. Jeden Frühling vermutlich, doch letztes Jahr ist es ihr erstmals aufgefallen. Die halbe Saison ist bereits vorüber. Ergebnisse: keine. Lotte hat mit einem der jüngeren Blunck-Söhne getanzt. Und Frau Konsulin Berling hat sich nach Ilses Befinden erkundigt, als sie sich vor einigen Wochen verkühlt hatte. Mit etwas gutem Willen könnte man das, zusammen mit dem kurzen Gespräch, das Ilse während der Konzertpause im Foyer mit Heini Berling geführt hat, als Interesse interpretieren.

Sie zählt die Visitenkarten im Etui, elf Besuche heute, faltet die Liste mit den Adressen und schiebt sie ebenfalls hinein.

In der Küche: Fleiß. Bertha, das neue Dienstmädchen, schlägt Butter. Der blaugeblümte Steingutkrug, schmal und hoch, klemmt zwischen ihren Knien. Mit der Linken hält sie den hölzernen Deckel an seinem Platz, in der Rechten den Stößel. Dessen Stiel sich nach oben hin erst verjüngt, dann breiter wird, eiförmig endet – damit die Hand nicht abrutscht, nur damit die Hand nicht abrutscht. Denn die Hand ruckt auf und ab, auf und ab, die Finger sind fest um das Holz gelegt. Auf und ab, auf und ab und dann allmählich schneller. Ein leises Schmatzen ertönt, jedes Mal, wenn sie nach unten stößt, schneller, ihre Fingerknöchel treten hervor, und ihr Atem ist zu hören, noch schneller. Sie stöhnt vor Anstrengung.

Frau Doktor wendet sich ab.

Die Köchin bügelt weiter die Zeitung, als wäre nichts. Wahrscheinlich ist auch nichts. Wahrscheinlich liegt es an ihr, und eigentlich ist nichts. Und hätte ihr Mann sich am Morgen nicht auf die Bettkante gesetzt, breitbeinig, mit offenem Bündchenband hinten und aufgeknöpftem Latz vorne, würde Elisabeth Schilling jetzt nicht eilig die Küche verlassen, die Treppe hinauflaufen.

«Ich gehe mich ankleiden», ruft sie und weiß nicht, für wen.

Als sie am Morgen weiter auf ihrer Seite des Betts sitzen geblieben war, ihren Zopf aufflocht und in den Spiegel über dem Waschtisch blickte statt zu ihm, hatte ihr Mann eines der Kopfkissen genommen und zwischen seine Füße auf den Boden gelegt. Und als sie sich immer noch nicht rührte, hat er es gerade gerückt, sodass die aufgestickten Rosengirlanden exakt parallel zur Bettkante ausgerichtet waren.

An das Holzkästchen musste sie denken, seinen aufklaffenden Deckel, egal wie fest sie die Belege zusammenpresst. Sah es vor sich, bis sie schließlich aufstand. Jeder Schritt war ihr zuwider, um den einen Bettpfosten herum und um noch einen, jeder Schritt eine Aufgabe. Sie sah ihn nicht an und das Kissen auch nicht. Nachts ist es etwas anderes. Wenn er sich im Dunkel auf sie legt, die Bettdecke über sie beide zieht – nicht das Gestocher zum Schluss, aber sein Oberschenkel, wenn er über ihren Schamhügel reibt, seine Hände.

«Peng, peng, peng», hörte sie Ludwig unten rufen, und das Dienstmädchen wartete sicher schon im Flur, um das Schlafzimmer zu kehren. Mitten am Morgen, mitten im Zimmer, im Januarhellgrau wusste sie auf einmal nicht mehr, wie man sich hinkniet, schwankte, als sie in die Hocke ging, wollte sich nicht an seinen Beinen abstützen, sein Lächeln nicht sehen. Wenigstens fiel die Sonne nicht durch die aufgezogenen Vorhänge. Dunkelrot ragte sein Geschlecht aus der weißen Wäsche, und sie spuckte sich rasch in die Handfläche, ehe er ihre Hand nehmen und sie festhalten und einen weiß-blasigen Tropfen aus seinem Mund hinabrinnen lassen konnte.

Ein Eichhörnchen lief quer über den Rasen, stellte sie fest, als sie an seiner Hüfte vorbei aus dem Fenster blickte. Es lief auf die Tannen zu, verschwand mit einem Sprung zwischen ihren Ästen. Irgendwann sank sein Oberkörper zurück aufs Bett, von da an wurde es einfacher.

«Hätte Gott es nicht gewollt, hätte er den Körper nicht so eingerichtet, dass es funktioniert», sagt er. Und vielleicht ist auch nichts dabei. Vielleicht setzen sich alle Männer auf die Bettkante und spucken ihren Frauen in die Handfläche.

Vier reichen, sagt er. Zweimal Schulgeld und Studium, zweimal Heiraten, mehr geht nicht. Und Henriette noch dazu, das sagt er nicht, aber er denkt es, ist sie gewiss. Eine Weile war Ruhe gewesen. Ein, zwei Jahre bestimmt. Aber seit einigen Wochen setzt er sich wieder auf die Bettkante.

Am Ende der Treppe angekommen, bleibt sie oben im Flur stehen. Eigentlich ist es noch zu früh, um sich fertig zu machen. Zu früh ist schlimmer als zu spät, sagt Herr Helms. Sie wird wieder im Nachmittagskleid unten sitzen, warten, sich nicht zu rühren wagen, aus Angst, die aufgenähten Schleifen zu zerdrücken.

Helles Rufen und Lachen dringt aus dem Garten herauf, und erst glaubt Elisabeth Schilling, Lotte und Ilse seien draußen. Sie lächelt, als sie ans Schlafzimmerfenster tritt, doch es sind die Köchin und das Mädchen, die den zusammengerollten Perser aus dem Esszimmer zur Stange schleifen, um ihn auszuklopfen. Das neue Mädchen, Bertha, schafft es nicht, den Teppich hochzuheben, rutscht immer wieder aus. Die Köchin lacht.

Zu alt für ein Dienstmädchen, sie hat es gleich gesagt.

«Ist besser so», hatte die Köchin erwidert. In einem impertinenten Tonfall, aber das war ihr erst aufgefallen, als sie bereits alleine im Esszimmer stand. Vermutlich sei die Neue mit ihr verwandt, sagt Konrad.

11

Die Kutsche schwankt auf den ausgewaschenen Katzenbuckeln, als sie vom Hüxterdamm in die Wakenitzstraße einbiegen. Obwohl Charlie im Kasten sitzt, kann er das Knirschen der aneinanderreibenden Federblätter hören. Klopft mit der Faust zweimal gegen das Dach, damit der Fahrer hält und er sich für die letzten Meter neben ihn setzen kann. Der Wind hat nachgelassen, der Regen fällt weniger dicht. Schon während er einen Fuß auf das Steigeisen stellt und sich zum Bock hochzieht, sieht er die beiden Wagen vor der Schilling'schen Pforte stehen: ein Landauer, ebenfalls Longuet, und davor – zwei braune Lederflicken auf dem anthrazitfarbenen Verdeck – das österreichische Coupé von Senator Steinbrück.

Dessen Anwesenheit ist Charlie ein Rätsel. Auf der anderen Straßenseite befindet sich nichts als ein Streifen Wiese und die rückwärtige Mauer des Dierk'schen Gartens. Das nächste Gebäude die Straße runter ist die Irrenanstalt. Für die städtischen Versorgungsbetriebe ist Stenzel zuständig, Steinbrück leitet die Wirtschaftskommission. Und von einem gesellschaftlichen Besuch der Steinbrücks – abgesehen von der exzentrischen Uhrzeit – ist der Schilling'sche Haushalt, Charlies Einschätzung nach, unzählige Besuche, mehrere Dutzend Bälle, eine mittelgroße Erbschaft und die sagenhafte Partie von einer der Töchter – nach Möglichkeit mit einem Mitglied des niederen Adels – weit entfernt.

Die Kutscher sitzen vermutlich in der Küche. Niemand ist zu sehen, als Charlie die Pforte öffnet, den gepflasterten Weg zur Haustür hinaufgeht. Nur vor dem Wasserturm schaufelt ein Arbeiter Sand in eine Schubkarre. Vor dem Portal biegt Charlie links ab zum Seiteneingang und klopft. Die Köchin öffnet, und noch während sie dem Mädchen aufträgt: «Gib oben Bescheid, der Wagen ist da», drängen die beiden Kutscher an Charlie vorbei ins Freie.

Er geht langsam hinter ihnen her, zur Straße zurück. Kaum ist er um die Hausecke gebogen, sieht er die Herren, sie kommen den Sandweg vom Wasserturm herunter. Dr. Schilling in der Mitte, Senator Steinbrück. Die anderen beiden kennt er nicht. Charlie zieht den Hut. Beschleunigt seine Schritte, um vor ihnen die Pforte zu erreichen und nicht im Weg zu sein.

Die Kutscher nehmen neben den Türaufschlägen Aufstellung. Charlie zieht sich auf den Bock hinauf, Frau Doktor und die Töchter benötigen immer eine Weile. Er wird den Fahrer von Longuet für die nächste Besuchsfahrt anfordern und ihn in Ruhe ausfragen.

Dr. Schilling hält den Herren die offenstehende Pforte noch weiter auf. «Auf die Wasserqualität hat es keine Auswirkungen», hört Charlie ihn sagen. «Dafür gibt es die Filterbassins.»

«Werden deren Reinigungs...», Senator Steinbrück sucht das richtige Wort, «...kapazitäten ausreichen? Wenn jeder, wirklich jeder, gleich wie schmutzig ... Waren Sie mal in den Gängen in der Innenstadt? Wenn das alles in die Wakenitz gespült wird ... Sie müssen dort mal eine Nase voll nehmen, da wollen Sie nichts mehr trinken. Da werden Sie vom Riechen krank.» Und ehe Konrad Schilling etwas erwidern kann, fährt er fort. «Und auch wenn die wachsende Zahl der Anschlüsse berücksichtigt wurde bei der Aufstockung des Turms und Anschaffung der Maschinen ...»

«Hundertfünfzig Pferdestärken», wirft Dr. Schilling ein. Nicht zum ersten Mal, wenn Charlie Senators Steinbrücks Blick richtig deutet, der am Himmel über der Dierk'schen Gartenmauer etwas Interessantes entdeckt zu haben scheint. Dort starrt er lange hin. Sehr still ist es, als er weiterspricht.

«Es werden sich nicht endlos Anschlüsse mit den Leitungen verbinden lassen, ohne dass der Druck erneut nachlässt. Und dann werden die Leute einen Verantwortlichen suchen, dem sie die Schuld geben können.»

«Die Geruchsbelästigung und die Seuchen in der Innenstadt würden weniger werden mit mehr Wasserclosetts», entgegnet Konrad Schilling kleinlaut. «Weil Sie sich über den Gestank beklagten ...»

Die letzten beiden Worte sagt er so leise, dass sie oben auf dem Kutschbock fast nicht zu hören sind.

«Doktor Schilling, Ihr Wort hätte Gewicht bei den Beratungen des Ausschusses. Denken Sie drüber nach», wirft einer der anderen Herren ein.

Frauenstimmen bei der Haustür, die Herren wenden sich um. Durch die blattlosen Äste der Hecke kann Charlie erkennen, dass Frau Doktor das dunkelgrüne Kleid trägt und eine von den beiden Jüngeren schon wieder den unmöglichen blauen Hut, er wird einen Hinweis geben müssen. Henriette, die Aufgabe, kommt als Letzte den Plattenweg hinunter: wie immer graphitgrau.

«Darf ich Ihnen meine Frau und die Töchter ...» Doktor Schilling deutet in Richtung Haus.

«Wir wollen die Damen nicht inkommodieren.» Gleichzeitig mit Senator Steinbrück verbeugen sich die anderen Herren. Sie steigen zügig, aber immerhin darauf bedacht, Anzeichen unhöflicher Eile zu vermeiden, in die sich vor ihnen öffnenden Kutschenschläge.

Doktor Schilling ist stehen geblieben und sieht seiner Frau entgegen: «Senator Steinbrück.» Stolz in seiner Stimme, er deutet in Richtung der wendenden Wagen. Die Herren lupfen die Hüte, grüßen im Wegfahren durch die Seitenfenster. Frau Doktor grüßt zurück, hält aber unbeirrt auf den Longuet'schen Landauer zu. So eilig, dass Charlie vom Bock springt und hastig den Schlag aufreißt. Ehe sie einsteigt, wendet sie sich doch noch nach ihrem Mann um. «Wir brauchen eine neue Butterschleuder. Eine moderne, aus Glas. Mit Kurbel», sagt sie.

12 Seine Haare erscheinen Isenhagen mit einem Mal zu lang. Rötlich locken sie sich hinter den Ohren und im Nacken, stellt er fest. Erst im Spiegel zu Hause, dann in dem an der Tür des Uniformschranks, in dem er sich eingehender betrachtet. Er überlegt, in die Hartengrube zu Friseurmeister Werner zu gehen, während der Stoff für den Aktenwagen genäht wird. Böger hat Isenhagen bereits an der Tür mit der Nachricht empfangen, der Samt müsse zum Schneider. Senator Steinbrück habe die Farbe genehmigt, störe sich aber an den ausgefransten Kanten. Umnähen. Und vielleicht eine Bordüre. Wenn das bis morgen ginge? Die Rechnung an Senator Steinbrück, solle er sagen, der könne sie ja bei der Senatskasse einreichen. «Wir machen das nicht», hatte Böger zweimal betont. Die Bordüre in Gold, vielleicht mit diesen kleinen Troddeln, die wie verschlungene Kordeln aussehen? Schwarz ginge auch, zur Not Bordeaux. Kein Silber, da seien die Herren empfindlich.

Und alles, obwohl der Senat entscheiden wird, einen weiteren Ausschuss einzusetzen. Der Kompromiss, den dieser im Herbst nach der Gemüseernte präsentieren wird, kursiert bereits: Senkung der Wasserclosett-Abgabe, sodass der Anschluss an die Siele für einen weiteren Kreis erschwinglich wird. Gezerre gibt es um die Größe dieses Kreises. Der Industrieausschuss hat die Bereitstellung einer Staffelei für die Sitzung erbeten, vorsorglich, falls sich Gelegenheit ergibt, das Qualitätsargument in Erinnerung zu rufen.

Vor einigen Jahren gab es den Versuch, den Düngemittelbedarf aus den Armeneinrichtungen der Stadt zu decken. An der St.-Lorenz-Volksschule für Knaben wurde ein Experiment mit Torfeimern durchgeführt, die gezählt, gewogen und deren Inhalt auf mehreren Beeten ausgebracht wurde. Die Ernte – zwei faustgroße Kürbisse, ein wenig Zwiebellauch und ein knappes Pfund Erbsen – hatte Isenhagen auf einem Tablett in die Senatssitzung getragen.

«Die verhungerten Knirpse kacken zu wenig, und was sie kacken, hat nicht genug Nährstoffe», erklärte der Sprecher der Gassenpächter.

«Nicht einmal zum Scheißen zu gebrauchen!», hatte einer der Senatoren gerufen.

Alle lachten, und Isenhagens Finger öffneten sich von ganz alleine, lösten sich von den Griffen, wenige Zentimeter vor seinen Stiefelspitzen schlug das Tablett zu Boden. Es knallte, als wären die Franzosen zurück. Im Anschluss hatte einer der Senatsschreiber die Ergebnisse des Experiments auf einen großen Kartonbogen gezeichnet, den die Anti-Wasserclosett-Fraktion bei Bedarf auf besagter Staffelei präsentiert.

Erneut wenig Hauspost. Nicht dass sonst viel los wäre, aber es ist auffallend ruhig für den Tag einer Senatssitzung. Die hohen Herren sind abgelenkt, selbst der Widerstand der Wirtschaftskommission in der Closett-Frage wirkt leidenschaftslos, nicht so verbissen wie sonst. Ausnahmsweise ist der Senat nicht mit sich selbst beschäftigt, sondern mit dem Reich.

Im Reichstag ist der kleinste Staat nichts als ein mickriger Wahlkreis, ein einzelnes Abgeordnetenmandat, das immer die Konservativen erringen. Zudem hat das Wort *Volksvertretung* einen plebejischen Klang in den Ohren der hohen Herren. Großen Wert legt der Senat jedoch auf den Sitz im Reichsrat. (*Gleichberechtigt* und nicht weniger wichtig als die anderen Mitglieder, Bayern, Baden oder Hessen-Nassau, Bundesstaat unter Bundesstaaten etc. pp.) *Mit Kaiser, Bismarck und Preußen* – die Politik des Senats in Reichsfragen war bisher unkompliziert und mit einem Amen am Ende auch als Stoßgebet verwendbar. Seit einigen Wochen jedoch studieren die Herren die Berichte des Gesandten in Berlin mit dem Empfinden eines Teenagers, der von der Couch aus dem ersten Akt der elterlichen Scheidung beiwohnt und hofft, es werde einfach vorbeigehen.

In der Sachfrage – Verlängerung der Sozialistengesetze, auch wenn sie nicht ausreichend gegen Sozialisten helfen – steht der Senat auf Seiten Bismarcks. (Schärfer und spezifischer antisozialdemokratisch wäre sein Wunsch.) Ebenso bei den geplanten kaiserlichen Erlassen zum Arbeitsschutz. (Die Änderungen wären marginal, dennoch: keinen Millimeter preisgeben, Entgegenkommen wird sie nur ermuntern etc. pp.)

In der Machtfrage jedoch – Kaisertreue! Auch wenn Kutschen-die-in-vollem-Galopp-gegen-Mauern-gelenkt-werden-Analogien die Gespräche zwischen den barocken Nussholztäfelungen beherrschen.

Bei der Abstimmung im Reichstag in zwei Wochen wird Heinrich Lindhorst, der Abgeordnete des kleinsten Staates, für die Bismarck'sche Verlängerungsvorlage stimmen. Schließlich sei der Abgeordnete unabhängig, was könne der Senat dafür, lautet die Verteidigungslinie. Sollte es aber zu einer Abstimmung im Reichsrat kommen – die dezenten Erkundigungen des Gesandten bei Hofe, ob Seine Majestät sich vorstellen könne, dass der kleinste Staat sich der Stimme enthalte, sind abschlägig beschieden worden.

Die wöchentlichen Communiqués des Polizeisenators haben mittlerweile einen recht schrillen Ton angenommen. Von einer *Lage* ist die Rede. Aber immerhin sei der Widerstand des Eigentümers des Hotels *Hamburger Hof* endlich gebrochen, er habe eingewilligt, dem Wirt des *Austernkellers* fristlos den Pachtvertrag zu kündigen. (Der Senat hatte lange gezögert vor diesem Schritt. Man schneidet sich schließlich ins eigene Fleisch, nirgendwo im kleinsten Staat speist es sich so vorzüglich.)

Isenhagen ist soeben vom Dienst heimgekommen und dabei, die Stiefel auszuziehen. Beim ersten Klopfen glaubt er noch, das Geräusch komme aus der Schröder'schen Wohnung über ihm.

Das zweite Klopfen stoppt ihn im Flur auf dem Weg zum Küchenfenster – er wollte kurz nach dem *Pelargonium triste* sehen –, keinen halben Meter von der Wohnungstür entfernt. Hinter der Tür ein leises Räuspern.

Beim dritten Klopfen, obwohl zaghafter als das vorige, zuckt er zusammen, streckt aber endlich die Hand nach der Klinke aus. Mathilde Helms ist bereits wieder auf dem Weg nach unten. Sie fährt herum, bleibt auf den Stufen stehen, streckt schließlich zögernd ihre Hand aus: «Hier.» Sie hält ihm etwas hin, etwas Grünes, Langfedriges. «Wenn Sie den ins Wasser stellen, bekommt er Wurzeln.»

Und als Isenhagen sich nicht rührt, sondern nur den Pflanzenspross auf ihrer Handfläche anstarrt: «Nehmen Sie.»

«Wie viel Wasser?», fragt er unsinnigerweise.

«So hoch, in einem Glas.» Frau Helms zeigt mit Daumen und Zeigefinger ungefähr fünf Zentimeter.

Was für ein Glas?, hätte Isenhagen beinahe gefragt. Weil er fürchtet, sie könnte sich umdrehen und die Treppe hinab verschwinden, geht er rasch eines holen, um es ihr zu zeigen. Ziemlich unhöflich, fällt ihm auf, da steht er bereits in der Küche. Aber als er sich umwendet, um «Einen Augenblick, bitte!» in Richtung Haustür zu rufen, stellt er fest, dass Mathilde Helms ihm gefolgt ist.

Isenhagen riecht sanften Kokosgeruch, während er sich vorbeugt, um den Hahn aufzudrehen. Das Makassaröl von

Friseurmeister Werner duftet noch, stellt er zufrieden fest. Doch das Wasser schießt jetzt mit so viel Druck aus der Leitung, dass der Strahl über seine Hand läuft, die Hemdmanschetten durchnässt, ehe er es hastig wieder abdreht. Verlegen tut er so, als hätte er das Glas nur ausspülen wollen. Dreht dieses Mal vorsichtig auf, ein Rinnsal, das es langsam füllt.

Frau Helms lehnt im Türrahmen, guckt ihm zu oder, noch schlimmer, blickt sich in der Küche um. Isenhagen wagt nicht, den Kopf zu wenden und nachzusehen. Der Stuhl steht noch am Fenster, sein benutzter Kaffeebecher auf dem Tisch, neben dem Teller mit den eingetrockneten Eintopfresten von gestern Abend.

Er hält Frau Helms das Glas hin, so ernsthaft, als reiche er ihr den Gral. «So?», fragt er, und nachdem er es noch ein wenig höher und weiter in ihre Richtung hält, hebt sie ihre Hand und beide sehen schweigend zu, wie ihre Finger den Zweig ins Wasser stellen.

«Auf die Fensterbank», sagt Frau Helms und muss sich räuspern. «Er braucht Licht.»

Isenhagen gibt acht, das Glas genau bei der Mitte der Scheibe zu platzieren. Frau Helms macht ein, zwei unsichere Schritte in seine Richtung. Vielleicht sollte er ihr irgendwas anbieten?

«Möchten Sie auch eines?»

«Ein was?»

«Glas Wasser», antwortet Isenhagen kleinlaut, während er versucht, sich den Inhalt der beinahe leeren Speisekammer zu vergegenwärtigen. Seit dem Tod seiner Mutter kocht Frau Suhl für ihn. Im Sommer: unter der Woche Eintopf und am Wochenende grüne Bohnen, Birnen und Speck. Im Winter: Eintopf und am Wochenende eingelegter Hering mit Pellkartoffeln. Wenn ihm das nicht passe, solle er Kostgänger werden, entgegnet sie, sobald er Variationen anregt. Da werde er dann sehen, oder eben nicht, was man ihm ins Essen tue.

Frau Helms schüttelt den Kopf. Und einen Moment ist es still, und Isenhagen müsste wohl etwas sagen, denn sie setzt sich in Bewegung, schlimmer noch, nähert sich der Küchentür.

«Sie sind nicht von hier?», wird es schließlich.

Ihr brauner Haarknoten wippt auf und ab, sie nickt, aber dreht sich nicht um, sondern geht weiter, in den Flur.

«Woher dann?»

«Ist das wichtig?», fragt sie über die Schulter. Sie hat die Haustür erreicht – muss sie hinter sich zugezogen haben, bevor sie ihm in die Küche gefolgt ist.

«Nein.»

«Aus dem Hannoverschen.» Ihre Hand legt sich auf die Klinke.

«Ist es schön dort?»

«Nein.» Mathilde Helms schüttelt den Kopf. Kalt zieht es aus dem Hausflur herein, ehe sie die Tür hinter sich schließt.

Den restlichen Abend verbringt Isenhagen damit, zwei Bilder aus dem Wohnzimmer – einen Stich der Hamburger Innenalster im Schnee und die Tuschzeichnung einer Frau in grünblauem Kleid, die mit dem Rücken zum Betrachter das Fenster über einem Schreibtisch öffnet – in der Küche aufzuhängen. Womit er unbeabsichtigt Frau Suhl vor ein Rätsel stellt, das sie das nächste Wochenende über stärker beschäftigen wird als das geplante Verbot der Anwesenheit von Frauen bei den Pferderennen auf dem Priwall.

Es ist beinahe zehn Uhr geworden, als er den Herd anfeuert und den restlichen Steckrübeneintopf auf die Platte stellt. Der *Pelargonium-triste*-Spross unverändert in seinem Wasserglas. Ohne Anzeichen zu welken, wie Isenhagen zufrieden feststellt.

13

Eine Etage tiefer sitzt Mathilde Helms, die von ihrem Mann *Tilly* genannt wird, mit angezogenen Füßen in dem grünen Sessel und hört ihm beim Schuheputzen zu. Blickt hinab auf ihre Hände, reibt, wie immer, wenn sie nachdenkt, die Hornhaut an den Kuppen von Zeigefinger und Daumen aneinander. Lauscht dem Swisch-Swisch-Swisch der weichen Bürste, mit der Charlie gerade seine Arbeitsschuhe poliert. Einen Moment ist es still, als er das Leder Richtung Fenster hält, um zu überprüfen, ob es gleichmäßig glänzt.

«Vorsicht», sagt Tilly Helms und deutet auf den Stapel Nachthemden auf dem Wohnzimmertisch, dem Charlie und seine mit Schuhwichse verschmierte Schürze recht nahe kommen. Sie hat gestern die Nähte ausgelassen, Keile eingesetzt, für die letzten Schwangerschaftswochen. Mathilde Helms ist Weißnäherin, wie ihre Mutter und deren Mutter.

«Ich war oben bei Isenhagen.»

«Und?»

«Ich hab ihm den Ableger gebracht.»

«Hat er dich reingebeten? Ins Reich der verschlossenen Türen?»

«Nein, aber ich bin ihm hinterher.»

«Und?»

«Nichts *und*.»

«Du wirst den ersten Schritt machen müssen.»

«Ich weiß. – Wie macht man den ersten Schritt?»

«Küss ihn.»

«Nein, das trau ich mich nicht!»

«Nimm seine Hand. Halt sie einfach in deiner. So.» Charlie Helms streckt seine Hand aus, nimmt die Finger seiner Frau. «Auch wenn ich nicht verstehe, was du an ihm findest.»

«Und was ist mit Theo?»

«Schreibt nächste Woche Klausuren», entgegnet Charlie, und sie müssen beide lachen.

«Sei vorsichtig!»

«Das klingt so entsetzlich», sagt Charlie und lacht noch immer. «In ein paar Wochen ist er glücklicherweise weg.»

14

Langsam und behutsam, Schritt für Schritt, nähert Ida sich der Treppe. Die Wasserkaraffen auf dem Tablett in ihren Händen klirren jedes Mal, wenn sie den Fuß aufsetzt. Ida hat sie von den Nachtschränken eingesammelt, um die Kalkringe zu entfernen. Hat nicht zweimal gehen wollen. Sieben Stück sind es.

Ida zuckt zusammen, als die Köchin «Ida, Besuch!» hinter ihr sagt, wie ein Vorwurf. Der einzige Besuch, den Ida bekommt, ist Hedda, die manchmal, wenn sie mit den Einkäufen fertig ist, eine Tasse Tee in der Lindhorst'schen Küche trinkt und ihre geschwollenen Füße hochlegt. Hedda hat sie von der alten Anna geerbt, und die Stelle bei Lindhorsts wiederum von Hedda, die hier Mädchen war, ehe sie Köchin bei Schillings auf der Falkeninsel wurde.

In der Küche sitzt Hedda bereits auf einem der Stühle, Beine unter den Tisch gestreckt, Arme vor der Brust verschränkt.

«Immer noch nichts», sagt sie zur Begrüßung.

Erst versteht Ida nicht, trägt die Karaffen zum Spültisch. «Keine Nachricht von Hilde?», fragt sie schließlich.

«So lang braucht eine Karte nicht aus dem Güstrower Land. Gib Gott, sie ist bei den Eltern.» Und während Ida das Tee-Ei befüllt und in die Kanne hängt: «Was hätte ich denn tun sollen?»

Nicht dass die Geschichte neu wäre. Das Wasser im Kessel ist noch heiß, Ida gießt den Tee auf, schiebt Hedda den Schemel hin, damit sie die Füße darauf ablegt. Vor einigen Wochen gab es Tränen im Haushalt von Wasserbaudirektor Dr. Schilling. Und: «Ich geh in die Trave!» Hilde, das Dienstmädchen. Hedda hatte sie entlassen müssen.

«Sie hat versprochen, sie schreibt, sowie sie zu Hause ist. Sie ist's mir schuldig. Ich hab der Gnädigen weisgemacht, ihre Mutter sei krank, damit sie ihr nichts Schlimmes ins Dienstbuch schreibt und sie noch mal 'ne Stellung findet. Was hätte ich denn tun sollen?»

Ida beginnt, wurmstichige Kartoffeln für die Karaffen zu schälen. Sie kennt den Vortrag bereits.

«Was hätte ich denn tun sollen, wenn er sie ins Arbeitszimmer ruft? Kaum war die Gnädige in der Stadt, war dort immer was zu wischen.»

Ida schneidet die Kartoffeln in Würfel, lässt sie in die erste Karaffe gleiten.

«Einmal hat es mir gereicht, da hab ich mich in die Diele gestellt und nach ihr gerufen, immer wieder, als wüsste ich nicht, wo sie ist. Ich soll nicht so einen Lärm machen, hat der Gnädige Herr gebrüllt, und kurz danach kam Hilde in die Küche und wusste nicht, wo hinsehen.»

Der Kartoffelsaft brennt in den winzigen Rissen in ihrer Haut. Ida verschließt die Karaffe mit der Handfläche und schüttelt. Und schüttelt. Und schüttelt.

«Irgendwann hat sie angefangen, ewig auf der Toilette zu sitzen, und dann sah man es auch schon. Was hätte ich tun sollen, sag mir das!»

Ida zieht die Schultern hoch und lässt sie wieder fallen. Nichts, heißt das, und Hedda nickt zufrieden.

«Beim Zeitungbügeln versuche ich, nicht mal die Überschriften zu lesen. Auch wenn sowas natürlich keine Überschrift ist, allenfalls eine Zeile an der Seite, unter *Vermischtes*. Aber wenn man was nicht lesen will, springt es einen erst recht an.»

(Tut es nicht. *Die Blätter* vom 05.12.1889, Seite 4, rechte Spalte: *Bei Herrenwyk wurde eine weibliche Leiche aus dem Wasser geborgen. Anzeichen für eine Gewalttat nicht erkennbar. Die Polizei geht von einem Unglücksfall aus.* Und hier auch nur in Klammern.)

Ida nickt, was soll sie sonst tun, stellt die Teetasse vor Hedda auf den Tisch, nimmt die nächste Karaffe, füllt sie zu zwei Dritteln mit Kartoffelwürfeln und schüttelt.

«Gib her, ich trockne ab», sagt Hedda, als Ida die Karaffe auswäscht, und greift nach dem Geschirrtuch.

«Wie ist die Neue?»

«In Ordnung.» Das Glas quietscht in Heddas Händen, so fest reibt sie es. «Für ein neues Mädchen ein ziemlich altes Mädchen, hat Frau Doktor eingewandt. Die oder keine, hab ich gesagt.»

«Zu Frau Doktor?», fragt Ida erstaunt.

Hedda hält die Karaffe gegen das Licht, deutet auf eine millimeterfeine Linie.

«Die musst du noch mal machen.»

Schweigend stellt Ida sie zu den anderen. Wäre Hedda nicht da, würde sie die Karaffe so lassen.

«Sowas gab es hier nicht», sagt Hedda. «Manchmal hat

einer der Jungen ein verbotenes Buch auf dem Abtritt vergessen. Dann gab's Geschrei. Aber das war's auch.»

Ida nickt. Beim Herbstputz hat sie herausgerissene Buchseiten aufgerollt im Rollo in Cord und Frieders Zimmer gefunden. Das Wort *Grisette* kam mehrfach vor. Sie hat die Blätter einfach zurückgesteckt.

«Die würde es auch sofort spitzkriegen.» Hedda macht eine unbestimmte Kopfbewegung nach schräg oben, in Richtung des Lindhorst'schen Schlafzimmers. «Die sieht ja schon was, wo nichts ist.»

Ida gibt die Kartoffelwürfel in die nächste Karaffe.

«Und was auf dem Riggi geschieht, bleibt auf dem Riggi», sagt Hedda. Ida ist nicht sicher, ob sie richtig versteht. Jeden Sommer fährt der Gnädige Herr in die Schweiz. Auf den Riggi. Die Gnädige verträgt die Höhe nicht und geht mit den Kindern nach Timmendorf. Der Herr weilt in der Höhe in seinem Kreis, sagt die Köchin auch immer so seltsam.

«Er nimmt dieses Jahr sogar zwei von den Jungen mit», wendet Ida ein.

«Damit sie ihm nicht vorhalten kann, die Familie wäre ihm gleich. Die Jungen sind nicht die ganze Zeit oben. Höchstens ein, zwei Wochen, während der Hundsferien.»

Das Windfangglöckchen klingelt. Ida lauscht, hofft auf Schritte. Doch es bleibt ruhig. Sie wischt langsam die Hände trocken, zieht die Schürze glatt. Wenn es einer der Diener ist, wird er die Karte in der Schüssel lassen und gehen. Stattdessen Hüsteln.

«Endlich», ruft Tante Julchen, als Ida in die Diele tritt. Sie deutet hinter sich. «Frau Lohmann stirbt.» Außer Atem, rotgesichtig, hält Lohmann, die Stütze, sich mit einer Hand am Rollstuhl fest. Die andere presst sie vornübergebeugt in die linke Seite.

«Zur Gnädigen.»

Ida läuft die Treppe hinauf, um den Besuch zu melden. Sie wird den alten Kruse suchen müssen, damit er ihr mit dem Stuhl hilft. Julia Lindhorst ist eine der älteren Schwestern des Gnädigen, meist *armes Julchen* genannt.

Die Gnädige verdreht kaum merklich die Augen. «Sind die Kinder zu Hause?»

«Ich werde nachsehen.» Ida knickst.

Mit *die Kinder* sind die drei ältesten Söhne gemeint, Erasmus, Cord und Friedrich junior. Die nächsten beiden – obwohl Ida noch nie so beständig, fast gewohnheitsmäßig miteinander streitende Jungen erlebt hat – sind für Marie Lindhorst eine Einheit: *die Mittleren*. Meint sie Robert, sagt sie der *Größere der Mittleren*, bei Werner *der Kleinere*. Jost ist *mein Jüngster*.

«Ob Erasmus sich nach dem Essen zu mir setzen möge?»

Ida knickst erneut.

Keine Antwort, als sie im zweiten Stock an seine Zimmertür klopft. Zum zweiten Mal diese Woche. Bis vor Kurzem saß er jeden Abend bei ihr, ohne dass Ida ihm Bescheid geben musste.

15 Charlie Helms sitzt in einem der Longuet'schen Landauer, die sich gerade am Klingberg stauen, gut versteckt hinter den sachte hin und her schwingenden schwarzen Gardinen, und denkt grundsätzlich über die Güte seiner in den letzten Wochen getroffenen Lebensentscheidungen nach.

Frau Doktor Schilling hatte ihn am Ende der Besuchsfahrt sprechen wollen. «Nun, wo wir etabliert sind –», hat sie gesagt und statt weiterzusprechen eine Pause gemacht.

Charlie kennt diese Pause. Die Mühen der Ebene. Bis zum Durchbruch und kurz danach, solange sich das Netz neuer Bekanntschaften bildet, ist der Vorteil seiner Dienste offensichtlich. *Die Ausgaben* werden Elisabeth Schillings nächste Worte sein, und dann wird wieder eine Pause kommen – vor dem Abschließenden: «Ich bin nicht sicher, ob wir nächsten Monat Ihre Dienste benötigen werden.»

Gewöhnlich antwortet Charlie mit einer höflichen, aber nicht demonstrativ höflichen Verbeugung. Wenn der Haushalt ein halbes bis ein Jahr später wieder bei ihm anfragt, werden sie erstaunt feststellen, dass sich Charlies Lohn in der Zwischenzeit um dreißig Prozent erhöht hat.

Heute atmet Charlie nur tief ein und wieder aus. «Dürfte ich einen Vorschlag machen? Bei Nölting, die Kunsthandlung in der Breiten Straße, kennen Sie die?»

Während Frau Dr. Schilling nickt, atmet er erneut tief ein. Und aus. Denn nun folgt eine Verschwendung.

«Bei Nölting gibt es einen Stich im Schaufenster. *Die Zukunft*. Schicken Sie den mit einem Keitel-Zitat und den üblichen guten Wünschen an Frau Dr. Lindhorst.»

Der Titel hatte auf einem Pappkärtchen neben dem Rahmen gestanden. Ein Paar in den Bergen auf einer Bank, das auf eine weißberüscht am Hang spielende Kinderschar herabblickt. Kitsch, ohne Frage. Den Charlie sich eigentlich als Geheimwaffe bewahren wollte, für den Fall, dass der Konflikt zwischen Buchenbergs und Plessings weiter eskaliert und eine Partei näher an Lindhorsts heranzurücken wünscht.

«Ich verspreche Ihnen, sie wird antworten.»

Frau Doktor hatte zögernd genickt.

Seit gestern Abend ist Charlie Helms sogar versucht, sein Prinzip, für Empfänge und Dinners nicht zur Verfügung zu stehen, zu durchbrechen und Elisabeth Schilling seine

Dienste für den kommenden Samstag anzubieten. Seit er mit Theo Schilling bei Regen und Kälte im Matsch am Wakenitzufer stand. Beinahe genauso eng an den Stamm eines Baumes geschmiegt wie aneinander. Und irgendwann, tack-tack-tack, schlugen Theos Zähne vor Kälte aufeinander, hat Charlie Theos Hände in seine Manteltasche gesteckt, um sie zu wärmen.

Das Ganze ist natürlich Unsinn.

Und Theo viel zu jung.

Aber eigentlich kann Charlie nichts dafür, denn Theo hat ihn angesehen. Nicht umgekehrt. So hat es angefangen, letzten September, im *Lindenkrug* in Israelsdorf. Jedes Mal, wenn Charlie aufsah, jedes Mal, wenn er im Gespräch und ohne nachzudenken seinen Blick über die Tischreihen auf der Terrasse und später, nachdem es kühl geworden war und die Mücken selbst durch das gröbste Leinen hindurch stachen, durch den Schankraum gleiten ließ, begegnete er, ob er wollte oder nicht (und er wollte nicht), Theos unverwandtem Blick. Der, als Charlie schließlich zurückstarrte, eher widerwillig den Rückzug hinab auf Bierglas und Hände antrat. Theo saß zwei Tische weiter an der Wand, inmitten von grünsilbernen Mützen, die wieder und wieder lachend und lärmend auf irgendeine Josephine tranken. Als Charlie aufstand, um zu dem Holzverschlag mit den Toiletten zu gehen, befürchtete er, Theo könnte ihm hinterherkommen. Oder draußen beim Wasserhahn auf ihn warten. Um sich zu schlagen oder zu ficken, sicher war er nicht.

Letzteres, stellte er fest, nachdem der Wirt die letzte Runde kassiert hatte und Charlie ein Streichholz anriss, um sich eine Zigarette anzuzünden und abzuwarten, bis sich das Grölen der grünsilbernen Mützen in Richtung Israelsdorfer Allee entfernt hätte. Wenn er ihrer zwischen den Häusermauern hallenden Trunkenheit nachts in der Stadt begegnet, biegt er gewöhnlich ab oder wechselt die Straßenseite.

Ob er auch eine haben könne, hat Theo gefragt. Charlie hat ihm stumm sein aufgeklapptes Etui hingehalten und Theos verzweifelten Versuchen zugesehen, die Zigarette mit mehreren, sogleich erlöschenden Zündhölzern anzuzünden, und dann, den ganzen Weg die Israelsdorfer Allee entlang zurück in die Stadt, Theos noch verzweifelteren Versuchen, ein Gespräch zu beginnen.

Charlie ging auf der Straße, Theo stolperte neben ihm über die Grasnarbe am Rand. Wie immer, wenn Theo nicht weiß, was er sagen soll, hat er sich ins Reden geflüchtet. Die Schule. Die Grünsilbernen. Als sie bei den Straßenlaternen angelangt waren, begann Theo, auf das im Lichtkegel am Wegrand stehende Unkraut zu deuten, Kornblume, Schafgarbe, Akelei. Alle seltsam grau und fremd im Gaslicht.

«Interessierst du dich für Pflanzen?», hat Charlie irgendwann gefragt.

Seine Stiefmutter habe ihn früher gezwungen, mit Botanisiertrommel spazieren zu gehen. Die Blüten und Blätter hätten sie zu Hause gepresst. Dann verlor er sich in der Beschreibung der Blumenpresse. Schließlich war Charlie stehen geblieben.

«Warum?»

«Warum was?»

«Warum gehst du neben mir her?»

«Ich kann die nächste Abzweigung –» Theo sah sich um.

«Nein. Warum ausgerechnet neben mir?», hatte er leiser gefragt.

Und nun sah Theo aus, als wünschte er wirklich, es gäbe eine Abzweigung.

«Wie alt bist du?»

«Zwanzig.» Und nach einer Pause: «Ich war viel krank. Asthma. Ich war fast zwei Jahre nicht in der Schule.» Theo legte sich die Hand auf die Brust.

Geküsst haben sie sich erst beim nächsten Treffen an der Wakenitz.

16

Zwanzig Minuten vor vier. Jeden Morgen, seit einigen Monaten schon, ist es zwanzig vor vier, wenn Henriette aufwacht. Sie stellt die Uhr zurück auf den Nachtschrank, das Haus still, als wäre die Welt leer. Kein Laut aus den Kammern oben, kein Laut aus der Küche unten, kein Vorsichtig-auf-Zehenspitzen dazwischen. Um halb sechs stehen die Dienstmädchen auf. Erst hat Henriette wieder einzuschlafen versucht, dann zu lesen, dann begonnen, ihre Runde zu machen, auf Socken und nur im Hemd.

Sie drückt die Klinke der Zimmertür hinab, der zurückspringende Schnapper kracht, als würde etwas Großes irgendwo herausgebrochen. Kein Schnarchen, kein Bettpfostenknarren. Die Treppe bleibt stumm, solange Henriette ihre Füße dicht am Geländer aufsetzt, an der schmalen Seite der Stufen.

Der Regen hat aufgehört, fällt ihr beim kleinen Fenster auf dem Treppenabsatz auf. Kein unablässiges Getrommel auf den Dachschindeln, keine Böen, die ihn gegen die Scheibe drücken, so laut wie eine Handvoll Kiesel. Nicht einmal mehr Tropfen auf dem Glas.

Im Windfang stellt sie sich dicht an die Scheibe mit den geätzten Acanthusblättern und wartet, wie jeden Morgen um vier Minuten nach vier auf: erst das Husten, dann Pauline, dann der Bauch. Raureif liegt auf dem Rasenstreifen, zum ersten Mal in diesem Jahr. Die Halme nicht weiß und kältestarr, aber immerhin zartgrau.

Jeden Morgen um kurz nach vier zieht Bäckermeister Bannow den Schleim, der sich auf den bereits zurückgelegten fünfzig Metern Straße in seinen Bronchien gelöst hat, röhrend im Rachen hoch und spuckt aus. Noch verdeckt ihn die Hecke, doch wenige Sekunden später wird erst Pauline, seine Bulldogge, zwischen den Gitterstäben der Pforte sichtbar und kurz darauf sein Bauch. Henriette würde Bannows Ausspucken unter hundert anderen wiedererkennen.

Sie macht immer die gleiche Runde: Windfang – Diele – Esszimmer – Erkerzimmer – Wohnzimmer, das neuerdings *Gartenzimmer* heißt. Des Doktors Arbeitszimmer und die Küche sind fremdes Territorium, das sie nie betritt. Allenfalls die Türen öffnet, hineinsieht und sie schnell wieder schließt.

Alles anders am frühen Morgen. Größer. Hallenartig. So viel leerer Raum, dass sie die Arme hebt, seitlich ausgestreckt, ohne an irgendetwas zu stoßen. Henriette beginnt, sich um die eigene Achse zu drehen wie ein Kreisel, und wenn sie schwankend wieder stillsteht, ist noch immer kein Laut zu hören, und wenn sie das Gleichgewicht verliert und hinfällt, bleibt sie einfach vor dem Buffet auf dem Rücken liegen. Und sagt leise: «Kindisch.» Und lacht.

Sie betrachtet die Stuhlbein-Allee – alle in einer Reihe, wie mit dem Lineal nachgemessen – und schiebt sich mit den Fersen so lange auf dem Teppich vor und zurück, bis sie wie ein einziger aussehen. Unter der Klaue eines der Löwenfüße des Esszimmertischs klemmt eine verschrumpelte Karottenscheibe. Der lindgrüne Faden, der an der abgesplitterten Spitze eines der geschnitzten Eichenblätter am Buffet hängt und beständig im Luftzug wippt, stammt von Lottes Schleife.

Selbst kleinste Veränderungen wie Streifen auf den Fußleisten bemerkt sie mittlerweile. Bis das Großreinemachen fast alles wieder auf Anfang stellt. Einzig der angebissene und in einer der hellblauen Jasperware-Vasen deponierte Rest eines Prinzess-*petit-fours* liegt mit rissiger werdendem Schokoladenfondant dort seit beinahe einem Jahr. Frau Dr. Reiter hat es mit spitzen Handschuhfingern im Vasenbauch verschwinden lassen. Henriette aber ist überzeugt, es stamme von Ludwig, weswegen sie lächelt, jedes Mal, wenn sie nachsieht, ob es noch da ist. (Erst im April wird das Dienstmädchen, wegen der zeitgleich zu Ostern und Theos Abitur eintreffenden Blumengrüße, die Vase auf dem Weg in die Küche fallen lassen, weil sie das verschrumpelte Gebäck für eine tote Maus hält.)

Im Wohnzimmer legt Henriette sich aufs Sofa, Fersen auf der Armlehne, und wartet auf die Dämmerung. Träumt. Bohrt in der Nase. Vor drei Jahren zu Ostern hat sie die Schule beendet. *Unauffällig*, urteilten die Lehrerinnen, was in ihrem Fall zu Hause als Auszeichnung galt. Den Sommer verbrachten sie dann in Schierke im Harz. Beim Wandern kamen ihr die letzten Jahre wie eine der sich in Serpentinen nach oben windenden Bergstraßen vor, auf der sie sich langsam und mühevoll aufwärtsschraubte. Die Halbjahre waren die Geraden, die Oster- und Michaelisferien die Kehren. Jeden Oktober ging es am selben Fleck wieder los, nur ein Stückchen weiter oben. Und als sie endlich am höchsten Punkt ankam, war hinter dem Gipfelkreuz – ihrem Abgangszeugnis – zwar kein Abgrund, aber auch kein Weg.

Die einzige Möglichkeit wäre das Lehrerinnenseminar gewesen. Er sehe den Sinn nicht, hatte der Doktor gesagt. Wozu immer mehr Lehrerinnen ausbilden, deren einzige Aufgabe es sein wird, noch mehr Lehrerinnen auszubilden?

Seitdem macht sie Besorgungen. Erledigt Aufträge. Passt auf Ludwig auf. Und zunächst ist es ruhig geblieben.

Angefangen hat es im Jahr darauf, als Lotte und Ilse die Schule beendet hatten. Den Sommer verbrachten sie erneut im Harz. Im September fuhr Mutter mit ihnen für zwei Tage nach Hamburg. In den beiden Tagen kauften sie: ein hellgelbes Nachmittagskleid für Lotte, ein lindgrünes für Ilse. Ein tannengrünes Teekleid für Ilse, ein blaugraues für Lotte. Violette Abendrobe für Lotte, bordeauxfarbene für Ilse. Ein marineblaues und ein kastanienbraunes Reisekostüm. Fahrradkleider in grünem und blauem Tartan. Ein fliederfarbenes Ballkleid für Ilse, ein himmelblaues für Lotte. Zweimal schwarz für Beerdigungen. Capes, Mäntel, Hüte, Muffs, Krägen, einen beinahe meterhohen Schachtelstapel Handschuhe – und ein graphitgraues Kleid, sehr elegant bei allen Gelegenheiten, für Henriette.

Lotte und Ilse gaben ihr Debüt beim Maskenball im Theater, Henriette vermutlich ebenso, auch wenn sie am Tisch sitzen blieb. Bevor sie aufbrachen, war Mutter in ihr Zimmer gekommen. «Es wird nicht einfach», hatte sie gesagt. «Vier leibliche Kinder», hatte sie gesagt. «Da kann man nicht erwarten – andere hätten nicht einmal –», hat sie gesagt und an Henriette vorbei durchs Zimmer geblickt.

In der Tür drehte sie sich noch mal um. «Ich würde mir so sehr ein Leben für dich wünschen.»

Der Satz hing quer im Zimmer, als wäre er eine der Buchstabengirlanden, *Herzlichen Glückwunsch*, in Glitzer, die ungefähr siebzig Jahre später erfunden werden.

«Ich habe doch ein Leben», hatte Henriette schließlich geantwortet. Da war ihre Mutter nicht einmal mehr auf der Treppe zu hören.

In den folgenden Wochen tanzten Ilse und Lotte beim Fest

der *Gemeinnützigen*, bei der *Naturwissenschaftlichen Gesellschaft* und nochmals im Theater, aber die wichtigen Einladungen, die zu den privaten Bällen, blieben aus. (Nur Theo wurde einmal als Tischherr für eine zu Besuch weilende Tochter der Bremer Verwandten der Buchenbergs angefragt.)

Richtig unangenehm wurde es im letzten Herbst, nachdem Mutter, auf Empfehlung eines Mitschülers von Theo, Lohndiener Helms und seine immer länger werdenden Besuchsfahrten engagierte.

Der Durchbruch, wie der Doktor es nennt, kam einige Wochen später: «Konsul Weigand gibt Kenntnis vom Ableben seiner Mutter, der Konsulwitwe Weigand.»

Jedes Wort war klar und deutlich zu verstehen im Esszimmer. Am Tisch wurde bereits innegehalten, seit Ludwig am Fenster «Eine Kutsche und ein Mann mit goldenen Knöpfen» gemeldet hatte und die Klingel ins träge Sitzen nach dem zweiten Frühstück hineinschrillte.

Die Zeitungsseiten in den Händen des Doktors bildeten ein spitzwinkliges Dreieck. Er blickte seine Frau an, die angestrengt in Richtung Küche lauschte, auf Hildes Schritte wartete, eilig erst und dann gemessener, je näher sie der Haustür kam (sie hat es oft mit ihr geübt). Mit abgetrockneten Händen, hoffentlich, und einer ordentlichen Schürze.

Theos Augenbrauen hochgezogen, die aufgestippten Brötchenkrümel klebten an seiner Zeigefingerkuppe. Die Schwestern sahen einander an und rasch wieder weg, während Henriette überlegte, ob sie wohl ihre Tasse wieder abstellen dürfe.

«Die Herrschaft dankt», hörten sie Hilde sagen.

Elisabeth Schilling nickte zufrieden.

Aber erst als die Tür wieder im Schloss war und Hildes

Hacken auf den Flurfliesen zu hören waren und Ludwig rief: «Er geht zur Kutsche zurück», brach alles los.

Der Doktor warf die Zeitung auf den Tisch. «Endlich», sagte er und klatschte in die Hände. Theo sprang auf, stellte sich breitbeinig hin, legte beide Fäuste vor den Mund wie eine Tröte – ein Herold, er will einen Herold imitieren –, verschluckte sich an einem Krümel und begann zu husten. Die Schwestern lachten.

«Sieg», brüllt Ludwig. «Sieg!» Er reißt die Arme nach oben.

«Wer ist die Konsulwitwe Weigand?», fragt er kurz darauf Lotte. Aber auch Lotte hatte keine Ahnung.

Eine Woche später gab Senator Ehlers Kenntnis von dem Verlöbnis seines Sohns mit einer Hamburger Kaufmannstochter. Ludwig musste zwar enttäuscht feststellen, dass diesmal niemand mitbrüllen wollte, während der Diener wieder in die Kutsche stieg, doch Wochen später führten sie zum ersten Mal das Drama *Herr Wasserbaudirektor Dr. Schilling und Frau laden am Samstag zum Dinner* auf.

In den Tagen davor ist es, als werde der ganze Haushalt von innen nach außen gestülpt: Gerenne, gereizte Antworten, Möbel, die von einem Zimmer ins andere getragen werden und nirgendwo richtig passen. Geschirr, das – wieder und wieder durchgezählt – nie in ausreichender Anzahl vorhanden ist. Henriettes Listen mit Besorgungen weiten sich zu Heftchen aus.

Aber alle paar Wochen ein Dinner ist das eine, die fast täglichen Besuchsfahrten sind etwas anderes. Erträglich sind sie nur, wenn Henriette müde genug ist. Wenn die Schlafsehnsucht sie umgibt wie eine weiche Decke, ein durchsichtiges Polster zwischen ihr und dem Gespräch über die Sommerfrische der Kaiserfamilie in Norwegen oder das Ende der jungen

Hallenserin, die beim Radfahren eine Biene verschluckte und im Graben neben der Straße nach Giebichenstein erstickt ist.

Solange sie sich gerade hält, ihr Rücken die Lehne der Sofas und Sitzbänke nicht berührt, kann sie sich treiben lassen. Sich in den bemalten Wandpaneelen des Goedeck'schen Landschaftszimmers verlieren, auf denen die Bäume aussehen wie aufgereihter Rosenkohl. In Frieden über den Buchtitel *Die Abbasiden. Ein Gedicht in neun Gängen* nachdenken, um beim Abschied vor dem Regal festzustellen, dass sie sich verlesen hat: *Neun Gesänge* heißt es richtig. Kann geduldig und konzentriert der sich millimeterweise vorwärtsbewegenden Hand von Konsulwitwe Prahl folgen, bis deren Finger sich blitzschnell um ein winziges Tabakdöschen auf dem Beistelltisch schließen und mit ihm im schwarzbepelzten Muff verschwinden. (Am nächsten Tag wird ein Dienstmädchen die Dose zurückbringen, wie alles, was außer Haus in Konsulwitwe Prahls Tasche gerät.)

Niemand richtet das Wort an Henriette, nie hat sie das Bedürfnis, von sich aus zu sprechen, was ihr ein «Immerhin wohlerzogen» einträgt, wenn sich die Empfangszimmertüren wieder hinter ihr schließen. Nur am Mittwoch muss sie wach sein, denn mittwochs empfängt der Haushalt Dr. Schilling, muss aufstehen, sobald eine der Damen den Wunsch nach irgendetwas äußert, das nicht in Reichweite ist. Fenster öffnen und schließen. Im Vorzimmer abgelegte Tücher holen, Bücher, die erwähnt wurden, Photographien, die herumgereicht werden sollen. Den Füllstand des Milchkännchens im Auge behalten, wenn sie den Fünf-Uhr-Tee servieren, von Kandis- und Zuckerschälchen, Sahneschüsseln, Gebäcktellern. Dem Dienstmädchen einen Wink geben. «Geistesgegenwart, mehr erwarte ich gar nicht», sagt Mutter.

Der Tag wie hinter Milchglas, hell, aber das Licht gedämpft und ohne Schärfe. «Die Weißen!», ruft Lotte hinter Henriette her, als sie den Weg zur Pforte hinabgeht, und Henriette nimmt eine Hand vom Lenker und winkt, sie habe verstanden. Der Lenker schlägt ein, das Vorderrad rollt seitlich weg, sie fängt den Rahmen gerade noch ab, ehe das Rad ganz umkippt, das Pedal gegen ihr Schienbein schlägt, ein neues Hämatom neben die der letzten Tage setzt. Theoretisch ist Henriette eine große Befürworterin des Radfahrens. Seit vor einigen Jahren eine Klassenkameradin, Maria Schorer – es ist immer Maria, wenn es um nie Gehörtes, Aufregendes, Neues geht –, zum ersten Mal auf einem Rad an ihr vorbeigesegelt ist, genau so, wie es sein muss: mit wehenden dunklen Locken, flatternden Hutbändern, die zwischen den Knien festgeklemmten Röcke leicht gebauscht, ihr Oberkörper sehr aufrecht und gerade, Kinn erhoben. Schneidig, halsbrecherisch, ach alles, was man überhaupt nur wollen kann oder was Henriette und das halbe Dutzend Mädchen wollten, die auf den Stufen vor dem Portal der Freese'schen Mädchenschule beisammenstanden und die rasende Fahrt die Glockengießerstraße hinab beobachteten. Eine Fahrt, die, mit einem mutigen Sprung vom Sattel und einigen lässigen Schritten, mit denen Maria den Schwung abfing, direkt vor ihnen endete.

«Majestätisch», fand Grete, die neben Henriette stand.

Wenn Henriette nach ihrer morgendlichen Runde auf dem Sofa liegt, ist sie in Gedanken bereits unzählige Male genau so jeden einzelnen Hügel des kleinsten Staates hinabgerauscht und die Hänge der Wälle noch dazu. Sie hat das Rad zum Geburtstag bekommen. Eigentlich sollte es ihre Besorgungen beschleunigen, das Gegenteil ist der Fall. Schwer und schmerzhaft, so würde sie es beschreiben, und wenn nicht schwer, dann ist es gleich so schnell, dass sie vor Angst zu schlingern beginnt, und dann ist es wieder schmerzhaft.

Ein einziges Mal hat sie es geschafft, in der Stadt anzufahren. Erleichtert, wie gut sie auf den Sattel gekommen war, hat sie sich vom Gehsteig abgestoßen. Sie trat in die Pedale, nahm Geschwindigkeit auf. Überlegte gerade, ob sie sich aus dem Sattel heben, gar im Stehen fahren könnte, als sich etwas Lautes, Dunkles von der Seite auf sie stürzte und sie umstieß. So fühlte es sich an. Sie hatte nicht auf den Verkehr geachtet und war in ein Karrengespann hineingefahren.

Seitdem schiebt Henriette. «Wegen der Katzenköpfe», sagt sie, wenn jemand fragt, und deutet auf die rötlichen und grauen Buckel des Pflasters und die tief ausgewaschenen Spalten dazwischen. «Am Mühlendamm steig ich auf.»

Sie braucht Knöpfe für Lotte, weiße, zwei Tütchen Zahnpulver für Mutter und soll bei Nölting in der Breiten Straße nachfragen, was ein Bild im Schaufenster kostet. Ein Pärchen auf einer Bank, so hatte Mutter es ihr beschrieben. Kalt und klar ist die Luft. Dort, wo gestern noch Pfützen waren: schwarzgefrorene glatte Flecken.

Der Husten ist Henriette so vertraut, dass sie aufsieht und lächelt, ehe ihr einfällt, dass sie Bannow gar nicht kennt, und sie das Rad grußlos an ihm vorbeischiebt. Bäckermeister Bannow heißt Bäckermeister Bannow, weil die anderen Bannows Bäckermeister waren, und als Hermann Friedrich Bannow im Jahr 1851 mit sechzehn Jahren den kleinsten Staat des Deutschen Reichs verließ, war er Bäckergeselle, doch als er dreißig Jahre später zurückkehrte, war er reich.

Dagegen wäre nichts einzuwenden, hätte er nicht ein Haus gekauft, das nacheinander zwei Senatoren und einem Konsul Dierks gehört hatte. Mit der länger werdenden, vom leisen Ticken der Stricknadeln im Pavillonschatten begleiteten

Auflistung der beauftragten Handwerker, gesichteten Lieferkarren und mutmaßlichen Installationen gedieh zunächst eine stille Bereitschaft, dem Heimgekehrten einiges nachzusehen. Zur Not sogar ein Dutzend Verwandte im Kleinen Vogelsang und das schönbrunnergelb überstrichene Dierk'sche Familienwappen. Sofern dem ambitionierten Kauf – denn so lautete die einhellige Interpretation – weitere Schritte folgen sollten und vorbehaltlich der Ehefrau (die letzten Jahre hatte er schließlich im Rheinland gelebt). Zwei Herren in Anzügen, die aus Hamburg anreisten und allerlei Zeichnungen anfertigten, beförderten Bannow in die Seitenstränge der samstäglichen Dinnergespräche. Der Höhepunkt seiner Popularität war erreicht, nachdem «verwitwet!» – das Stricknadelticken hielt einen Atemzug inne – an einem Sommernachmittag seinen Weg durch die Gartenpavillons machte. Charlie Helms erwog sogar, Bannow auf die Liste der *vermögenden Herren ohne Beziehungen* aufzunehmen.

Am Umzugstag wurde eine ungewöhnlich große Zahl Spaziergänger in der näheren Umgebung gezählt. Und dann geschah: nichts.

Bannow machte keine Antrittsbesuche, trat keinem Verein bei, kam nicht zu den Abenden der Gemeinnützigen. Niemand sah ihn im Theater, nicht einmal im Tivoli, es war, als würden der kleinste Staat und seine ersten Familien ihn einfach nicht interessieren.

«Du kannst den Bäckermeister aus der Bäckerei, aber nicht die Bäckerei aus dem Bäckermeister rausholen», heißt es seitdem.

«Mehlasthma», flüstern sie einander zu, wenn Bannow hustet.

Jedes Mal, wenn Henriette ein Geschäft verlässt, scheint es kälter geworden zu sein. Die Attraktion im Kunstsalon Nölting ist der Springbrunnen in der Mitte des Raumes. Ein viereckiges Becken mit einer Säule in der Mitte, an der unablässig plätscherndes Wasser hinabläuft. Auf dem Beckenrand stehen Topfpflanzen mit riesigen Blättern, Henriette muss achtgeben, sie nicht mit den Röcken zu streifen. An den Wänden breite Goldrahmen in Petersburger Hängung: *Meer und Vollmond mit Viermaster* oder *Landstraße* und *Bauernhaus* in unterschiedlichsten Witterungsverhältnissen. Ein paar Stillleben. Blumen.

Nachdem Henriette das Becken mehrmals umkreist hat, muss sie auf Toilette. Eine Kundin versucht, sich zwischen *Winterlandschaft auf Rügen* und *Frühling am Gardasee* zu entscheiden. Auf der Samtbank wartet ein weiteres Paar. Henriette bleibt beim Schaufenster stehen. Auf der Breiten Straße dichter Verkehr. Jungen rennen lachend zwischen den Kutschen und Karren durch, drei sind es, zehn Jahre alt vielleicht, einer trägt Holzschuhe. Sie rennen direkt auf den Kunstsalon Nölting zu, reißen die Tür auf, recken die Köpfe durch den Spalt. Die riesigen grünen Blätter der Topfpflanzen wippen im Luftzug.

«Schwartz, Schwartz, Schwartz», brüllen sie, nicht ganz im Chor, ehe sie lachend davonstieben.

«Eine Attacke!», befindet das Paar auf der Samtbank.

«Ein bedauerlicher Zwischenfall», sagt der Angestellte, der plötzlich Zeit für Henriette hat. Die Polizei werde verständigt, ob sie sich setzen wolle?

Henriette schüttelt den Kopf. «Verzeihung, ich wollte fragen, was *Die Zukunft* kostet.»

Irritierter Blick. Und als sie die Frage wiederholt: «Die gehört dazu», von der Samtbank.

«Der Stich», Henriette sieht in der Liste nach. *«Ein Paar auf einer* –», sie traut sich nicht *Bank* zu sagen, aus Furcht vor weiteren Missverständnissen. Doch der Angestellte nickt und geht nachsehen.

II

UNWASSER UND REGENSCHEIN

Februar 1890

1 *Nachforschungen* – oder doch *Ermittlungen*? Ganz sicher ist Georg nicht, welches die richtige Bezeichnung ist. Das Etikett des Journals hat er vorerst leer gelassen. Gustav hat er gesagt, sie sollen nicht mehr auf ihn warten nach dem Unterricht, auch wenn die Pastete droht, sie werde mit Mutter sprechen, sollte er erneut zu spät zum Essen kommen. Die Hausaufgaben sind ein Problem, entweder er erledigt sie vollständig mit den anderen Pensionären nach den Mahlzeiten unten am Tisch oder gar nicht. Die Toiletten-Pausen dienen ihm mittlerweile ausschließlich zum Spionieren. Erkundungsmission, nennt er es still bei sich.

Es ist kompliziert. In der *Vielleicht*-Spalte der *Mitglied im Fechtclub?*-Tabelle, die er auf den letzten beiden Seiten des Journals angelegt hat, ist höchstens eine Handvoll Namen übrig. Er weiß ungefähr, wer dazugehört und wer nicht.

«Bist du sicher, dass es nicht nur eine von ihren Saufgruppen ist?», hatte Gustav gefragt.

Georg ist sicher. Es gibt ein *Grafennest*. Es gibt Kämpfe. Verwundete. Einer der jungen Grafen hat montags ein verbundenes Ohr, ihm fehlt das Läppchen. Hansen kurz darauf einen Schnitt in der Wange, ebenfalls unter Mullbinden, die er bei den Waschbecken abwickelt, um ihn vorzuführen. Grautoff, Ottos Bruder, ein blaues Auge.

Der Feind sind *die Schwarzsilbernen*. Eigentlich. Doch dann beginnt das Gerede über eine gemeinsame Aktion gegen *die*

Lumpen. Die «alles bedrohen, was uns heilig ist», wie Buchenberg erbost feststellt. Meist aber reden sie denselben Unsinn wie immer. Josephine. Die Lehrer. Wer wie viel getrunken und wer auf dem Heimweg wo hingekotzt hat.

Ewers liest seitenweise aus den Briefen des Königs von Tittisee vor. *Reizende Beinlichkeiten* – Johlen. *Damentrompeterkorps* – Johlen. *Mein armer Bruder Tomy. Lass ihn nur erst in das Alter kommen, wo er unbewacht und bemittelt genug ist, seine Pubertät zum Ausdruck zu bringen. 'ne tüchtige Schlafkur mit einem leidenschaftlichen, noch nicht allzu angefressenen Mädchen, das wird ihn kurieren.* – Johlen.

Manchmal hört Georg auch nichts als Wasserfall. Wenn in einer Kabine die Spülung läuft, weil irgendein Idiot die Kette festgebunden hat und das Rauschen alles übertönt. Manchmal werden die Korridorgeräusche lauter, weil die Tür aufgeht und alle unvermittelt still sind. Bis sie: «Es stinkt!» rufen und Geräusche machen, als müssten sie erbrechen. Hans, heißt das gewöhnlich, der älteste Sohn des Apothekers von der Puppenbrücke, hat die Primanertoilette betreten. «Ähhhh, Knoblauch!», rufen sie auch manchmal.

«So spricht nur der Pöbel», sagt Mutter.

«Und Großvater in Mehlitz», hatte er einmal entgegnet, und sie musste ihm beipflichten.

Die Glocke vibriert zum zweiten Mal, die Stunde beginnt, aber Lindhorst und einer, den Georg nicht kennt, sind noch immer bei den Waschbecken.

«Wofür interessiert Fanny sich?»

«Meine Schwester? Das Übliche.»

«Älter als du?»

«Ja.»

«Wie viel älter?»

«Hör auf, das gibt nur Ärger bei uns zu Hause.»

«Ich frag ja nur.»

«Hör auf zu fragen.»

Und dann ist Stille, und endlich quäkt die Türangel.

Jedes Fach ein Territorium, ein Reich, mit einem Herrscher, der es nach seinem Gutdünken gestaltet. Die Klasse steht, Hände an der Hosennaht, in den Bankreihen, als Georg die Tür öffnet. Ordinarius Lange lehnt mit verschränkten Armen am Pult. «Nur herein, nur herein», sagt Lange, und es klingt fast freundlich. Georgs Ohren und Schultern bewegen sich automatisch aufeinander zu, sein Kinn in Richtung Hals. Ordinarius Lange prüft *breit*, wie er es nennt, und stellt sich dabei hinter einen. «Du scheißt aber dünn, mein Kind», sagt er, wenn man falsch antwortet. Er schlägt mit der flachen Hand zu, trifft meist nur Schultern und Hinterkopf. Es scheint ihm gleich zu sein.

«Verzeihung, ich –» Ordinarius Langes Blick lässt Georg verstummen und geduckt zu seinem Platz schießen.

«Noch mal!»

«Guten Morgen, Ordinarius Lange!», ruft die Klasse im Chor. Anscheinend war die Begrüßung zuvor unzureichend gewesen.

Der Ordinarius nickt. Hinsetz-Gepolter. Georg holt eilig Buch und sein bedauerlicherweise hausaufgabenloses Heft aus dem Ranzen, und einen Moment lang hofft er davonzukommen. Doch Lange nimmt etwas vom Lehrerpult, einen Umschlag. Er hält ihn kurz in der Hand, als würde er noch abwägen, ehe er sich in Bewegung setzt, und zwar eindeutig in Georgs Richtung. Jeder Schritt gut zu hören in der entstandenen Stille, Sand knirscht unter seinen Sohlen. Georg kann die Pultkante spüren. Mit einem Mal drückt sie gegen seine Brust.

Der Lehrer ist hinter ihm stehen geblieben, ragt über ihm auf. Doch das sieht Georg nicht, Georg sieht nur noch einige Kratzer im dunklen Holz und jede Menge Tintenflecken. Die Klasse stumm. Doch statt auszuholen und zuzuschlagen, legt Lange etwas vor ihn auf die schwarzen Spritzer. Schweigend tut er das und langsam und nachdrücklich. Einen Briefumschlag. An Mutter adressiert, stellt Georg fest, als das Sandknirschen unter Langes Sohlen anzeigt, dass er sich auf den Weg zurück zur Tafel macht, und er wagt, den Blick ein wenig zu heben.

2 Gewöhnlich endet Isenhagens Dienst an Freitagen mittags, wenn der letzte Senator das Rathaus verlassen hat. Spätestens um zwei Uhr sitzt er zu Hause über aufgewärmtem Eintopf und steht nicht, wie heute, mit gefalteten Händen neben der Tür zur Kriegsstube, mittlerweile unauffällig gegen deren Rahmen gelehnt. Gewöhnlich sind die Reichstagswahlen im Rathaus auch nur ein fernes Getümmel.

Ist das Problem der konservativen Partei gelöst, einen Kandidaten zu finden (die Unkostenpauschale deckt nicht einmal den Morgenkaffee der in Frage kommenden Herren, die Reisen nach Berlin stören die Geschäfte und außerdem: plebejisch), folgen gewöhnlich ein, zwei Reden bei den Gemeinnützigen und der Handelskammer, den Rest erledigen *Die Blätter* und ein paar Dutzend Wahlplakate.

Gegenkandidaten: der eine oder andere Freisinnige.

Und seit vierzehn Jahren zuverlässig: Theodor Schwartz. Der unabhängige Kandidat. Einstmals Arbeiter (Metall), einer, den keiner mehr einstellen wollte, obwohl er ein ausgezeichneter Former ist. Der als Schiffsjunge anheuern musste, um nicht zu verhungern, und wider Erwarten – Unfall, Sturm, seltsames Fieber – zurückkehrte. Als Schiffskoch. Als ausgezeichneter Schiffskoch, der bald Wirt des *Austernkellers* im Hamburger Hof geworden war. Bis zur Kündigung des Pachtvertrags vor wenigen Wochen. Mit seinem grauen Mantel und hängendem Bart ist Theodor Schwartz fester Bestandteil der humoristischen Scharaden und Spottgedichte, die der Nachwuchs in den großen Häusern zu Silvester nach dem Dinner aufführt. Mit Feder und Papier als Requisiten, seit es heißt, Schwartz sei unter die Schriftsteller gegangen.

«Doch Obacht!» Senator Rittschers Stimme hallt zwischen der Nussholztäfelung. Gewöhnlich finden Senatsrunden unter Vorsitz des Polizeidirektors nur vierteljährlich statt – Streikposten, Kontrollmädchen, Toiletteneimerbeschwerden –, gewöhnlich lassen die meisten hohen Herren sich im Vorfeld entschuldigen.

Doch: Überall tauchen die Schwartz'schen Wahlzettel auf. (Das kann Isenhagen bestätigen, er hat seinen bereits seit Wochen.) Wer sie drucke und verteile? Unbekannt.

«Na, der Arbeiterbildungsverein.»

Nicht nachweisbar. Trotz Durchsuchungen, Incognito-Ermittlern und Entlohnung für Hinweisgeber. Und selbst mit dem Sozialistengesetz ließe sich nur dagegen vorgehen, wenn nachgewiesen werden könnte, dass der unabhängige Kandidat für die Sozialisten antritt.

Dass er auf sämtlichen schwarzen Listen steht?

Könne man schlecht der Staatsanwaltschaft vorlegen. Solche Listen gebe es ja nicht.

Mittlerweile haben sie so häufig im Morgengrauen an die Tür in der Alsenstraße geklopft, dass das Polizeiamt sich ebenso gut mit der beweglichen Habe des Schwartz'schen Haushalts auskennt wie die Hausfrau. Die, im Übrigen, auffällig höflich sei. Und gefunden wurde: nichts. Keine verbotenen Zeitungen, keine Flaggen, Abzeichen, keine Pamphlete, Bücher, wenn man von einigen Bänden Stadtgeschichte absieht, die der Staatsanwalt bedauerlicherweise für unbedenklich erklärt hat.

Die Disziplin der Menge, wenn Schwartz spricht, ihre Ruhe, sei furchteinflößend. Die schlimmste Sorte Ruhe, zuversichtliche. Keine verbotenen Parolen, keine verbotenen Lieder, nicht einmal zwischen den Zähnen Gezischtes können die unter die Zuhörer gemischten Mitarbeiter berichten.

Wie sei es denn vorher gewesen?

Mühsam unterdrückte Wut.

Aber das sei doch eine erfreuliche Entwicklung.

Senator Rittscher schüttelt den Kopf, er fürchte, nein.

Es ist bereits dunkel, als Isenhagen sich auf den Heimweg macht. Kalt ist es geworden. Statt in Richtung Braunstraße zu gehen, biegt Isenhagen, Atemwolken vor sich herschiebend, in Richtung Mühlentor ab. Er ist auf dem Weg in die Vorstadt, einen Topf und Erde kaufen.

Isenhagens Steckling hat sich als problematisch erwiesen, sein Wachstum einige seltsame Wendungen genommen, die eine wiederholte Begutachtung durch Mathilde Helms notwendig machten. (Erkenntnis a. gelbe Blattspitzen, während sich Wurzeln bilden, sind normal. Und b. Ganz sicher, die weißen Fäden sind Wurzeln.) Nun steht der Transfer vom Wasserglas in einen Blumentopf bevor. Vorm Hamburger Hof stauen sich die Kutschen, auch wenn es heißt, die Qualität der Speisen im *Austernkeller* habe jüngst nachgelassen.

Isenhagen wäre es lieb gewesen, Frau Helms hätte ihn begleitet. Er hat nicht zu fragen gewagt, sich stattdessen bei mehreren Gelegenheiten detailliert die Beschaffenheit beschreiben lassen. («Na, ein Blumentopf eben.»)

Am nächsten Nachmittag klopft er unten, kaum hat Charlie Helms das Haus verlassen. Muss jedoch feststellen, dass Mathilde Helms aufmerksamer Blick, ihr Lächeln, ihr aufmunterndes Nicken, seine Aufgabe – die Erde in den Topf zu schütten, ohne dass die Hälfte danebenfällt – nicht leichter macht. All das verstärkt nur das Zittern seiner Hände. Erschwerend kommt hinzu, dass er versucht, gleichzeitig zu konversieren.

«Von wo aus dem Hannoverschen?» Ein Häufchen dunkler Erde auf der Tischplatte.

«Wustrow. Kennen Sie nicht.» Noch eines.

Isenhagen bedauert, dass er nicken muss, während er versucht, die dunklen Krumen mit der Handfläche zusammenzufegen.

«Ihr Mann ist ebenfalls von dort?» Das Meiste fällt an der anderen Hand vorbei, mit der er versucht, die Erde an der Tischkante aufzufangen, und auf den Boden.

«Wir waren Nachbarskinder.»

Als Isenhagen ihr fragend den Topf hinhält, nickt sie und drückt mit den Fingern eine kleine Kuhle in die Mitte.

«Dann ist es eine –» Isenhagen sucht den richtigen Ausdruck, nimmt vorsichtig den Zweig aus dem Glas. «Jugendliebe?»

Still ist es, während er die weißlichen Wurzelfäden in die Kuhle legt, sie vorsichtig mit Erde bedeckt.

«Eigentlich war er mit meinem Bruder befreundet.» Sie nimmt das Glas, lässt ein wenig Wasser hineinlaufen. «Jeden zweiten Tag gießen am Anfang.»

«Und wo ist Ihr Bruder?»

«Er hat sich aufgehängt.»

Und dann ist es still, nur das Geräusch ihrer Absätze auf den Dielen, bedächtig und langsam.

«Verzeihen Sie. Ich höre auf zu fragen», sagt Isenhagen.

Mathilde Helms beschleunigt ihre Schritte, geht zügig und zielstrebig an ihm vorbei in den Flur. Auf dem Weg ins Treppenhaus, fürchtet Isenhagen. Stattdessen hält sie unvermittelt inne und deutet auf die andere Tür.

«Was ist dort?», fragt sie.

«Das Wohnzimmer.»

Mathilde Helms nickt, und dann sieht sie ihn an und nicht die Klinke, auf die sich ihre rechte Hand zubewegt, langsam, aber entschlossen. Sieht ihm ins Gesicht, als warte sie auf eine Reaktion. Und zum ersten Mal, seit sie seine Wohnung betreten hat, entspannt Isenhagen sich, ohne es zu merken, und seine Mundwinkel möchten nach oben.

Sie ist so überrascht, dass die Tür aufspringt und nicht abgeschlossen ist, dass sie zurückzuckt und die Klinke gleich wieder loslässt. Die Tür bleibt einen Spaltbreit offen.

«Gehen Sie ruhig hinein», sagt er und deutet auf den Spalt.

Erst rührt sie sich nicht, doch dann hebt sie die Hand, stößt mit der Handfläche gegen das Türblatt, sodass es langsam aufschwingt. Das Sofa wird sichtbar, die beiden Polstersessel, die Bücherregale, die Beistelltischchen, alles etwas staubig, auch der an zwei Stellen bis auf die Knüpfschnüre abgetretene Perserteppich, das unregelmäßig bernstein-braune Viereckmuster der Wachsbilder an der Wand, die beiden Gläser mit eingetrockneten Rotweinresten auf den Dielen neben dem Sessel, den er meistens benutzt. Verschiedene schlecht zusammengelegte Ausgaben der *Blätter* daneben. Isenhagen wünschte, er wäre ordentlicher.

Doch Mathilde Helms lacht und dreht sich nach ihm um.

«Was haben Sie erwartet?», sagt er, und als sie nicht antwortet, sondern weiterlacht: «Seien Sie ehrlich.»

«Frau Suhl –»

«Ich weiß», sagt er. «Die Suhl'schen Theorien. Welche wäre Ihnen am liebsten gewesen?»

«Das dressierte Frettchen.»

«Die kenne ich noch gar nicht.»

«Und die andere Tür?»

Er zögert. Einen Moment ist er versucht, einfach ihre Hand zu nehmen, mit ihr den Flur hinabzugehen und ihr die Regale zu zeigen, sein Geheimes Staatsarchiv, ihr die Sortierung zu erklären.

Stattdessen hört er sich sagen: «Die Kammer ist leer. Möchten Sie ein Glas Rotspon? Oder einen Sherry?»

Zu Frau Suhls Verwunderung füllt sich die Isenhagen'sche Speisekammer allmählich, aber beharrlich.

«Tee?»

Isenhagen nickt.

3 Die Gnädige singt *Guten Abend, gute Nacht*, leise und behutsam, ihre Stimme so weich, dass Ida sich nach einer Beschäftigung umsieht, um ihr noch ein wenig von der Galerie aus zuzuhören. Sie singt für die Kleine, hat sie den Nachmittag über bei sich, nennt sie *Mein Engelkind*.

Die Amme sitzt den ganzen Tag unten in der Küche, trinkt Malzbier und redet mit der Köchin.

«… selig und süß …» Die Stimme wird tiefer, wenn sie am Ende der zweiten Strophe anlangt. Einen Moment ist Stille, die Kleine schläft, gibt keinen Ton von sich. Und erneut, wie aus dem Nichts, hell und klar: «Guten Abend, gute …»

Ida erschrickt, als sie sich umdreht. Erasmus steht auf der Schwelle zum Flügel, den Blick auf das Dielengeländer gerichtet, auch er lauscht.

Die ersten Tage nach der Geburt hat die Gnädige kaum geschlafen, trotz des Morphiums, das Doktor Reiter ihr spritzt. Ida hat Marie Lindhorst nur morgens beim Ausfegen des Schlafzimmerofens gesehen, um den Rest kümmert sich die Hilfe, die für die ersten Wochen engagiert ist. Doch dann ist die Gnädige aufgeblüht. Seitdem klingelt sie. Benötigt die Schachtel mit Poesiealbumblättern. Den Kerzenlöscher aus dem Saal, ihrer funktioniere nicht richtig. Neues Briefpapier, das alte sei schmutzig.

Ida holt Musterbögen von Borchers in der Breiten Straße, die sie alle als «zu schäbig» befindet, dann ein gutes Dutzend von Hünneke, aber die Gnädige weigert sich, sie auch nur anzusehen, und schließlich von jedem Kartonbogen im Nölting'schen Lager einen. Die liegen seitdem auf einem Stapel unbeachtet auf der Kommode.

Hunger hat die Gnädige keinen. Sie benötigt aber das Reiseschreibpult ihres Vaters, das Hupmann nach einer Weile unten im kleinen Lager entdeckt, und als Ida es abgestaubt, mit Politur eingerieben und ein Tintenfass aufgetrieben hat, das in die runde Aussparung passt, dazu Federkiel, Sandbüchse, und alles hinaufträgt, winkt die Gnädige ab und fragt, ob sie eine Schere dabeihabe.

Ida schüttelt den Kopf, sucht einen Platz, um das Pult abzustellen. Auf dem Nachtschrank Tinkturen, Döschen, Gläser, dicht an dicht, auf dem Hocker das Tablett mit dem mittlerweile kalten Tee. Am Fußende des Bettes liegt die Kleine in ihrem Korb und spielt friedlich mit ihren Händen.

Einer der Mittleren, Robert, kniet auf dem niedrigen Sessel. Mit Schuhen, wie Ida feststellt. Er ruft: «Ich darf Mama sitzen. Wir machen einen Scherenschnitt.»

Vorsichtig schiebt Ida mit der Kante des Schreibpults die Vase mit den hellgelben Rosen vom Gnädigen beiseite.

«Wir brauchen einen höheren Stuhl. Aus dem Esszimmer», sagt Marie Lindhorst. «So hält er nicht still.» Sie deutet auf den auf seinen Schienbeinen hin und her rutschenden Sohn. «Und die Wand muss frei sein.»

«Ich hol den Stuhl!», ruft Robert und schießt los, stößt im Vorbeirennen gegen das Teetablett, die Tasse schwappt über, kippt aber nicht. Ida bückt sich, will es mit hinunternehmen.

«Lass», sagt die Gnädige, und Ida richtet sich überrascht wieder auf.

«Hier hängen viel zu viele Bilder, viel zu viele hässliche Bilder», sagt die Gnädige. «Die müssen alle weg. Da kommt der Papierbogen hin.»

Staubflusen wirbeln, als Robert den Goldrahmen mit dem Seestück anhebt und aufs Bett wirft. Einen Moment lang sieht sich Ida den restlichen Nachmittag sämtliche Bilder des Hauses abwischen zur Strafe, doch Marie Lindhorst mustert die gegenüberliegende Seite des Zimmers. Vorsichtig nimmt Ida einen Stich des Oppenheimer'schen Palais in Hamburg vom Haken.

«Das dort.» Die Gnädige deutet auf einen Karren in einem Hohlweg. «Das kannst du auch gleich mitnehmen.»

«Und wohin damit?» Sie lehnt den Stich gegen die Kommode.

«Am besten verbrennen», sagt die Gnädige, und Robert lacht.

Ins kleine Lager bringt Ida es schließlich. Als sie wiederkommt, begegnet ihr Robert in der Diele. «Die Lampen machen schlechten Schatten, wir brauchen Kerzen», brüllt er und rast die Treppe hinab.

«Das Tischchen muss hier in die Mitte. Und die Vorhänge zu», sagt die Gnädige.

Ida nickt. Vor dem Fenster sinnloser Schnee: dicke, weiße, eilige Flocken, die verschwinden, sobald sie aufkommen. Gehweg und Kopfsteinpflaster so dunkelbraun matschig wie zuvor, die Dachschindeln rötlich im Laternenlicht. Nicht mal auf den Birkenästen bei der Jakobi-Kirche bleibt er liegen. Unten vor der Haustür steht der Älteste und raucht. Den anderen hat er bereits letzte Woche zum Essen mitgebracht. «Grafensohn», flüsterte die Köchin abends gewichtig.

Ida sammelt einen Stapel Post von der Bettdecke, der abzurutschen droht. Immer noch kommen Karten mit Glückwünschen zur Geburt. Ein Blatt ist aus einem der Umschläge gerutscht, ein Bild, ein Pärchen auf einer Bank.

«Zeig her.» Die Gnädige streckt die Hand aus, studiert es eine Weile, lächelt, ehe sie es neben sich auf den Nachtschrank legt.

28 Kerzen, Ida hat sämtliche Silberleuchter aus dem Gartenzimmer heraufgetragen, Robert zündet sie andächtig an. Die Gnädige zeigt, wo sie platziert werden müssen. Die Flammen flackern und blökern. Warm ist es, Wachstropfen laufen. Den Abend wird Ida mit heißem Wasser, Löschpapier und Bügeleisen verbringen.

Robert setzt sich auf den Lehnstuhl, die Gnädige nickt zufrieden. Hält sich den Unterleib, als sie aus dem Bett steigt, schiebt Idas Hand beiseite, die ihr helfen will. Doch als sie den Stift ansetzt, lässt sie ihn gleich wieder sinken.

«Andersrum», sagt sie.

«Aber man sieht es doch gar nicht im Scherenschnitt.»

Doch Marie Lindhorst schüttelt den Kopf. «Andersrum. Mit dem guten Ohr nach vorne.»

Ida hilft Robert mit dem Stuhl. Und, endlich, die Gnädige beginnt zu zeichnen.

Als Ida sich zum Gehen wendet, sieht sie auf. «Bleib!»

Ida sieht sich unsicher nach einer Aufgabe um, doch Marie Lindhorst deutet auf den gelben Chintzsessel, auf dem Robert vorhin gekniet hat. Setz dich!, soll das bedeuten, begreift Ida nach einem Moment. Vorsichtig geht sie durch das Zimmer.

Die Kleine schreit nicht. Nimmt auch nicht zu. Das werde sich finden, sagt Dr. Reiter und lässt sich die Brüste der Amme zeigen.

4 Sein Bruder Heinrich hat sich angekündigt. Für halb fünf. Gewöhnlich kommt er morgens. Wenn ihn Geschäfte in die Stadt führen, trinkt er seinen Kaffee bei Friedrich im Arbeitszimmer. Achim, den älteren Bruder, hat Friedrich Lindhorst erst im gemeinsamen Ausschuss von Bürgerschaft und Senat wirklich kennengelernt. Natürlich kennt man einen Bruder immer irgendwie. Auch wenn man ihn nicht grüßt, sollte man ihm mit Vater in der Stadt begegnen, und umkehren muss ohne die versprochene Zimtwecke von Bäcker Schabbel (und die nächsten Tage gibt es zu Hause Gebrüll wegen jeder Kleinigkeit). Damals bestand Achim für Friedrich aus fünf leeren Pulten. Die dunkel und wieder und wieder poliert, mit Tintenspritzergarben bedeckt und entschieden nicht benutzt, im stillen Kontor seines Elternhauses aufragten. In einem Wutanfall hatte Vater die Handelsgesellschaft aufgelöst, als Achim im Streit zu Charles Petit gewechselt war. Jeweils zwei Pulte hintereinander und ein größeres, für den Bürovorsteher, an dem Friedrich seine Hausaufgaben machte. Wer unter einem zornigen Gott aufwächst, weiß meist nicht, dass er unter einem zornigen Gott aufwächst.

«Die Kleine?»

«Kräftig. Sehr niedlich.»

«Und Marie?»

«Alles in Ordnung.» Und nach einer Pause, denn Heinrich nickt nicht beifällig, gratuliert auch nicht, sondern scheint zu warten, dass Friedrich weiterspricht: «Erst war sie matt, aber nicht niedergeschlagen. Keine Tränen. Seit sie wieder schläft, ist sie belebt. Voller Tatendrang.»

Bei den drei Ältesten lief alles noch wie von selbst, Friedrich kann sich zumindest keiner Probleme entsinnen. Doch nach Roberts Geburt setzte sich in Maries Kopf die Grille fest, die Hebamme hätte den Kleinen an den Ohren aus ihr herausgezogen. Obwohl Dr. Reiter beteuerte, das gehe gar nicht, und dass sie abstünden, habe nichts mit der Entbindung zu tun, war Marie immer erregter geworden. Ließ sich nicht im Bett halten, weigerte sich tagelang, Robert nur anzusehen. Wurde immer wütender auf Friedrich, weil er nichts unternähme, bis Dr. Reiter ihr etwas zur Beruhigung spritzte. Bei Werner war alles normal, aber dann kam Alma. Erschöpft, dachte er zuerst. Als es nach einigen Monaten schwierig wurde, ihr Brühe einzuflößen, hatte er sich mit dem Wort *katatonisch* anfreunden müssen. Fast ein Jahr war Marie bei Dr. Bindseil in der Villa Emilia gewesen, ehe sie geheilt zurückkehrte. Bei Jost war dann wieder alles gut.

Obwohl Friedrich bereits eine Weile das angenehm kühle Metall zwischen Daumen und Zeigefinger spürt, mit den Kuppen gedankenverloren die Falten der Gamaschen entlangfährt, die Kanten des Stiefels, bemerkt er erst, als er Heinrichs Blick folgt, dass er schon wieder den Bismarck berührt. Er verschränkt die Hände auf der Schreibauflage. Seit Jahren steht der Kanzler in Kürassier-Uniform, eine Kopie der Kölner Schaper-Statue, mit erhobenem Kinn und aufgestütztem Säbel auf seinem Schreibtisch. Friedrich könnte nicht sagen, wann er begonnen hat, die Daumenkuppe in den Spalt zwischen aufgestütztem Säbel und linkem Fuß zu schieben, den Zeigefinger auf die andere Seite des freiherrlichen Knöchels zu legen und über das Metall zu reiben. Es geschieht unbewusst, aber ständig, wie die immer goldiger glänzende Gamasche, die blinkenden Stiefelspitzen zeigen.

«Manchmal wollen wir uns alle an ihm festhalten.» Heinrich wirkt belustigt.

«Pusselt war vor ein paar Wochen hier», sagt Friedrich, um das Thema zu wechseln.

«Was wollte er?»

«Meine Meinung über eine Vereinssatzung. Er gedenkt, sich als Gründungsmitglied zu engagieren.»

«Ich dachte, Vanheeren vertritt ihn.»

«Verband aller Deutschen. Gesellschaft zur Förderung des Deutschtums im Ausland und der Reinheit des deutschen Blutes.»

«Ach so.» Heinrich blickt zum Fenster, auf die auf Höhe des Sims vorbeieilenden Hüte. «Er wollte provozieren.»

«Rechtlich ist an der Satzung nichts auszusetzen, hab ich ihm gesagt. Und meine Rechnung geschickt.»

Heinrich nickt zufrieden. «Hat er bezahlt?»

«Sofort.»

Heinrich blickt weiter zu den Hüten und dann Friedrich ins Gesicht: «Diesmal werde ich verlieren.»

«Entschuldigung?»

«Die Wahl morgen. Ich werde verlieren.»

Gedämpftes Lachen in der Diele. Die Jungen sind auf dem Weg in den Garten.

«Gegen Schwartz?»

Und Heinrich hebt die Schultern und lässt sie wieder sinken. «Ich wollte nicht antreten.»

«Aber gegen Schwartz?»

Heinrich blickt wieder zum Fenster, auf die vorbeieilenden Hüte. «So können sie mir die Schuld geben.»

«Ich weiß.»

«Gib Bescheid, für wann das Tauffest angesetzt wird», sagt Heinrich zum Abschied.

Schwartz. Ausgerechnet. *Unsere hiesige Witzfigur,* hatte er Professor Werbel schreiben wollen. Selbst gemerkt, wie grob das klang. Und nicht ganz richtig. Mittlerweile hat sich eine Antwort erübrigt, jede Höflichkeitsfrist ist verstrichen. Friedrich wird im Sommer in Riggi so tun müssen, als sei das Paket in der Post verlorengegangen. Es liegt noch immer, tief unten vergraben, im Eingangsstapel. Buch und Karte. Selbst das Einschlagpapier. *Jürgen Wullenwever. Geboren zu Hamburg 1493, enthauptet bei Wolfenbüttel 1537* lautet der vollständige Titel.

Mein lieber Lindhorst, hatte Professor Werbel geschrieben, *In Erinnerung an eine laue, lange Sommernacht im Schatten des Berges, und da der Verfasser dieselbe Vaterstadt hat wie Sie und ansonsten gänzlich unbekannt ist – wage ich die indiskrete Frage, ob Sie es sind, verehrter Freund, der sich hinter dem eleganten Nom de plume Theodor Schwartz verbirgt? Ich habe mit größtem Vergnügen und wachsender Bewunderung gelesen. Sollte ich richtigliegen, wäre ich Ihnen äußerst verbunden, wenn Sie mir das mitgesandte Exemplar signieren könnten. Mit dem Namen Ihrer Wahl natürlich.*

Selbst zu schreiben wäre Friedrich zu Lebzeiten seines Schwiegervaters nicht in den Sinn gekommen. Der Alte – gleichgültig, ob sein Vater oder Schwiegervater, fällt ihm auf – hätte schallend gelacht, wenn er ein solches Ansinnen auch nur angedeutet hätte. Nur wäre sein Vater gleich darauf wütend geworden, Lippen-blutig-beißend-wütend, während sein Schwiegervater ihm gegenüber nie wieder ein Wort darüber verloren hätte, um fortan seine Gäste mit der Anekdote zu amüsieren.

Über ein Thema hat er nachgedacht: Jürgen Wullenwever. Hatte nachts, beim Weintrinken auf der Terrasse vor dem Hotel, vielleicht auch darüber gesprochen.

Wieso fühlt Schwartz sich berechtigt? Ohne Studium, nur mit dem, was einem die Armenschule unten in der Hüxstraße mitgibt. Was wird dort eigentlich gelehrt? Vielleicht sollte er bei der nächsten Sitzung des Schulausschusses darauf zu sprechen kommen.

Friedrich Lindhorst nimmt einen der Schmierzettel aus dem Kasten, *Curriculum?* notiert er. Und vorsorglich, falls die Antwort Nein lauten sollte: *Rechnen, Lesen, Schreiben. Singen.* Und darunter: *Katechismus – 1871 – Kaiser.*

Werner und Robert sind noch immer im Garten. Am Streiten, wie immer. Als Friedrich auf die Veranda tritt, braucht er einen Moment, um das Ausmaß des Gemetzels zu erfassen. Die gesamte Mauer entlang bis zum Walnussbaum: matschbraun, bloße Äste, grüne Büschel und im Rasen tiefe Fußabdrücke. Aber erst nachdem der hintere Abschnitt, vom Walnussbaum bis zum Ende des Gartens, sich in seinen Blickwinkel schiebt, begreift er, was fehlt. Hellgelb, dunkelgelb, beinahe orangefarben, die Narzissenblüten liegen auf einem Haufen im Rasen neben dem Kiesweg, auf dem, kleiner werdend, Robert und Werner stehen. Robert mit Werners Jackenaufschlag in den Händen, Werners Knie, das er Robert in den Unterleib rammen wollte, auf halbem Weg nach oben: beide erstarrt, als Friedrich die Gartentür aufriss.

«Mama hat gesagt –», beginnt Robert.

«Wir sollen sie pflücken.» Werner weint bereits.

5 Es ist, als hätten sie im großen Schlafzimmer eine Maschine eingebaut, die unentwegt rattert, Fahrt aufnimmt, schneller wird. Erhobene Stimmen, Lachen, alle paar Minuten fliegt die Tür auf, und eines der Kinder kommt herausgeschossen mit einem Auftrag, um etwas zu holen. Jeden Nachmittag und Abend wird geprobt, ein Theaterstück, die Gnädige studiert es mit ihnen ein. «Eine Überraschung!», rufen sie ständig.

Sind die Kinder nach dem Essen im Schlafzimmer verschwunden, dauert es nicht lange, bis Marie Lindhorst nach Ida schickt. Vor den Fenstern, wo die Bühne sein soll, hat Ida zwischen den Haken zweier als «zu knotig» befundener und ins kleine Lager verbannter Bilder eine Wäscheleine gespannt, die beiden hellgrün verschlissenen Brokatvorhänge, die zu Zeiten der Blohms den Gartensaal zierten und auf dem Speicher zurückgeblieben sind, darübergehängt. Das Stück schreibt die Gnädige zusammen mit Frieder, der seinen Platz neben ihr auf der Bettkante hat, das Reiseschreibpult des Dichters auf den Knien. Noch ist der Text nicht fertig, die Proben müssen ständig unterbrochen werden, weil ihr ein Satz einfällt, eine Szene, die noch fehlt. Sie erfindet neue Worte. Unwasser. Regenschein.

In den Pausen erledigen die Kinder ihre Hausaufgaben an der einzig freien Ecke des Aufklappsekretärs. Oder sie knien auf dem Boden, Hefte und Bücher vor sich auf den kleinen Kirschholztischchen. Die silbernen Tabaksdosen, die Bilderrahmenstaffel, Medaillons und Vasen, die auf die Tischchen gehören, sind im ganzen Zimmer verteilt.

Ida sitzt im hellgelben Chintzsessel, der ist ihr Platz geworden, und gibt acht, den Besenstiel so zu halten, dass Jost, der mit Pinsel und Farbe zwei mit Zeitung zu runden Kugeln ausgestopfte und mit Kordeln am Holz befestigte Kissenbezüge grün anmalt, nur dorthin tropft, wo die Dielen mit Packpapier abgedeckt sind. Buchsbaumkugeln sollen die grünen Bollen darstellen, Teil der Requisite für den 2. Akt: *Das Gartenfest*.

Und würde Robert sich nicht weigern, sein Geigenstück – ebenfalls für die Gartenszene, ein Walzer «aus dem Freischütz», wie er Ida stolz erklärt hat – in seinem Zimmer zu üben statt neben ihrem Sessel, und hielte sie nicht meist etwas in den Händen, wie jetzt den Besenstiel, den sie nicht loslassen kann, um sich die Ohren zuzuhalten, wäre eigentlich alles wunderbar.

«Was hätte ich denn tun sollen?», sagt sie abends in der Küche. Dort gibt es Schweigen und lange Blicke von der Seite, weil das Küchenmädchen fegen und die Öfen am Laufen halten muss.

«Hör auf!», ruft Werner. «Hör auf, mich zu ziehen!» Er und Alma sind die Ballgäste und üben den Walzer.

«Dann sei nicht so langsam!»

Alma reißt an seinem Arm, sodass er das Gleichgewicht verliert. Geschubse, so endet es meistens. Ida blickt zu Marie Lindhorst, doch die diktiert weiter mit fester Stimme, liest mit, was Friedrich junior schreibt, und sieht nicht auf. «Nana», sagt Ida schließlich, aber eher halblaut und versuchsweise. Und gleich darauf gibt es Tränen, weil Werner sein Knie am Bettpfosten anschlägt. Robert lässt die Geige sinken.

«Selbst schuld», sagt Alma, hilft Werner aber, das Hosenbein hochzuziehen und den Schaden, einen sich bläulich färbenden Streifen auf der Kniescheibe, zu begutachten.

Dass die Schlafzimmertür aufgeht, bemerkt nicht einmal Ida, denn die entdeckt gerade etwas anderes, nämlich dass Jost sich nach Alma und Werner umgedreht hat mit dem Pinsel in der Hand. Unter dem Pinsel auf den Dielen: ein gutes Dutzend grüner Kleckse.

Robert ist der Erste, der «Du darfst nicht luschern, das ist eine Überraschung!» ruft. Und dann schreien alle durcheinander, bis auf Ida, die bei Friedrich Lindhorsts Anblick aus dem Sessel schießt und knickst.

«Halt!», ruft Friedrich Lindhorst. «Stopp.»

Er deutet auf die Buchsbaumkugeln. «Das ist nicht dein Ernst.»

«Für dich. Wir machen das für dich. Damit du nicht fortgehst –» Marie Lindhorst schlägt die Bettdecke zurück, die auf dem Korb mit der Kleinen landet. Sie hebt die Beine über die Bettkante, das Nachthemd rutscht ihr bis über die Knie.

«Ich gehe nicht fort. Wie oft noch?» Friedrich Lindhorst zieht die Decke vom Korb. Die Kleine rührt sich nicht, die Äuglein fest geschlossen. «Wann hat die Lütte das letzte Mal getrunken?»

Stille.

«Sie weint ja nicht», sagt Ida unsicher.

«Sie spielt Baby Erasmus», rufen die beiden Mittleren, als er den Korb vorsichtig anhebt.

«Du kannst sie nicht einfach so mitnehmen.» Marie Lindhorst hält sich mit einer Hand am Pfosten fest, die andere presst sie dorthin, wo der Bauch war.

«Wo ist Erasmus?»

«Unterwegs», antworten die Kinder im Chor.

«Sie kann bei mir trinken.» Marie Lindhorsts Finger öffnen flink die Knöpfe des Nachthemds vor ihrer Brust.

«Alle raus, sofort! Marie, ich bitte dich. Geh ins Bett zurück.»

Die Kinder sind verschwunden, mucksmäuschenstill im Flügel. Die Gnädige ruht im roten Wohnzimmer, Dr. Reiter sitzt bei ihr. In der Wickelstube versucht die Amme, die

Lütte anzulegen. Und auf der Schwelle des großen Schlafzimmers fragt Ida sich, wo anfangen? Sie bückt sich und stellt das umgekippte Nachtschränkchen wieder hin. Auf dem Läufer vor dem Bett: große runde Flecken in verschiedenen Brauntönen, die Scherben der Fläschchen sind überall verteilt. Ida hat es scheppern gehört, als sie unten in der Diele auf Dr. Reiter gewartet hat.

Der Bühnenvorhang. Ida versucht, eine der Stoffbahnen von der Leine zu heben, reckt sich auf die Zehenspitzen, müsste einen Stuhl holen. Vorher auf dem Boden genügend Platz schaffen, um ihn irgendwo hinstellen zu können. Stattdessen lehnt sie sich nach hinten, zerrt mit aller Kraft.

Plötzlich hält sie den Stoff im Arm, verliert das Gleichgewicht, fällt nach hinten, ungebremst auf den Boden. Der Haken, an dem sie die Leine befestigt hatte, ist aus der Wand gerutscht, der Aufschlag hart.

«Vorsicht!» Der Älteste steht auf der Schwelle.

Die andere Hälfte des Vorhangs sinkt auf das Tischchen mit dem vertrockneten gelben Rosenstrauß, reißt es um, die Vase kippt auf die Dielen.

«Alles in Ordnung?»

Sie nickt, setzt sich auf, die Stoffbahn noch immer im Arm. Ihre Hüfte tut weh, ihr Steiß, alles, selbst die Zungenspitze, ihre Zähne sind beim Aufprall aufeinandergeschlagen. Ida würde gerne einen Moment noch benommen dasitzen, den unterschiedlichen Schmerzen nachspüren. Sie zieht die Beine an, versucht, auf die Füße zu kommen. Endlich setzt der Älteste sich in Bewegung.

«Warte», sagt Erasmus und nimmt ihr den Vorhang ab.

Er hält ihr die Hand hin, die Haut so glatt und unversehrt, so kein bisschen gerötet – der Tintenfleck an einer Kuppe lässt sie nur sauberer erscheinen –, dass sie beschämt die Schwielen und Knubbel auf ihren Handflächen fühlt, während er sie hochzieht. Auf ihren Fingern vom Vorhang Staub in jeder Falte. Vorsichtig belastet sie beide Füße. Der Schmerz bleibt, wird jedoch nicht größer.

«Was ist passiert?» Der Zweitälteste, Cord, steht in der Galerie.

Ida versucht, die Hände an ihrer Schürze abzuwischen. «Ich fürchte», sagt sie, «Ihrer Frau Mutter geht es nicht gut.»

Die beiden wechseln einen Blick.

«Danke, Ida. Wir erledigen das.» Der Älteste macht eine unbestimmte Handbewegung in Richtung des Durcheinanders. «Wo ist der Kehrbesen?»

Unten in der Küche Seitenblicke, als könnte Ida etwas dafür. Als sie später auf dem Weg in ihre Kammer die Galerie durchquert, Stimmen im roten Wohnzimmer. «Das fehlende Schamgefühl, die mangelnde Distanz im Umgang mit den Dienstboten, den Kindern –» Sanft und leise, eindeutig Dr. Reiter.

«Sie hat immer mit den Kleinen gespielt, weder zu ihrem noch der Kinder Schaden.» Friedrich Lindhorst klingt ungehalten. Idas Schultern gehen hoch, Kinn Richtung Brust, auch wenn sein Ärger nicht ihr gilt. «Im Sommer in Timmendorf haben sie ...»

«Sommer in Timmendorf ist etwas anderes als daheim im Wochenbett», sagt Dr. Reiter, und Ida ist sicher, er versucht gerade, seine Hand beschwichtigend auf den Oberarm, den Rücken des Gnädigen zu legen. «Du wirst zugeben, für gewöhnlich macht sich Marie keines zu vertraulichen Umgangs mit den Dienstboten schuldig.»

Friedrich Lindhorst im Wohnzimmer und auch Ida auf der Galerie können ihm da nur beipflichten.

III

WIR KÖNNEN ALLES

März 1890

Aus dramaturgischen Gründen wird später behauptet werden, dass sich, kaum sei die Nachricht eingetroffen, eine polarne Kälte über den kleinsten Staat gelegt habe. In Wahrheit war die vorhergehende Nacht bereits so eisig sternenklar, dass Ida am Morgen des neunzehnten März mit geröteten Fingerknöcheln das Eis im Waschkrug eindrückt, Bäckermeister Bannow und Pauline durch die Eisblumen auf den Windfangscheiben nur als Schemen zu erkennen sind und die Pastete vor der Schule für alle heißen Kakao kocht.

Dicker, weißer Rauch steigt aus allen Schornsteinen, als um kurz nach fünf Uhr in der neuen Reichspost am Markt der Telegraphenempfänger beginnt 01001 00011 10001 11010 00100 11001 01101 11100 10000 11001 00101 00010 01101 11100 10101 11001 00011 10101 10101 auf die Papierrolle zu drucken. *Bismarck Ruecktritt.* Mit *Nachfolger Caprivi* geht es weiter. Aufgegeben vom Berliner Gesandten, adressiert an: *Dem hohen Senate!*

Vor Aufregung zittrige Hände füllen das Empfängerblatt aus, kleben den Streifen ein, versiegeln alles sorgfältig, und dann nimmt die Nachricht ihren Weg vom Telegraphenbüro im ersten Stock hinaus in die Stadt. Bereits auf der zweiten Stufe des Treppenhauses, wo der Bote einen Bekannten trifft, gabelt sich der Informationsfluss ein erstes Mal. Über die Strecke des Marktplatzes hinweg kommen unzählige weitere Verästlungen hinzu – alle, die bereit sind, stehen zu bleiben –, und als der Bote schließlich das Rathaus betritt, ist die Nachricht bereits, von Atemwolken begleitet, die gesamte Breite Straße hinabgeflogen.

«Endlich!» ist die häufigste Reaktion und Ausatmen, so als habe man bis eben noch die Luft angehalten und es nur nicht bemerkt.

Jubel in den Gängen. Stille hinter den Barockportalen, von brennenden Kerzen erleuchtete Bismarck-Portraits, mit Perlkranz geschmückte Bronze-Büsten, Psalmen werden gelesen, Taschentücher gereicht. Den größten Verdruss hätte man in der Königstraße vermutet, doch statt seine Finger zwischen blankgeriebene Bronzestiefel zu schieben, blättert Friedrich Lindhorst in Sanatoriumsprospekten, überschlägt Behandlungskosten, studiert Empfehlungsschreiben spezialisierter Krankenschwestern, Zeit für Trauer wird er erst in einigen Wochen haben.

Die größte Freude würde man vom neugewählten Abgeordneten des kleinsten Staates erwarten, doch Theodor Schwartz steht still im Großen Vogelsang.

Eine hereinbrechende Flutwelle, unsichtbare Seuche, wildwucherndes Unkraut – nach der Reichstagswahl vor drei Wochen hatte im Rathaus an Metaphern kein Mangel geherrscht zwischen den Nussholztäfelungen, hinter nicht immer gut verschlossenen Türen. Keine einzige zutreffend oder originell. Würde man Theodor Schwartz um eine bildliche Beschreibung der auf ihn entfallenen 11785 Stimmen bitten, wäre seine Antwort: «Sand.» Und ein Former kennt den Sand. Oft genug hat er den Formkasten damit gefüllt, ihn so lange verdichtet, bis die Körner am Rahmen haften blieben, still gehofft, dass er die Schwindung richtig berechnet hat. Während des Gießens gewusst, es gibt nur einen einzigen Versuch.

An manchen Tagen wacht Theodor Schwartz morgens noch immer in der schmalen Kammer des Großen Vogelsang Nummer 5 auf. Meint, den Putz in der Luft zu schmecken, der einen Belag auf der Zunge bildet. Wartet darauf, seinen Magen zu fühlen, der sich selbst einzusaugen scheint, Luft aufstößt, ihn den Hohlraum spüren lässt, den er vergeblich versuchen wird, mit einigen Schlucken Wasser zu füllen, die eisig brennen. Ist sicher, bloßen Backstein zu sehen, wenn er die Augen öffnet, weiße Kalkausblühungen und dunkle Schimmelfelder.

An manchen Tagen geht Theodor Schwartz in den Großen Vogelsang und stellt sich – nicht vor das alte Haus, sondern ein paar Meter weiter – dorthin, wo das Sträßchen den Knick macht. Nie ist es derselbe Tag. Würde man beide Sorten Tage auf einer Skala von gut nach schlecht einordnen, lägen sie an entgegengesetzten Enden.

Meist steht Theodor Schwartz einfach nur da und blickt nach links zu den Kastanien auf dem kleinen Platz, dessen Mitte braun durchwühlt ist von Stiefeln und Holzschuhen. Blickt nach rechts, wo damals, vor zwanzig Jahren, noch die Gemüsebeete der Gärtnerei waren. Im Sommer Erbsen- und Bohnenspaliere, aufgehäufelte Kartoffelreihen, und nachts die zwanghaften Gedanken, über die Mauer zu klettern, die Reihen mit den Händen aufzugraben, zu durchwühlen, bis seine Finger die glatten, festen Knollen ertastet hätten, um sie aus der Erde zu reißen und hineinzubeißen.

Jetzt sind dort die Gartenhecken, Veranden und Rasenflächen der billigeren Seite der Roeckstraße.

Seit einigen Tagen friert es wieder. Frostbeulenzeit.

Heute steht Theodor Schwartz im Großen Vogelsang und wartet. Auf Freude. Ein Gefühl des Triumphs vielleicht. Immer wieder späht einer der Mitarbeiter des Polizeiamtes um die Straßenecke, um sicherzugehen, dass er sich wirklich nicht rührt. (Es gab bereits mehrere ergebnislose Untersuchungen, ob Schwartz' Im-Großen-Vogelsang-Stehen nicht doch ein geheimes, irgendwie sozialistisches Signal sein könnte.) Seit dem Wahlabend halten sie etwas mehr Abstand.

Den Großen Vogelsang dürfte es eigentlich nicht geben. Nicht aus politischen oder moralischen Gründen, auch wenn seine Existenz in der Hinsicht ebenso fragwürdig ist, sondern aus historischen. Die Häuser unterscheiden sich äußerlich nicht von den mittelalterlichen Buden der Innenstadt. Nur dass vor 1866 nicht vor dem Burgtor gesiedelt werden durfte, wegen des freien Schussfeldes im Falle einer Belagerung. Wenn Theodor Schwartz Zeit hätte, würde er darüber schreiben.

Sorgen bereiten ihm die Kaisererlasse zum Arbeitsschutz. Dass sie sich mit ein paar abgerissenen Händen, gequetschten Fingern, zerhackten Füßen weniger zufriedengeben. «Wenn ein Dieb euch zehn Mark klaut und euch einen Pfennig davon zurückgibt, dann ist er kein Wohltäter, sondern, im Gegenteil, ein viel dreisterer Dieb, weil er euch für so dumm hält, dass ihr darauf reinfallt», so schließt er seine Reden.

Auf der Falkeninsel sitzt Elisabeth Schilling schon am Schreibtisch. Die Kirschbäume vor dem Fenster blühen, weiß-zartrosa Punkte im Graubraun der nackten Äste. Ein wenig Frost können sie ab, sagt Konrad. Er pfeift im Arbeitszimmer *Die Gedanken sind frei*, ist selbst im Erkerzimmer gut zu hören. Seit er gestern mit der Rücktrittsnachricht nach Hause gekommen ist, wirkt er nahezu aufgekratzt.

Ludwig ist heute den ersten Tag wieder in der Schule. Die Haut über seiner Oberlippe zwar noch immer ein rot-wundes Delta, aber er hat keine erhöhte Temperatur mehr. Das Dienstmädchen hat Elisabeths Bettzeug vorhin ins Schlafzimmer zurückgebracht. Die Liege steht wieder oben auf dem Speicher.

«Ich habe dich vermisst», hat Konrad nach dem Frühstück auf der Treppe zu ihr gesagt, leise, und sie hat genickt und sich rasch an ihm vorbeigedrückt.

Auf dem Tisch liegt noch immer der Aphorismenband, sie hat das furchtbare Bild mit einem Zitat daraus verschickt. Letzte Woche war ein Diener da gewesen: «Doktor Lindhorst gibt die Geburt einer Tochter bekannt, die zu St. Marien auf den Namen Marthe getauft wurde.»

Sie sollte das Buch endlich wegräumen. Stattdessen geht sie ihren Mantel holen und hinaus in den Garten.

Im Rathaus wiederum herrscht angespannte Ruhe, von der Sorte, die aus dem Fehlen vertrauter Geräusche entsteht. Kein Schrittehallen in den Gängen, dumpfes Schlagen zu fest geschlossener Türen, unvermittelt aufkommendes Stimmengewirr. Die Herren Senatoren sind alle daheim, sämtliche Kommissions- und Ausschusssitzungen auf kommende Woche vertagt.

Keine Hauspost, stellt Isenhagen fest. Ein einziges Bündel ragt aus einem der Fächer. Mehrere Ausgaben der *Kanalzeitschrift* mit einem Vorblatt, auf dem *Zur Kenntnis* steht, und Kreuzen neben den Artikeln über Prügeleien und Unruhen in den Arbeiterquartieren. Senator Stenzel gibt sie so lange in Umlauf, bis alle Ratsmitglieder das Vorblatt mit ihrem Kürzel abgezeichnet haben.

Senator Stenzel ist der letzte der Handelspuristen, die früher den Senat dominierten und jegliche Industrieproduktion ablehnten. Die mache nur abhängig von den Armen.

Der Handel benötige nur eine überschaubare Anzahl Träger, Hafenarbeiter, ein paar Kontorgehilfen, mit denen großzügige Tarife ausgehandelt sind. Die restlichen Arbeitslosen sind einerlei, und sollten sie stören, werden sie entfernt. Die Wiedereinführung der Torsperre wäre dafür allerdings wünschenswert.

Natürlich beklagen sich auch die jüngeren Senatoren über die Industrie: Arbeitskämpfe, die hässlichen Pressglasschalen, mit denen das Dienstpersonal seine Kammern, die noch schlimmeren Musselinstoffe, mit denen es am Wochenende sich selbst schmückt. Die Sonntagsfahrten mit der Kutsche entlang der Trave haben wegen der Fischkonservenfabriken ihren Reiz verloren. Jedoch schätzen sie die Dividenden, die ihre Investitionen in selbige abwerfen, durch die so manches Handelshaus nach unglücklichen Geschäften stabilisiert werden konnte. Die Gründerkrise hat zwar innerhalb des Senats ihre Opfer gefunden, aber unter Führung des alten Lindhorst, dem cholerischen Präsidenten der neugegründeten Handelskammer, hatte sich die industrietolerante Fraktion schließlich durchgesetzt.

Das Bündel Zeitschriften, das Isenhagen in das Fach von Senator Buchenberg schiebt, ist aus dem letzten Herbst, und drei Unterschriften fehlen noch. Die *Kanalzeitschrift* berichtet über den Baufortschritt des Kaiser-Wilhelm-Kanals, der Nord- und Ostsee miteinander verbinden wird. In den letzten Jahrzehnten war er das wichtigste wirtschaftspolitische Projekt des kleinsten Staats. Der braunlederne Band *Durchstich der holsteinischen Landenge*, 1863 veröffentlicht, anonymer Autor, von unbekannten Mäzenen finanziert, steht selbst bei den kaufmännischen Senatoren in den Bücherregalen. Unzählige Gutachten, Vorträge, Eingaben und Offene Briefe, Gesprächsrunden, Audienzen, Bankette, Ortsbesichtigungen, Ausschuss- und Kommissionssitzungen später saßen die Herrn Senatoren vor vier Jahren am Abend der entscheidenden Reichstagssitzung beisammen, das sich bereits seit Monaten abzeichnende Ergebnis in Form eines Telegramms des Berliner Gesandten vor ihnen auf dem Tisch. Senator Lindhorst sprach von einem gelösten Verlöbnis, Senator Buchenberg von «unserem Jena und Auerstedt».

Trotz der zahlreichen Hinweise der Admiralität, der Kanal müsse mit dem neuen Flottenstützpunkt zusammengedacht werden und auch für größere Kriegsschiffe passierbar sein, wäre niemand auf die Idee gekommen, er könnte am kleinsten Staat vorbei verlaufen, seinem natürlichen Mündungshafen an der Ostsee. Und dann ausgerechnet Kiel! Schmutzige Werften und Maschinenbau.

Kurz vor Mitternacht fanden die Herren, wie so oft, Trost im sechzehnten Jahrhundert und erzählten einander von den glorreichen Tagen vor 332 Jahren, als der kleinste Staat das Nest oben an der Förde aus der Hanse geworfen hatte, weil es Piraten beherbergte. Verräter, schon damals. Und ein Vortrag gleichen Themas wurde wenige Tage später für den Herrenabend ins Programm der Gemeinnützigen aufgenommen.

Ungeachtet dessen bedroht der Kanal den Handel des kleinsten Staats, weil er Hamburg direkten Zugang zur Ostsee gewährt. Daher formierte sich Widerstand: Ein Kanal gegen den Kanal, lautet der Plan. Seitdem arbeiten die Herren verbissen an der Finanzierung.

Als Isenhagen das Zimmer der Ratsdiener betritt, nur dumpfes Schweigen und in die Hände gestützte Köpfe. Doch als er Böger fragt, ob er früher gehen könne, nickt dieser.

Obwohl es Donnerstagnachmittag ist, sitzt Charlie Helms nicht in einem Landauer, Charlie hat frei. Der Kanzlerrücktritt hat eine Bresche in den sozialen Kalender des kleinsten Staats geschlagen. Die meisten seiner Klienten ziehen es vor, zu Hause zu bleiben. Still beieinander zu sitzen unter von brennenden Kerzen erleuchteten Bismarck-Portraits.

Gegen fünf hat Charlie ein Einsehen, er legt *Die Blätter* beiseite und zieht seinen Mantel an. Isenhagen wartet bereits seit einer Weile, wie das Geräusch seiner Schritte auf den Dielen über ihm verrät. Im Fünf-Minuten-Takt eilt er zum Wohnzimmerfenster und in die Zimmermitte zurück. Dort steht sein Sessel, sagt Tilly.

Es ist noch immer polarluftkalt, trocken und klar. Die Sonne nur hell, bereits am Untergehen, der Raureif bedeckt ungestört Halme und welkes Laub. Der Himmel leuchtet tiefgelb. Goldene Stunde. Die Pfützen, schwarz und glatt, knirschen unter Charlies Sohlen. Theo ist nicht zu sehen. Charlie klettert die Böschung hinab, unten führt ein Trampelpfad am Wasser entlang. Das Schilf, blassbraun, raschelt trocken beim leichtesten Windhauch. Die Wakenitz ist zugefroren, sehr gleichmäßig und perfekt eben, ohne Brüche oder Kratzer spiegelt sie das Backsteinrot und Kupfergrün der Türme, die schwarzen blattlosen Bäume der Falkenhalbinsel am anderen Ufer und den gelben Himmel darüber.

Der Ton, ein lautes, hohes Sirren, erklingt so unvermittelt, dass Charlie zusammenzuckt, die Raben aus den Bäumen fliegen. Langgezogen, ohne Modulation, einer ungestimmten Saite ähnlich, schief und ein bisschen schön gleichzeitig. Seltsam körperlos.

Charlie dreht sich um die eigene Achse, versucht, die Quelle auszumachen. Er ist kein gläubiger Mensch, aber gerade hätte er gerne eines der in den Wohnzimmern gerade zahlreich aufgeschlagenen Psalmbücher zur Hand.

Dann, als das Sirren allmählich leiser wird: jubelnde Stimmen. Gelächter. Und: «Wir haben sie zum Singen gebracht. Seht ihr, wir können alles! Sogar die Wakenitz zum Singen bringen.»

Vorsichtig geht Charlie weiter. Der Fluss beschreibt einen Bogen, und kaum ist Charlie am Ende der Kurve, sieht er sie. Vielleicht hundert Meter vor ihm am Ufer, dort, wo im Sommer die Badestelle ist – ein schmaler Streifen Sand zwischen zwei Weiden –, steht ein Grüppchen Jugendlicher. Einer klaubt etwas auf, einen Eisbrocken vielleicht, beugt sich vor, als wolle er einen Stein übers Wasser flippern lassen, wirft flach und aus dem Handgelenk. Der Brocken schießt über die Eisplatte und – für einen Moment stoppt jede Bewegung – erneut: Sirren. Wie ein durch ungeschickte Finger zum Schwingen gebrachter Glasrand. Anschwellend erst, dann leiser werdend.

Sobald der Werfer sich aufrichtet, erkennt Charlie Friedrich Lindhorsts Ältesten. Er geht mit Theo in eine Klasse.

«Singende Eissirenen!», ruft eines der Mädchen. Die Dunkelhaarige von Apotheker Schorer, die letztes Jahr nach München gegangen ist. Malerei, wenn er sich richtig erinnert.

Es sirrt erneut, und erneut halten alle inne, auch Charlie rührt sich nicht. Gelbgolden spiegelt die Wakenitz den Himmel, und auch wenn Charlies Blick seinem Weg folgt, scheint der Ton viel zu groß, zu seltsam schön, als dass ein dunkel übers Eis schießender Klumpen allein die Ursache sein könnte.

Kaum ist er verklungen, beginnen alle zu lachen – eine der Bützow-Töchter springt auf und ab, ein großer Schmaler klatscht begeistert in die Hände –, und da bemerkt Charlie Theo. Zögernd, sich umblickend kommt er den Pfad entlang, nähert sich dem Grüppchen von der anderen Seite. Charlie ist nicht sicher, ob Theo ihn gesehen hat, seine Hand fährt nach oben, er will winken, beherrscht sich sogleich.

Lindhorst entdeckt Theo als Erster, scheint etwas zu rufen, seine Stimme zu leise, um es zu verstehen. Charlie zögert. Eines der Mädchen blickt bereits in seine Richtung. Weitergehen und grußlos an ihnen vorbei, wäre eine Möglichkeit. Die Böschung hinauf und warten, bis sie verschwinden, eine andere. Allerdings: sich im Gestrüpp hinter den Gärten verstecken – er dürfte sich auf Höhe des Plessing'schen Sommerhauses befinden –, wäre, er kaut an dem Wort, *auffällig*.

Theo bückt sich, klaubt etwas vom Boden auf. Die anderen machen ihm die Wurfbewegung vor. Charlie wendet sich um, geht den Pfad, auf dem er gekommen ist, zurück. Theos erster Wurf scheint zu misslingen «Nein – so!». Er ist schon ein ganzes Stück weiter, ehe das Sirren erklingt.

Aufgewachsen ist Charlie im Wendländischen. Sein Vater war Schlachtergehilfe, seine Mutter schwanger oder am Stillen, mit Hämatomen von violett bis gelb bedeckt. In seiner Erinnerung ist das Land ringsum flach, mit Feldern, die stets dunkel sind, als wäre immer Spätherbst oder Winter, mit einem allenfalls handbreiten Streifen Grün zwischen den Äckern, der die Grenzen markiert.

Wenn der Schlachter im November von Hof zu Hof fuhr, hat sein Vater ihn mitgenommen zum Helfen. Zum Eimerhalten, unter Schlitze, aus denen es dampfte, frühmorgens, wenn alles noch mit Raureif bedeckt war.

«Kannst später bei mir anfangen», hatte der Schlachter gesagt.

Charlie hat stumm den Kopf geschüttelt, achtgebend, dass die in der klaren Luft sich auflösenden Dampfschwaden seine Haut nicht streiften.

So blieben ihm das Kalibergwerk, die Flachsweberei oder

als Landarbeiter auf einem der umliegenden Dörfer zu verhungern. Charlie war im letzten Jahr der Volksschule, da brachte ein fahrender Händler die Nachricht, dass nach dem Diphtherieausbruch Küchenhilfen auf Schloss Wreese gesucht würden, knapp zwanzig Kilometer nördlich, im Besitz der Freiherrn von Stolpe.

Die nächsten anderthalb Jahre trug Charlie Toiletteneimer zur Sickergrube, hackte Holz und schälte Kartoffeln. Ab und an machte er mit einem der Gärtnerburschen beim Totholzstapel hinten im Gemüsegarten rum, vor allem, weil sonst niemand zum Rummachen da war.

Die Herrschaft bestand aus einem schwerhörigen Fräulein mit Gesellschafterin und einem Onkel des Freiherrn, der «seine Gicht kurierte», indem er still vor sich hin trank. Die restliche Familie kam gelegentlich aus Braunschweig herüber.

Was Nicolaus von Stolpe, einer der Söhne des Freiherrn, morgens um fünf zwischen den Reisiggerüsten der Erbsenpflanzen zu schaffen hatte, weiß Charlie bis heute nicht. Der Gärtnerbursche floh Richtung Stall, Charlie rannte zum Hackklotz im Wirtschaftshof, spaltete Scheite, bis nichts mehr zum Spalten übrig war. Als er mit dem Holzkorb die Küche betrat, war der Gärtnerbursche bereits entlassen und nach ihm geschickt worden. Er packte seine Tasche, ehe er in die Bibliothek ging, überrascht, dass die Herrschaft sich die Mühe machte, ihm persönlich zu kündigen.

Nicolaus von Stolpe wollte nicht nur seinen Schwanz in Charlies Mund schieben. Claus wollte, dass Charlie den Kopf auf seine Brust legte, wollte ihm die Haare im Nacken kraulen. Ihm stundenlang erklären, wer Zeus, Minerva, Hermes und Athene sind. Gab nicht eher Ruhe, bis Charlie auf Englisch und Französisch bis hundert zählen konnte, den Unterschied zwischen Tintoretto und Turner kannte.

«Hier», Claus deutete mit einer Handbewegung über ihre langgestreckten Körper, die zurückgeschlagene Bettdecke, die geöffneten Fenster zum Park, hinter denen es unablässig regnete, «hier sind wir gleich.» Eins. Urninge seien sie. Uranismus, nennt Claus es. *Ganymed* nennt er Charlie und *Mein persönlicher Kammerdiener*, wenn sie auf Reisen sind. Nach Rom fahren sie, Paris, Vevey, Biarritz, Karlsbad. Nie nach Braunschweig. Wenn Claus dorthin zurückkehrt, fährt Charlie «vor, aufs Land». Ist Claus durstig, steht Charlie auf und holt etwas zu trinken. Ist Charlie durstig, steht Charlie auf und holt Wasser.

Hätte Charlie sich Claus ausgesucht? Sicher nicht. Aber die Frage stellt Charlie sich erst lange nachdem der Butler ihn eines Morgens beim Sortieren von Claus' Manschettenknopfsammlung unterbrochen hatte – Claus war für drei Tage nach Braunschweig gefahren –, um ihm knapp mitzuteilen, er sei unter Zahlung dreier Monatsgehälter entlassen. Der Kutscher könne ihn und sein Gepäck am Abend, wenn er die Post abhole, mit zum Bahnhof nehmen.

Jedes Wort des überschwänglichen Empfehlungsschreibens, das Charlie mit der Kündigung überreicht wurde, besagte: Claus fühlt sich schuldig. Mit geprägtem Wappen, eigenhändiger Unterschrift und auf Büttenpapier beförderte er Charlie zu einem *trotz seines jugendlichen Alters exzellenten Butler.*

IV

PARIS

April 1890

Die Angst ist schon da, als Vilhelm Petersen aufwacht. Atme, denkt er, fühlt die Bewegung seiner Rippen unter den Fingern. Vil liegt auf dem Rücken, Hände auf dem Brustkorb, der sich ausdehnt, Luft einzieht, unvermittelt stockt. Atme, denkt er und reißt den Mund auf. Ich ersticke! Eine kalte Adrenalinwelle rauscht durch seinen Körper, und sobald sie seine Beine erreicht, schnellen die nach unten. Seine Füße stoßen ins Daunenbett, Stoff gleitet an den Zehen entlang, bis ein Nagel sich verhakt, die Fasern mit leisem Ratschen reißen. Die Decke gibt seine Schultern frei, Luft drängt zwischen sie und seinen Körper, kühlt den Schweiß aus, irgendwas kitzelt an seinen Waden, herausquellende Daunen vermutlich, aber Vilhelm Petersen atmet wieder.

Und sein Herz schlägt. Pocht in den Ohren, pocht in seiner Brust, als hätte sich dort ein Hohlraum aufgetan, in dem es widerhallt, den es in Schwingung versetzt wie einen Trommelbauch. Nur dass der Trommler, je länger Vilhelm Petersen in sich hineinhört, immer unregelmäßiger schlägt, als lahmte eine seiner Hände.

Er stößt die Decke von sich, eine Wolke weißer Federn steigt auf. Vilhelm Petersen gleitet neben dem Bett zu Boden und muss – Trommler hin oder her – lachen. Vilhelm Petersen ist schön. Das sollte man nie vergessen, denn er vergisst es auch nicht. Selbst jetzt, eingeklemmt zwischen Bett, Nachtkasten und dem vorgewölbten Bauch der Barockkommode, mit angezogenen Knien, die rötlich blond behaart unter dem Nachthemd hervorsehen. Vil Petersen ist zweiundzwanzig Jahre alt, und wenn er gefragt wird, warum er so traurig aussieht, und Menschen fragen ihn das gerne, antwortet er: «Ich bin im Osten geboren, wenn Sie verstehen.» Und die meisten nicken, als verstünden sie.

Viel Publikum hat er nicht zurzeit, außer den beiden Greten, die er in wenigen Stunden am Wall treffen wird, um ihnen Gelegenheit zu geben, die klare Linie seines Kinns zu bewundern. Zwei Cousinen, eine blond, eine braunhaarig, beide hübsch, beide das Übliche: Sie wollen studieren, dürfen nicht studieren, werden deswegen irgendeinen Professor heiraten, zehn Jahre älter und mäkelig bei den Haushaltsausgaben. Mit einer ist Vil ein wenig verlobt. Die andere hat er heimlich geküsst.

Im Erdgeschoss beginnen die Hunde zu bellen, die Dienstmädchen sind aufgestanden. Seit er in das kleine Zimmer zur Straße gezogen ist, schlafen die Tiere unten. *Bibliothek* nennt es Tante Luise, weil zwei der Wände bis zur Decke von Regalen bedeckt sind, in denen sich sammelt, was für den Bücherschrank im Wohnzimmer nicht elegant genug ist. «Vielleicht fühlst du dich hier heimischer», hat Tante Luise gesagt, als die Dienstmädchen mit zwei Arbeitern Bett, Nachtschrank und Waschtisch aus dem Gästezimmer herübertrugen. Den Sessel haben sie unters Fenster geschoben, die nach fauligem Wasser stinkenden Palmen in der unvermeidlichen Kirschholzjardiniere suchen jetzt im Treppenhaus nach Licht. Stechen jedem, der vorbeigeht, mit den Spitzen ihrer federförmigen Blätter durch den Ärmel.

Das Bellen unten wird schärfer. Tante Luise sperrt die Hunde über Nacht in den Windfang, die Dienstmädchen fürchten sich vor ihnen. Vil kann ihre Krallen an der Tür kratzen hören, sie ziehen helle Striemen in den blaugrauen Lack. Das könne doch nicht schwer sein für einen, der an der Kunstakademie studiere, hat Onkel Frey gesagt und letzte Woche Farbeimer und Pinsel vor Vil auf den Boden gestellt.

Draußen auf dem Kopfsteinpflaster hallen die ersten Hufen und Karrenräder. Auf dem Weg zum Fenster streift er die Staffelei, die natürlich umkippt, dumpf auf das Deckbett fällt. Die Staffelei aufzustellen, war unsinnig, denn Vil malt nicht. Als er im Sommer hier war, hat er sich noch die Mühe gemacht, hin und wieder Farben anzumischen, den Kittel anzuziehen, Flecken auf ihm zu hinterlassen und irgendwas auf der Leinwand zu skizzieren. Im Moment dient die Staffelei nur noch als Ablage für eine halbfertige Kohlezeichnung von Bertie, seinem Cousin, die er vorzeigt, wenn die Frage aufkommt, was er die ganze Zeit in seinem Zimmer macht.

Die richtige Antwort lautet: Er liegt im Bett auf dem Rücken, entweder damit beschäftigt, seinen Penis zu streicheln, oder sich zu bedauern, dass er ausgerechnet hier auf dem Rücken liegt. Nicht in Paris, nicht in Amsterdam, nicht neben einer der Greten, die seinen Penis streichelt, nicht einmal in Kopenhagen und noch nicht einmal wirklich in der Stadt, sondern in der Vorstadt, nicht in einem der geräumigen Häuser am Lindenplatz, die über den Park auf die Innenstadt blicken, sondern in einer Seitenstraße, mit Aussicht auf, na ja, im neuen Zimmer: auf die Reihe Mietshäuser gegenüber. Aber das Schlimme ist, seiner Meinung nach, auch nicht das vor, sondern das hinter dem Haus.

Wie immer, wenn er das Fenster öffnet, kippen die zerbröselnden Reste eines Makartbouquets auf der Kommode durch den Luftzug aus der Vase. In den Lichtkegeln der Gaslaternen draußen wirbeln Regentropfen, auf der Straße darunter stehen die ersten Karren. Vil Petersen kniet auf der

Sitzfläche des Sessels, beugt sich über die Lehne, schließt die Augen und hält sein Gesicht in die Kälte.

Petersen's Dampfmühle und Dampf-Brodfabrik steht in schwarzen Buchstaben auf weißem Grund auf dem Schild über der Durchfahrt. Der Hof hinter dem Haus ist so schmal, dass die Lieferwagen, wenn sie die Ware abholen, nur einzeln auffahren dürfen, sonst bleibt nicht genügend Platz zum Wenden. Jeden Morgen bildet sich daher auf der Straße eine Schlange. Gelangweilt auf das Pflaster stampfende Pferde und Kutscher, die mit den Trägern darüber streiten, ob die sich auch anstellen müssen.

Achtloser Lärm, normalerweise ist Vil Petersen ein großer Anhänger achtlosen Lärms, aber nachdem er über den Qualm geklagt hat, der unentwegt aus dem Schornstein im Hof quillt, und das Zimmer zur Straße bekommen hat, wo sich die Fenster öffnen lassen, ohne dass der Geruch verbrannter Lumpen hereindrängt, bleibt ihm wenig, worüber er sich beschweren kann. Zu Recht beschweren kann, in den Augen seiner Tante.

Unruhe unten, «Pack»-Rufe, «Geschmeiß» und «Verschwindet!». Die Fahrer und Träger brüllen gemeinsam, der Streit ums Anstellen ist vergessen. Vil blickt dem Grüppchen hinterher. Sie hasten an den Hauswänden der gegenüberliegenden Straßenseite entlang in Richtung Töpferweg, wo seit letztem Jahr der Lumpenqualm der Genossenschaftsbäckerei aufsteigt. Dort kaufen sie ihr Brot ohne Zwischenhändler, ohne Lieferwege, bringen den Nachbarn und Bekannten welches mit, wechseln sich ab. Ihnen zu applaudieren, langsam und mit Pausen, sodass jedes Klatschen einzeln zwischen den Hauswänden hallt, die Kutschpferde zusammenzucken und die Kutscher ebenso, wagt Vil Petersen nicht. Aber er würde gerne.

Eigentlich ist es so: Würde alles, was Vil Petersen auf dieser Welt verabscheut, zu einem einzigen Wort gerinnen, so lautete dieses *Arbeitergenossenschaft*. Aber die Speichelfäden-zwischen-den-Zähnen-ziehende Wut, die seinen Onkel befällt, sobald sich das Gespräch der Fabrik am Töpferweg nähert, mit Atemnot und dazugehörigem Satzstumpenhaufen, weil die Worte so schnell aus Onkel Freys Mund kollern, dass er keinen Satz beenden kann, ist eines der wenigen Vergnügen, die Vil zurzeit bleiben.

Im Erdgeschoss eindeutig Der-Tag-hat-begonnen-Geräusche. Schürhakenkratzen in den Öfen und Geschirrklirren, eines der Mädchen deckt den Frühstückstisch ein. Einen weiteren Morgen Klunkermus, einen weiteren Morgen die blauen *Royal Copenhagen*-Blumen auf dem Grund des Tellers frei löffeln, nein. Vilhelm Petersen ist bereits auf dem Weg zurück ins Bett. Der erste Löffel schmeckt noch warm-weich-süß nach Kindheit, aber spätestens nach dem vierten ist ihm übel.

Er ist zu wach zum Schlafen, zu aufgebracht, um aufzustehen. Er könnte lesen, wenn er wüsste, was. Seine Bücher aus Kopenhagen hat er den beiden Jungen geliehen, die die Greten zu ihrem ersten Treffen als Aufpasser mitgebracht hatten. Eigentlich hatte er die Jungen nur beschäftigen wollen, nicht erwartet, dass sie sich für Ibsen interessieren würden. Den einen, Erasmus, dunkelhaarig, sechzehnjährig, ein Cousin der Greten, stellten sie ihm als Enkel des berühmtesten Dichters aller Zeiten vor.

Dessen Namen hatte Vil noch nie gehört. Er nickte daher halb zustimmend. Doch die Ernsthaftigkeit, mit der Erasmus ihn wenig später zu dem Graben neben der Landstraße führte, war rührend. Ein wenig unsicher, wie Vil reagieren würde, hatte er auf das hüfthoch stehende Gewirr aus Schaumkraut,

Akelei und irgendwas Gelbem gedeutet: die Stelle, an der sein Großvater, auf dem Heimweg von der Forstschenke, die erste Strophe seines berühmten «Der April ist gegangen» gedichtet habe.

In Tante Luises Wohnzimmer wurde er fündig: mittleres Regal, Augenhöhe, acht Bände im grünen Schuber. Goldprägung. *Gesammelte Werke*. Ungelesen, er konnte hören, wie die Bindung zum ersten Mal knickte, als er den Deckel von Band II aufschlug.

Ein paar Tage später, als sie sich zufällig auf der Straße trafen, hatte Erasmus gefragt, wann sie das nächste Ibsenclub-Treffen abhalten würden. Im ersten Moment war Vil verwirrt. Richtig, später am Abend hatten sie, auf den noch warmen Holzplanken des Bootsstegs nach Mücken schlagend, feierlich einen Club gegründet. Er hatte ziemlich viel getrunken gehabt.

Seitdem treffen sie sich regelmäßig. Er hat ihnen sogar, Wort für Wort ins Deutsche übersetzt, *Aristokratisk Radikalisme* von Professor Brandes vorgelesen. Bedauerlicherweise verfügt keiner von ihnen über eigenes Vermögen. Im Gegenteil. Letzte Woche, als sie im *Lindenkrug* den Deckel begleichen sollten, hatte Erasmus unter lautem Suchen und Fluchen festgestellt, er habe seine Geldbörse vergessen, und zwar, *bevor* Vil unter lautem Suchen und Fluchen feststellen konnte, dass er seine vergessen hat. Eine unangenehme Situation. Vil hatte improvisieren müssen.

Er nimmt einen der beiden Bände der *Histoire de la Machine à Vapeur*, die ihm Tante Luise in rotes Leder gebunden zum Geburtstag geschenkt hat, vom Nachttisch. Noch im Herbst war es ihm leichter gefallen, Interesse vorzutäuschen. Onkel Frey hatte ihn mehrmals durch die Fabrik geführt, ihm alles sorgfältig und geduldig erklärt, immer wieder, und Vil hat alles sorgfältig und geduldig wieder vergessen. Bis auf einige Begriffe, die er einwirft, sobald sein Onkel zu «Die unfassbare Kraft heißer Wassertröpfchen –» anhebt.

«Perkins Röhren», beispielsweise.

Was das Besondere an denen sei?

«Ohne Pause», antwortet Vil dann. «Bei immer gleicher Temperatur.» Er könnte nicht sagen, was an dem Satz so furchtbar ist, aber er ist furchtbar.

«Und?»

«Man kann Lumpen statt Holz verfeuern, weil Back- und Heizkammer getrennt sind.»

Onkel Frey nickt zufrieden. «Spart Kosten.»

Im Herbst ist es nur ein Spiel gewesen, eine Scharade, die er aufführt, eine Pauseneinlage, zwischen den Grete-Treffen. Die Verlobung war eher ein Unfall gewesen. Auf einer Landstraße sind sie einem Mann begegnet, verkleidet als Lakai aus dem vorigen Jahrhundert. Kaum war er vorüber, begannen die beiden Greten zu quietschen – «Oh nein, Isenhagen. Er wird uns verraten!» – und weigerten sich weiterzugehen. Eigentlich hatten sie zum Gasthof gewollt, die halbe Strecke hatten sie bereits hinter sich. Aber die Mädchen wollten umdrehen.

In den nächsten Tagen hatte er aufgebrachte Stimmen und Vorhaltungen erwartet, über die er sich lustig machen könnte. Irritierenderweise erkundigte sich Tante Luise stattdessen beim Abendessen, ob er in der Stadt nette Bekanntschaften gemacht habe. Die gleiche Frage beim Frühstück, ständig fielen ihre Nachnamen. Der Vater der einen: Bützow, Rentier. Der von der anderen: Lindhorst, Senator. Erst wollte er die Greten nicht wiedersehen. Dann erwog er, mindestens eine von ihnen zu schwängern, welche, war ihm eigentlich egal, und nach Paris abzufahren. Dann hatte er eine dritte

Möglichkeit entdeckt: Heiraten und mit ihrem Geld – und mit ihr, wenn es sein musste – nach Paris. Die Braunhaarige gefiel ihm besser, aber die blonde Senatorentochter war vermögender, wie er Onkel Freys Andeutungen entnahm.

Sobald er mit ihr alleine war, flüsterte er, ob sie ihm nicht etwas von dem berühmten Keitel vortragen möge, Lippen dicht an ihrem Ohr. Irgendwas mit Rosen und Küssen hatte er erwartet, für die Situation Förderliches. Doch nachdem er ihr vorsichtig eine Mücke von der Stirn geschnippt hatte, begann Grethe leise «Der April ist gegangen» zu summen. Er ließ sie schwören, die Verlobung geheim zu halten, und nachdem er ihrem Vater vorgestellt worden war, gab er den Plan stillschweigend auf. Der Senator hatte ihm angeboten, Verbindungen herzustellen, sollte Vil sich mit der Absicht tragen, eine Filiale des väterlichen Landmaschinenhandels im kleinsten Staat zu eröffnen. Als Vil fragte, ob er nicht selbst investieren wolle: nur hochgezogene Augenbrauen.

Zwei Stunden später liegt Vilhelm Petersen noch immer im Bett auf dem Rücken und bedauert, hier auf dem Rücken zu liegen. Recht hartnäckig, wie selbst er findet. Im Erdgeschoss Lärm. Die schlimmste Sorte Lärm, fleißiger, mit einer Spur Verärgerung. Von Zeit zu Zeit bellen die Hunde. Zwischendurch hat er darüber nachgedacht, dass er unten zum Frühstück erwartet wird. Dann, dass er erwartet wurde, das Klunkermus abgetragen sein dürfte. Seitdem ist er hungrig.

Geklopft haben bisher: Bertie, sein Cousin, dann das eine Dienstmädchen, noch mal Bertie, gefolgt von dem anderen Dienstmädchen, dann wieder das erste Dienstmädchen mit Bertie, der «Bist du tooot?» ruft. Und schließlich: Tante Luise.

Ob ihm nicht wohl sei?

«Nein!»

«Magen?»

«Alles!», hat er geantwortet. Ehe er mit der Aufzählung beginnen kann, hört er bereits ihre Schuhe auf der Treppe, die sich entfernen.

Wie lange muss er liegen bleiben, bis sie ihm Geld für Paris geben? In Kopenhagen hat er es schon einmal versucht, aber nach wenigen Tagen, wegen Langeweile und Rückenschmerzen und weil seine Mutter sich weigerte, seinen Nachttopf leeren zu lassen, aufgegeben.

Die Post von heute früh dürfte bereits unten auf dem Esstisch liegen. Er hat Maria geschrieben.

Paris ist alternativlos. Nirgendwo sonst wirst du Künstlerin. Malerin vielleicht, aber nicht Künstlerin.

Nicht dass Maria ihn reizen würde. Aber eines hat er gelernt im Ibsenclub: Während er spricht, ist es, als ob die aufmerksame Stille, die Abwesenheit jeder Bewegung – sie wagen kaum zu atmen – einen Raum öffnen würden, den er vollkommen einnimmt. Er blickt niemanden an, spürt sie aber, ihre Blicke, ihr gespanntes Warten auf seinen nächsten Satz. Ein Raum, in dem seine Gedanken sich klären, der ihn eloquent formulieren lässt, jede Empfindung, jede Eingebung sofort präzise in Worte fassen. Nicht das rasende Gestammel, die aufgeschütteten Satzstumpen, mit denen in Kopenhagen die meisten Diskussionen geendet sind. Er ist selber beeindruckt von sich. Er wird nicht alleine nach Paris gehen, sondern als Gründer einer Bewegung. Einer neuen Kunst. Nur: Für eine Bewegung braucht es Bewegte.

Nachdem Maria ihn den beiden Greten vorgestellt hatte, hat er sie vernachlässigt. Im Armenhaus war er ihr das erste Mal begegnet, im Kranenkonvent. Auf der Suche nach einem Gesicht, das es wert wäre, gezeichnet zu werden. Auf einer

Bank am Koberg saß eine Alte mit violett verfärbter Nase, zahnlos, ihre Lippen hingen vor der Mundhöhle wie Filzbahnen, die eingesogen und aufgeblasen wurden, bei jedem Atemzug.

«Komm mit», entgegnete sie auf seine Frage, ob sie ihm sitzen würde, gegen ein paar Münzen. Als sie in die Kleine Burgstraße einbog, wandte sie sich im Gehen um. «Bist nicht der Erste.»

Er wurde unsicher, ob sie seine Absichten richtig verstanden hatte. «Ich will Sie zeichnen.»

«Ja, bist nicht der Erste. Gestern war ein Mädchen da.»

Vor einem gotischen Türbogen blieb die Alte stehen. «Ist das Siechenhaus.» Sie schob die Holztür auf.

Er hatte eine der hallenartigen Dielen erwartet mit meterhohen Gartenfenstern, kein enges Fachwerkgemäuer. «Das Licht reicht nicht», wandte er ein.

Die Alte deutete in einen Korridor. «Am Ende ist der Hof. Ich komme gleich.»

Der Innenhof war schmal, sehr lang und abschüssig. Rechts und links in den Seitenflügeln nichts als Fenster. Maria wandte ihm den Rücken zu, Kopf gesenkt, reagierte nicht auf das Quäken der Türangel. Sie hielt das Zeichenbrett im linken Arm, Unterkante gegen den Bauch gestützt. Arbeitete mit Kohle, skizzierte die zwischen Kopfsteinen wachsenden Grashalme, den Mauerfuß des rechten Flügels, stellte er fest, als er ihr über die Schulter blickte.

Erst da bewegte sie sich, wich einen Schritt zur Seite, fuhr zu ihm herum. Trotzig. Maria guckt immer trotzig. Ihre Nasenspitze ist zu breit. Manchmal, wenn er von ihrem Talent spricht, dessen Größe preist, leuchtet sie. Im Innenhof des Armenhauses musste er jedoch zunächst verhindern, dass sie vor ihm weglief.

«Nicht mutig genug.» Er hatte auf das Zeichenbrett gedeutet, das sie an sich presste, um die Skizze zu verdecken. «Das erste Werk des Künstlers ist er selber», hatte er zu ihr gesagt. Den Satz hatte er in seinem Journal notiert, in Kopenhagen noch. Ob er von ihm selbst oder aus der Vorlesung von Professor Brandes stammt, ganz sicher ist er nicht. Aber er konnte sehen, wie die Worte begannen, in ihr zu wirken. Ihre Augenbrauen zogen sich zusammen, sie drehte ihr Gesicht weg, und einen Augenblick sah es aus, als wolle sie sich ganz abwenden, mit raschen Schritten den abschüssigen Hof hinab und durch die Pforte am anderen Ende verschwinden. Doch dann sah sie ihn an, ein langer, strenger Blick, und er wusste, er brauchte nur zu lächeln.

Als die Glocken zwölf schlagen, sei es, weil Onkel Frey jeden Augenblick zum zweiten Frühstück nach Hause kommen wird, sei es, dass die Greten ihn in zwanzig Minuten am Wall erwarten, steigt Vil Petersen endlich aus dem Bett. Stellt das Makartbouquet zurück in seine Vase, der Fußboden, die Kommodenplatte, sein Hut, Schal, Knöpfe und sein Ring, alles ist mit hellbraun zerbröselten Blattresten bedeckt.

Er hat Glück, das Dienstmädchen hat den Waschkrug mit frischem Wasser vor der Zimmertür stehen lassen. Es ist nicht weit zu den Wallanlagen, und Vil Petersen ist niemals pünktlich. Die Hunde jaulen, springen im Windfang durcheinander, als er die Treppe hinunterkommt. Achill, braun gestromert und kalbsgroß, Molly ist eher eine Notlösung, eine weiß-braun gefleckte Münsterländerhündin, die geduckt und schwanzwedelnd auf jeden zuläuft. Nie ohne Ring, nie ohne Stock, nie ohne Hund, hat er seinem Cousin Bertie erklärt. Er braucht dringend einen Barsoi.

Und erst jetzt, als er zügig, aber nicht eilig, die Lindenstraße hinabgeht, würde einem Beobachter, der die letzten

Stunden in seiner Nähe verbracht hat, auffallen, dass er das linke Bein ein wenig nachzieht. Er ist so geboren. Hat als Kind einen schweren Unfall gehabt. Mal erzählt er das eine, mal das andere, und ganz sicher ist er manchmal selber nicht.

Die Innenstadt genauso entsetzlich wie die Vorstadt. Gibt es etwas Furchtbareres als roten Backstein? Schwer, die Häuser sehen schwer aus. Nicht gewichtig, sondern nach Gewicht, als lasteten sie mehr auf der Erde als andere Gebäude.

Um 12 Uhr 10 ab Aachen, ohne Umsteigen, Lüttich, Jeumont, Paris, hat er Maria geschrieben. Er hat sich Mühe gegeben mit diesem Brief: *300 Mark im Monat, mehr brauchst Du nicht. 400 vielleicht. Es ist möglich, bis Aachen ein Zweite-Klasse-Ticket zu lösen und ab Aachen in die erste zu wechseln. Das wird ein historischer Moment! Den unsere, den Deine Biographen ausgiebig würdigen werden. Zwei Seiten, wenn nicht drei. Bloß: «Aus einem der letzten Wagen steigt, eingekeilt zwischen einem Kanzleischreiber und einer Köchin, die über die Zubereitung des Ragouts für den Abend nachdenkt, eine Frau Anfang zwanzig und weiß nicht, wie sie die Tasche und den hüfthohen Koffer aus dem Weg schaffen soll. Die Köchin stößt ihr in den Rücken, um ja schneller zu ihren Zwiebeln zu gelangen, und die Gepäckträger warten weiter vorn am Zug ...» Das macht nichts her. Also spätestens ab Aachen in die erste Klasse! Der Franc ist schwach, in Frankreich kostet alles nichts. Wenn Deine Freundin Rosa eine wirkliche Freundin ist, es ihr wahrhaftig darum geht, Dich als Künstlerin zu fördern, dann sollte sie erst recht bereit sein, Paris für Dich zu bezahlen.*

Die beiden Greten heben gleichzeitig die Hand, sobald sie ihn sehen, und winken. Vil muss grinsen. Ich bin der Gretor, Verderber aller Greten, denkt er. Ihm gefällt der Klang. Gretor. Vilhelm Gretor. Grètor, Grétor, Grêtor, Gretòr, Gretór. Damit lässt sich etwas anfangen.

V

AUSFLÜGE

April 1890

1 Zehn vor vier, das Haus still, als wäre die Welt leer. Draußen ist alles weiß. Dunst, weniger feucht als Nieselregen, weniger dicht als Nebel. Der Walnussbaum, die Rhododendren noch grün und mit sich abzeichnenden Blättern, die Tannen dahinter grau und ein wenig diffus, der Kirschbaum ein Schemen, die Rosen verschwunden, die Hecke verschwunden, die Nachbarn verschwunden, die Wipfel der Linden am Hüxterdamm wie die Umrisse einer hellgrauen Hügelkette am Horizont. Auch die Vögel sind nur zu hören, nicht zu sehen, als drehe irgendwo im Dunst eine riesige Spieluhr ihre Walze.

Aber, wie jeden Morgen um fünf Minuten nach vier: erst der Husten, dann Pauline, dann der Bauch. Vielleicht weil alles verschwunden ist – und wer nichts sieht, wird nicht gesehen –, streckt Henriette die Hand aus, nimmt den Schlüssel vom Haken und steckt ihn in die Tür. Erst als sie bereits draußen steht, wird sie sich der Pantoffeln bewusst, Nachthemd und Nachtjacke, und geht die Stufen hinunter, hinein ins Weiß.

Das Letzte, was sie sich leisten könne, sei Exzentrik, hört sie Mutter sagen.

An der Weggabelung bleibt Henriette stehen, der Sandweg rechts führt zur Irrenanstalt, links geht es zum Hüxterdamm, hier wie dort wäre es schlimm, wenn jemand sie sähe.

Länglich und rötlich hellbraun ist das Tier, wie die ersten Flecken einer unreifen Kastanie, es läuft so gelassen und selbstverständlich hinter dem Gebüsch hervor und den Weg entlang, dass Henriette glaubt, es sei ein Dackel.

Sie sollte schleunigst umdrehen, statt in den Nebel zu starren, der Besitzer kann jeden Moment hinter den Büschen auftauchen. Das Fell ist zu lang und glatt, fällt ihr auf, und die Ohren fehlen, der Hals ist zu dick, und als es den Kopf ein wenig in ihre Richtung wendet, sieht sie die beiden gelblichen Zähne. Der Name fällt ihr erst nicht ein, und als sie einen Schritt auf es zumacht, reagiert das Tier nicht, sondern setzt seinen Weg unbeirrt fort, und als sie noch einen Schritt macht und mit aller Kraft aufstampft, reagiert es immer noch nicht, und als sie in die Hände klatscht: auch nicht. Stattdessen kommt Pauline durch den Nebel auf sie zugeschossen und bellt.

«Ein Otter», ruft Henriette. Endlich fällt ihr der Name ein. «Ein Otter!»

«Ist ja gut», sagt Hermann Bannow und spuckt aus, und Henriette ist nicht sicher, ob er sie oder Pauline meint.

Sie nickt ihm zu, in Nachthemd und Nachtjacke, wie ihr mit einem Mal sehr bewusst ist. Sie läuft los, wünschte, der Dunst wäre dichter, zur Straße zurück und durch die Gartenpforte. Auf der Treppe hört sie es in der Küche scheppern und hält erst an, als sie auf dem Läufer vor ihrem Bett steht. Niemand hat ihr Fehlen bemerkt, und eigentlich wäre bis auf ein Paar erdverschmierter Hausschuhe kein Schaden angerichtet, würde nicht einige Stunden später das Dienstmädchen ans Erkerzimmer klopfen, um einen Herrn Bannow anzumelden.

«Entschuldigen Sie meinen gegen die Regeln verstoßenden Besuch. Ich wollte mich nach dem Befinden Ihrer Tochter erkundigen. Ist sie wohlauf?»

«Welche Tochter?» Elisabeth Schilling ist unvorbereitet.

«Die Älteste, glaube ich.»

«Henriette?»

Der Bäckermeister nickt. «Ich nehme an.»

«Ihr geht es gut. Wieso?» Nicht die eleganteste Antwort, wie sie feststellt, sobald sie wenig später wieder am Schreibtisch im Erkerzimmer sitzt.

«Als ich sie sah, war sie etwas –» Er macht eine Pause, als suche er das richtige Wort. «Blass?», wird es schließlich.

«Henriette ist sehr hilfsbereit. Sie ist gerade in der Stadt, Besorgungen machen für ihre Schwestern», entgegnet Elisabeth Schilling mit der Unsicherheit eines unerfahrenen Kaufmanns, ob es der richtige Moment sei, die Ware anzupreisen, oder dies den Interessenten womöglich verschreckt.

Herr Bannow, wie sie ihn seit anderthalb Minuten still bei sich nennt, nickt erneut. An seiner abschließenden Verbeugung ist auch nichts auszusetzen, stellt sie fest, als sie mit verschränkten Armen wieder auf ihrem Schreibtischstuhl am Erkerfenster sitzt. In den Garten starrt. Der Rasen unterm Kirschbaum ist mit letzten Blütenblättern rosa gepunktet, der Flieder hat erste Knospen bekommen.

«Eine gute Nachricht», sagt sie, als Henriette mit den Besorgungen heimkommt. «Ein Wunder», nennt sie es abends im Bett, als ihr Mann die Decke über seine Beine zieht.

2 Es ist Samstag, Friseur-Samstag und der eine Tag im Frühling, an dem sich die Blattknospen so zaghaft öffnen, dass sie wie zartgrüne, an den bloßen Ästen hängengebliebene Staubflusen aussehen. Isenhagen summt, während er die Hartengrube hinabgeht, Beethovens *Eroica*. An den Birkenzweigen, über den vertrocknet-braun herabhängenden Kätz-

chen des letzten Jahres, überall kleine grüne Punkte.

Wenig später fragt Isenhagen den verdutzten Meister Werner, ob er verheiratet sei. Und als Meister Werner nickt und aus Versehen zu viel Makassaröl in Isenhagens Haaren verteilt: Ob er bestätigen könne, dass Damen in der Regel gerne Boot fahren?

In der Regel schon, es sei denn, sie werden seekrank, antwortet Meister Werner, während er versucht, mit einem Handtuch die in Isenhagens Nacken laufenden Öltropfen aufzufangen.

Isenhagen ist auf der Suche nach einem geeigneten Ort, um eine Bekannte auszuführen. Unverfänglich, aber stimmungsvoll, lautet die Anforderung. Isenhagens Überlegungen sind folgende: Ausflugslokale, Biergärten und Gaststätten scheiden aus. Ebenso die üblichen Spazierpfade, auf denen sich im Frühling die sich dem Ende zuneigende Saison durch die gestiegene Zahl Promenierender bemerkbar macht.

Aber in einem Ruderboot in der Mitte der Wakenitz ginge. Mit Blick auf die Türme und genügend Abstand zu den anderen Booten, unter einem aufgespannten Sonnenschirm. Ohne Ratsdieneruniform werden ihn die wenigsten erkennen. Außerdem hat er vorige Woche in einer langwierigen, äußerst verschämten und alle Beteiligten überfordernden Prozedur bei Steinhagen einen sommerlichen Strohhut erstanden. Kurz hatte er erwogen, für Mathilde Helms ebenfalls einen zu kaufen. Aber das ginge wohl zu weit, und der Verkäufer schien bereit, sich zu entleiben, als Isenhagen fragte, ob sie auch Damenmodelle führten.

Den passenden Vorwand, um Mathilde Helms heraufzubitten, hat er bereits gefunden. Die Erde im Topf auf der Küchenfensterbank hat eine weiße Kruste bekommen. Schimmel, fürchtet er.

Kalkablagerungen. Harmlos, lautet das Ergebnis ihrer Begutachtung.

«Einen Tee?»

Mathilde Helms nickt. Geht vor ins Wohnzimmer, während er den Kessel aufsetzt. Als er ihr folgt, steht sie am Fenster und blickt hinaus. Isenhagen atmet tief ein.

«Werden Sie seekrank?»

«Ich glaube nicht?»

«Möchten Sie vielleicht rudern gehen? In einem Boot? Auf der Wakenitz? Mit mir?»

«Ich möchte lieber nicht rudern.»

«Ich – bitte verzeihen Sie.»

«Ich erwäge eine Affäre mit Ihnen zu beginnen.» Ganz ruhig sagt sie das und sieht Isenhagen dabei ins Gesicht.

Wer erwartet hat – Isenhagen zum Beispiel, hätte ihm jemand vorher die Situation geschildert –, wer erwartet hat, Isenhagen werde jetzt mit entschlossenen Schritten die knapp drei Meter zwischen sich und Mathilde Helms am Fenster überwinden, sie an sich ziehen und leidenschaftlich küssen, hat sich getäuscht. Und nicht, dass nicht gerade in einem Winkel von Isenhagens Hirn eine Version von Isenhagen genau dies täte. Das Problem ist: In sämtlichen anderen Winkeln des Hirns und bei sämtlichen anderen Isenhagens herrscht blanke Panik. Einer ist zu überrascht, um sich zu rühren. Einer durchsucht verzweifelt sämtliche Erinnerungen, doch alles, was er findet, ist Fräulein Neesen in der Weberstraße. Einer meint, er setze Fett an. Einer sitzt enttäuscht in der Ecke, denn das ist nicht das Werben und Überreden und Ein-hingehauchtes-Ja-Erringen, das er sich vorgestellt hat. Jemand möchte dringend von Demetria Isenhagen abgeholt werden und plärrt. Der in der Ratsdieneruniform stellt fest, dies sei nicht das Verhalten, das von einer

Dame zu erwarten ist. Einer rennt durch die Gegend und schreit mit in die Luft gestreckten Armen: «Jaaaa!» Und die andere Hälfte freut sich, würde aber gerne noch ein Weilchen stumm Mathilde Helms am Fenster anstarren. Alles zusammen äußert sich in einem um wenige Zentimeter Anheben seiner rechten Hand und «Hnngg».

Weil sie zu sehr miteinander beschäftigt sind, bemerkt keiner der Isenhagens, dass Mathilde Helms Schultern sich millimeterweise heben, ihre Hände tanzen mit einem Mal durch die Luft, denn sie weiß nicht, wohin mit ihnen. Und weder die schnellen Schritte, mit denen sie das Wohnzimmer durchquert, noch, dass sie es in Richtung Tür tut, noch ihre Hacken im Flur auf den Dielen oder das Zuschlagen der Haustür vermögen Isenhagen in Bewegung zu setzen. Mathilde ist bereits auf halber Treppe, ehe er ihr hinterherstürzt.

Als Isenhagen sich über das Geländer beugt, sieht er sie noch an – Oh Gott, ihr Mann ist zu Hause! – vorbei im Wohnungsflur verschwinden. Isenhagen zuckt zurück, wagt nicht, sich zu rühren. Von unten kommt nur das Klack der sich schließenden Tür.

3 Georgs Magen rumort. Er hätte sich doch etwas zu essen kaufen sollen, statt nach der letzten Stunde die Treppe hoch in die Primanertoilette zu rennen. Heute bekommt er zum ersten Mal Nachhilfe. Otto hat eine Stunde länger, Kunstzirkel, sie sollen zusammen gehen, damit Georg den Weg kennenlernt. Die Pastete hat ihm Geld mitgegeben und strenge Anweisungen, bei welchem Metzger er sich nach dem Unterricht ein Würstchen mit Brot kaufen soll.

Die Magengeräusche werden lauter. Beunruhigend laut. Er krümmt sich zusammen, versucht, das Blubbern und Brummen zu dämpfen, bei den Waschbecken glücklicherweise heftige Diskussionen.

Als er vor einigen Wochen mit dem Brief von Ordinarius Lange aus der Schule kam, bestand Pastor Leonhard darauf, dass er sofort bei Großvater anrufe. Und Großvater bestand darauf, dass er den Brief sofort öffnete und vorlas.

«Jetzt?» Die große Schiebetür stand offen, die den Flur, in dem der Apparat hängt, vom Verkaufsraum der Apotheke trennt. Eine ältere Dame ließ sich gerade Tropfen zur Blutreinigung empfehlen, eine andere wartete. Georg hätte nur die Hand ausstrecken müssen, um den Kittel von Apotheker Mühsam zu berühren.

«Jedes Wort. Wehe, du lässt eines weg.»

Schlimmer noch war, dass ihm gegenüber, vor der Tür mit dem Schild *Privat*, Erich, der jüngste Sohn des Apothekers, stand und sein «Jetzt?» nachäffte. Einen Kopf kleiner als er, mit wirren roten Haaren. Georg dreht ihm den Rücken zu, während er leise zu lesen beginnt.

«Lauter!»

Wehret den Anfängen! Diesem Leitspruch gehorchend, sehe ich mich gezwungen, liest Georg. Blickt kurz über die Schulter. Der Rothaarige steht noch immer da. Wiederholt lautlos jedes Wort, mit pathetisch erhobener Faust und verzerrtem Gesicht.

Wenn der Schlendrian in einem Schüler erst Fuß gefasst ... Bei jeder zweiten Silbe stößt die Faust in die Luft, beinahe hätte Georg gelacht ... *ist er nur mit größter Anstrengung und harten Strafen wieder auszutreiben.* Von ganz alleine knautscht sich Georgs Gesicht zusammen, zieht er die Mundwinkel auseinander, kneift die Augen halb zu. *Der jugendliche Charakter wird schnell weich* ... Georg muss achtgeben, nicht auch die Stimme zu verstellen ... *seine Seele porös.*

Der Apothekersohn beginnt zu lachen, verschwindet schnell durch die Tür zur Privatwohnung, als sein Vater hinter dem Tresen sich umwendet.

Einen Monat Stubenarrest, lautete das Urteil, in dem Georg den Unterrichtsstoff nachholen wird. Und außerdem: Nachhilfe. Erst da fiel Georg auf, dass seine Lage auch Möglichkeiten bot, eine zumindest. Denn unter den Lehrern, die Ordinarius Lange aufgelistet hatte, war Frau Amalia Grautoff, Ottos Mutter, Latein und Französisch. Er könnte Otto in Ruhe ausfragen. Sein älterer Bruder gehört zweifellos zum Fechtclub. Vielleicht weiß Otto etwas über die große Schlacht in wenigen Wochen, einen besser platzierten Spion gäbe es nicht. In einer halben Stunde sind sie auf dem Vorderhof verabredet.

Unvermittelt ist es still bei den Waschbecken.

«Was heißt, du bist raus?»

«Nur am ersten?»

«Ganz raus.»

«Um mehr Zeit mit den verlausten Schorers zu verbringen?»

«Einfach so.»

«Mein lieber Erasmus, wir kennen uns, seit wir am ersten Schultag bei Dr. Bussenius zusammen den Papierkorb angezündet haben –» Gelächter.

«Lass gut sein, Vanheeren. Lass den Jekef gehen.»

«Was hast du gesagt?»

«Er – soll – den – Jekef – gehen – lassen!»

Unvermittelt poltert es, so laut, dass Georg zusammenzuckt. So laut, dass er das Gleichgewicht verliert, vergeblich Halt sucht an den glatten Fliesen hinter sich. Er kippt zur

Seite, ungebremst in die Schrubberstiele, die alle gleichzeitig ins Rutschen kommen. Als er es schafft, sich mit der Hand abzustützen, hält er den Atem an. Einer der Bürsten ist so weit über den Boden gerutscht, dass sie unter der Tür hervorsieht. Doch draußen brüllen alle durcheinander. Georg wagt nicht, den Besen zurückzuziehen, aber das ist einerlei. Niemand scheint ihn zu beachten.

Eine Holzkate, zumindest eines der krummen, krumpeligen Fachwerkhäuser aus den *Gängen* hatte Georg erwartet, mit abplatzendem Putz und stinkender Rinne vor der Tür. Nicht das längliche Backsteingebäude, zweistöckig, mit Vorgartenrasen und Blumenkästen an den Fenstern.

«Unsere Wohnung ist im ersten», sagt Otto und blickt zur Seite, als sei das besonders schlimm. «Entschuldigung», sagt er oben, während er die Tür aufschließt und in den Flur deutet.

An den Geographie-Kartenraum in der Anstalt muss Georg denken, in den er Ordinarius Lange manchmal zum Tragen begleiten muss. Statt an Stangen zu hängen, nach Themen sortiert, lehnen die Karten hier aufgerollt an den Wänden. Einige sind abgerutscht, umgekippt, in den Ecken stehen sie kreuz und quer durcheinander. Auf dem Boden liegen sie an beiden Seiten zu Wällen aufgeschichtet, in der Mitte ein schmaler Pfad bloßer Dielen, auf dem er Otto folgt.

«Die sind alle veraltet», sagt Otto. «Von vor der Zollunion.»

Als er die Tür zur Wohnstube öffnet, fährt Frau Grautoff von einem großen blassblauen Sofa hoch, das fast die Hälfte des Raumes einnimmt. Knickst erst nervös, besinnt sich aber und reicht Georg die Hand.

«Wir setzen uns hier hin.» Sie deutet auf den Esstisch, von dessen Stühlen nur zwei zusammenpassen und der die andere Hälfte des Raumes einnimmt. «Wie war es in der –» *Schule* will Amalia Grautoff fragen, macht eine ungeschickte Armbewegung, stößt mit dem Ellbogen gegen eine der Lehnen, sodass die gegen den Tisch poltert und es wehgetan haben muss.

«Gut.» Otto klingt ungeduldig.

Georg sieht zu Boden.

«Dein Teller steht in der Küche, Otto», sagt sie leise. Ihre Wangen röten sich. «Ihr könnt nachher noch spielen», ruft sie hinter ihm her, nachdem er wortlos hinter einer Tür verschwindet.

Die Wand gegenüber ist von einem Bücherregal bedeckt, so groß und schwer, als gehörte es in eine Bibliothek. Aber erst als Georg *posséder* konjugieren soll und durch die Gegend starrt, fällt ihm auf, dass in einem Bord mindestens zehnmal dieselbe Ausgabe *Renée Mauperin* von de Goncourt steht. Darunter unzählige *Plattdeutsche Gedichte von einem altmärkischen Landmann (Band 3)*. Gleich mehrere Regalmeter sind den grün-golden durchnummerierten Rücken von Keitels Gesamtwerk vorbehalten.

Georg macht reichlich Fehler, nicht einmal mit Absicht. Der aus der Küche herüberziehende Eintopfgeruch lässt seinen Magen krampfen. Er schüttelt den Kopf, als Frau Grautoff ihm eine Stulle anbietet. «Nichts annehmen!», hatte die Pastete ihm eingeschärft. Grautoffs nagten am Hungertuch, erzähle man sich.

Nachdem sie fertig sind, bringt Frau Grautoff ihn durch einen kleinen Flur zu Ottos Zimmer. Otto springt vom Schreibtischstuhl auf, bleibt etwas verlegen daneben stehen. Nachdem seine Mutter gegangen ist, deutet er zur Kommode, auf deren Platte sich eine Hügellandschaft erhebt, dicht besetzt mit Zinnsoldaten, zu Rauten und Vierecken aufgestellt.

«Schlacht bei Spichern», sagt er. «Gehört meinem Bruder.» Er tippt einem der Soldaten vom Hügel auf die Mütze: «Hier sind die Saarbrücker Höhen mit Frossards Truppen, dort –»

«Kennst du das Grafennest?» Unterbricht Georg ihn. Nicht eben geschickt.

Otto zieht erstaunt eine Augenbraue hoch. «Was ist damit?»

«Nichts.»

«Die Dunkelblauen sind die zweite Ar–»

«Was ist das Grafennest?»

Erneut die hochgezogene Augenbraue. «Das Haus von Ordinarius Winter vor dem Burgtor.»

Irgendwie hatte Georg eine andere Antwort erwartet.

«Warum heißt es so?»

«Dort sind die ganzen Halbsatz-als-Nachname in Pension. Die holden Söhne Ostelbiens.» Otto deutet erneut auf die Hügellandschaft. «Hier –»

«Wo genau vor dem Burgtor?», wirft Georg ein.

«Nummer weiß ich nicht. Das weiße Haus auf der rechten Seite, wenn man aus der Stadt kommt. Mit einem Türmchen. Warum willst du das wissen?»

Und hätte in dem Augenblick nicht Ferdi, Ottos älterer Bruder, die Tür geöffnet – «Oh Gott, der kleine Pisser ist immer noch da» – , hätte Georg das Journal aus dem Ranzen geholt und Otto alles erzählt.

Ferdi Grautoffs linkes Auge ist blutunterlaufen, das Lid dunkelviolett verfärbt.

Otto deutet auf das Hämatom. «Hat Papa –?»

«Halt's Maul!» entgegnet Ferdi, während er sich auf eines der Betten wirft. Georg erscheint es sicherer, sich schleunigst zu verabschieden.

4 Henriette wird langsamer. Sie schiebt gerade ihr Rad auf den Hüxterdamm zu, und die Frau, die über die Brücke kommt, erkennt sie sofort. Grete. Im letzten Schuljahr haben sie ein Pult geteilt. In Henriettes letztem. Grete ist mit ihrer Schwester Else ans Lehrerinnenseminar gewechselt. Zum Teezirkel, zu dem Madame Roquette, die Seminarleiterin, kurz vor Ostern interessierte junge Damen einlädt, sind sie noch zusammen gegangen. Wir bleiben in Kontakt, haben sie einander versprochen. Am Anfang hat Henriette regelmäßig überlegt, bei Bützows vorbeizugehen. Und es dann so oft verschoben, bis es ihr unmöglich erschien.

Einen Moment überlegt sie, die Straßenseite zu wechseln, doch da beginnt Grete zu winken.

«Was machst du?», fragt sie, nachdem sie einander begrüßt haben.

Henriette zuckt mit den Schultern. «Nichts. Besorgungen.»

«Ich bin in Eile, wir haben Besuch. Vielleicht können –», Grete hält inne. «Komm doch mit! Es sind nur Else und Käthe und ein paar Freunde. Vielleicht gehen wir noch auf den Wall und treffen die andere Grethe.»

Henriette nickt, Grethe Lindhorst und Käthe sind mit ihnen in einer Klasse gewesen. «Wie ist es am Seminar?»

«Gut.» Und als Henriette sie weiter anblickt, statt darauf zu achten, wo sie hinschiebt: «Das Danach ist die Frage.»

Henriette kann gerade noch einem Jungen ausweichen, der aus dem Vorgarten eines langgestreckten Backsteinbaus schießt.

«Vielleicht Zürich», sagt Grete. «Zürich wäre eine Möglichkeit.»

«Warum Zürich?»

«Dort sind Frauen an der Universität zugelassen.» Grete

klingt erstaunt. Als müsste Henriette das wissen. «Maria Schorers ältere Schwester studiert dort. Erinnerst du dich an Maria?»

Henriette nickt, sieht die wehenden Röcke, Marias halsbrecherische Fahrt in der Glockengießerstraße vor sich.

«Von zu Hause werde ich wenig Hilfe haben.»

Grete zeigt ihr, wo sie das Fahrrad an den Zaun lehnen kann. Ein wenig beklommen folgt Henriette ihr die Stufen zum Eingang hinauf. Im Flur sind lautes Lachen und Stimmengewirr aus dem Empfangszimmer zu hören.

«Ich komme wann anders wieder», sagt Henriette. Doch Grete hat bereits die Klinke hinabgedrückt und öffnet die Tür. Von Doktor Bützow keine Spur.

«Sie hat geschrieben!», ruft Käthe ihnen beim Eintreten entgegen. «Maria ist auf Rügen!» Springt von ihrem Sessel auf, als sie Henriette entdeckt, und auch Else umarmt sie. Die meisten der Anwesenden kennt Henriette zumindest vom Sehen.

Grete schiebt ihr einen Sessel hin, sie selber setzt sich auf die Sofalehne.

«Willkommen im Ibsenclub», sagt Else, als sie Henriette ein Glas reicht.

«Hast du Ibsen gelesen?» Die Blonde, Fanny heißt sie, dreht sich zu ihr um.

Henriette schüttelt den Kopf.

«Ach, deshalb.» Sie wendet sich ab. Einen Moment ist es sehr still. «Verzeih», sagt Fanny, «es sollte nicht brüsk klingen. Mir –»

«Ich leih dir das *Puppenheim*», unterbricht Käthe.

Danach spricht die meiste Zeit ein schlaksiger Dunkelhaariger, Maria Schorers Bruder, Chemie-Student, wenn Henriette sich richtig erinnert. Und von einem Vil ist ständig die Rede, der in Paris sei und die Welt erobern werde. Die anderen beiden Jungen sind einige Jahre jünger, den einen, Erasmus Lindhorst, kennt sie vom Sehen. Er reicht Grete einige Bögen. «Der Brief aus Rügen.»

Grete rutscht langsam von der Sofalehne, die Federn quäken, als sie aufs Polster plumpst, den Oberkörper zurücklehnt, mit den Knien über der Lehne und runterhängenden Füßen liegen bleibt. So wie Henriette es nur morgens auf ihrer Runde im Wohnzimmer gewagt hätte.

Henriette sitzt still da, versucht, dem Gespräch zu folgen. Das Wort *Perspektive* kommt ständig vor. Nippt von Zeit zu Zeit an ihrem Glas, blickt ab und an besorgt zur Tür, ob Dr. Bützow nicht hereinkommt. Sie war noch nie ohne Chaperon mit Gleichaltrigen allein.

Grete lässt den Brief sinken.

«Maria geht zum Malen nach Frankreich, sie hat sich entschieden! Sie ist nach Rügen gefahren, dort ist eine Freundin aus München, die ihr finanzielle Unterstützung versprochen hat.»

Henriette nickt.

«Apropos.» Erasmus beginnt, in seiner Schultasche zu wühlen, bis er eine der länglichen Lederbörsen hervorzieht, die die Köchinnen zum Einkaufen benutzen. «Unser Fonds. Wir sammeln für Maria und Paris», sagt er. «Falls du was übrig hast?»

«Was ist denn in Paris?»

«Alles.» Er scheint selbst zu merken, wie pathetisch das klingt. «Nur dort kann man wahrhaft zum Künstler werden, sagt Vil. Dort lernt man zu sehen.» Er zieht ein wenig unsicher die Schultern hoch.

Henriette nickt, das Portemonnaie mit dem Wechselgeld steckt im Mantel. Sie geht es holen.

«Donnerstag wollen wir zum Riesebusch wandern, komm doch mit! Wir treffen uns um drei am Burgtor», sagt Grete zum Abschied und scheint sich zu freuen, als Henriette nickt. Und Käthe sagt: «Ich versuch, an den Ibsen zu denken.»

Doch am Donnerstag um drei steht Henriette nicht beim Burgtor, sondern sitzt mitten im feindlichen Territorium: im Arbeitszimmer des Doktors auf einem der Renaissancestühle. Und das geduldige, betont verständnisvolle Lächeln, mit dem Konrad Schilling auf den Platz gewiesen hat, hält sie auf der Kante, auf den Messingköpfen der Polsternägelreihe.

Still ist es.

«Elisabeth?», ruft der Doktor in Richtung der offenen Tür.

Sie warten. Henriette bereits seit dem Morgen. Bis eben in ihrem Zimmer, mittags hat ihr das Mädchen ein Tablett hochgebracht.

In der Frühe war eigentlich alles wie immer gewesen. Um fünf Minuten nach vier: erst der Husten, dann Pauline, dann der Bauch. Hinter dem Wohnzimmerfenster, jenseits der Terrasse: diffuse Helligkeit. Der Himmel wolkenlos, hinter den Tannen entschiedenes orangenes Glühen, das höher stieg und, nachdem es die Wipfel erreichte, den Garten flutete, so intensiv leuchtend, als müsse es sich anfassen lassen. Unzählige, winzige, weißglitzernde Ts schaukelten in den Strahlen. Mücken, wie Henriette nach einer Weile feststellte, ihr Flügel der Balken, die Beine der Strich. Die Birkenblätter grüne, an langen Schnüren aufgefädelte Pailletten.

Sie hatte sich von der Fensterbank abgestoßen, war durch den Flur in den Windfang, und obwohl sie bereits getrödelt hatte, nahm sie den Schlüssel vom Haken. Auf dem Weg zurück ins Haus war sie mit der Köchin zusammengestoßen, die vor Schreck gleich zu schreien begann.

«Auch du wirst begreifen, dass dein Verhalten auf uns alle zurückfällt», hebt der Doktor schließlich an, nachdem seine Frau auf dem Stuhl neben Henriette Platz genommen hat, ohne Henriettes Blick zu erwidern. Elisabeth Schilling sieht aus dem Fenster. Der Flieder im Garten fast schon verblüht, die Kirschen noch grün und winzig und kaum zu unterscheiden von den Blättern.

«Deine Schwestern machen sich zu Recht Hoffnungen auf –»

«Und ausgerechnet jetzt, wo Herr Bannow –», fällt seine Frau ihm ins Wort und wirkt selbst überrascht, wie zornig sie klingt.

«Das war nur wegen des Otters», entgegnet Henriette, und das ist fatal, denn jetzt ist es still.

«Sie ist verwirrt.» Eine Feststellung. Der Doktor sieht nicht zu Henriette, sondern zu seiner Frau, und seine Hände beschreiben jeweils einen Halbkreis, von der grünledernen Schreibtischauflage, auf der sie bis eben verschränkt lagen, nach außen, Handflächen nach oben. *Siehst du?* heißt das.

«Ich habe ihn einmal morgens getroffen. Als ich den Otter gesehen habe. Weil ich im Nachthemd war, bin ich nach Hause gerannt. Deshalb hat er sich nach mir erkundigt.»

Erneut Händehalbkreis. «Im Nachthemd», wiederholt der Doktor.

«Richard war in Paradeuniform, das weißt du genau!» Elisabeths Antwort kommt so schnell und heftig, dass der Doktor die Hände wieder sinken lässt. Einen Moment liegen sie hilflos vor ihm auf der Schreibunterlage, ehe er die Arme vor der Brust verschränkt. «Er wäre niemals inkorrekt gekleidet aus dem Haus», setzt sie nach kurzer Pause hinterher. «Das mit dem Nachthemd stand in der Zeitung.» Leise, nach einer weiteren Pause und mehr aus Gewohnheit.

«Wir wussten immer, die Gefahr besteht, dass es erblich ist.» Sehr sanft sagt der Doktor das. «Wir werden eine Lösung finden.» Und an Henriette gewandt: Das Mädchen werde ihr das Abendessen hochbringen.

5 Isenhagen faltet in seinem Sessel im Wohnzimmer die heutige Ausgabe der *Blätter* zusammen. Fertig, hat er entschieden, außerdem ist sein Glas leer. Er muss in die Küche, die Flasche mit dem Rotspon holen. Würde man Isenhagen fragen, was in der Zeitung steht, oder auch nur, welches die Themen auf der Titelseite waren, er könnte als Antwort nur mit den Achseln zucken. Denn seit dem abrupten Ende von Mathilde Helms letztem Besuch lauscht Isenhagen. Und hat einiges in Erfahrung gebracht: Frau Schröders Schlafenszeit beispielsweise ist gegen neun Uhr, denn dann enden die Störgeräusche aus der Wohnung über ihm. Von unten öfters Gelächter. Zweimal Scheppern, einmal so laut, dass er überlegte, ob die Nachfrage eines besorgten Nachbarn gerechtfertigt wäre.

Ansonsten: nichts. Ebenso wenig bei seinem Beobachtungsposten am Fenster.

Das erste Wochenende hat Isenhagen noch stundenweise im Flur verbracht, bereit, beim kleinsten Geräusch hinunterzustürzen, um Mathilde im Treppenhaus zu begegnen. Doch die Schritte entpuppten sich immer als die von Charlie Helms, der abends noch irgendwohin aufbrach.

Die Rotsponflasche in der Küche leerer als in Isenhagens Erinnerung. Das *Pelargonium triste* auf der Fensterbank unverändert, ein rindiger kleiner Finger, der aus der Erde ragt. Ein paar dünne grünfedrige Stengel wachsen aus der

Spitze. Eine Weile hatte er das Gefühl, die Blätter würden länger. Immerhin welkt es nicht. Auch wenn er dann gezwungen wäre, den Topf zu nehmen und unten zu klopfen, um Schlimmeres zu verhindern. Die Idee, ohne Notfall hinunterzugehen und «Ich war überfordert, verzeih» zu sagen, ist ihm zwar gekommen, auf der Suche nach dem nächsten Satz hat er sie jedes Mal wieder verworfen. («Sicher nicht rudern?» und «Mögen Sie Heine?» ist alles, was ihm einfällt.)

Er nimmt die Flasche mit zurück ins Wohnzimmer, will sich gerade einschenken, als irgendetwas lautlos durch den Spalt zwischen den offenstehenden Fensterflügeln fliegt. Klackend auf den Dielen vor seinen Füßen landet, noch ein-, zweimal aufspringt und schließlich auf dem Teppich liegen bleibt. Isenhagen bückt sich erstaunt. Ein Kiesel. Sollte Mathilde –?

Mit angehaltenem Atem späht er durch den Spalt zwischen den Gardinen. Doch auf der anderen Straßenseite steht nur einer von den Grünsilbernen, das dämliche Band an seiner Mütze leuchtet im Laternenlicht. Besoffen vermutlich. Der Grünsilberne hebt etwas auf, einen weiteren Kiesel. Isenhagen strafft sich, will «Es reicht!» brüllen, vielleicht den Stein in seiner Hand runterschleudern, auch wenn er sich der Möglichkeit bewusst ist, deswegen morgen in irgendein Arbeitszimmer zitiert zu werden. Da klappert unter ihm der Fensterriegel.

«Was machst du hier?» Charlie Helms' Stimme.

«Dich vermissen», lautet die seltsame Antwort.

Der Grünsilberne nimmt die Mütze ab, Isenhagen ist sicher, das Gesicht zu kennen, hellblonde Haare, blasse Haut, keiner der Senatorensöhne.

Unter Isenhagen Stille.

«Verzeih, ich –»

«Ich komme runter.»

Das Fenster unter ihm schlägt zu. Isenhagen rührt sich nicht. Der Grünsilberne streicht sich durch die Haare, kämmt sie mit den Fingern. Isenhagen lauscht, hört die sich gedämpft schließende Wohnungstür unten, Schritte im Hausflur.

Zunächst sieht er Charlie nicht, nur dass der Grünsilberne losstürzt, fast aus seinem Blickfeld. Ihre Köpfe, ihre Gesichter sehr dicht beieinander, und erst ist Isenhagen sich nicht sicher. Als sie einen halben Schritt in Richtung Straßenlaterne machen, aber doch.

6 Der Sommer beginnt dieses Jahr im Mai. Zum ersten wird die Gnädige nach Timmendorf übersiedeln. Ohne Kinder, nur mit Fräulein Sievert, der neuen Hilfe, die Doktor Reiter empfohlen hat. Das Gepäck sammelt sich seit Tagen in der Diele. Ida zählt erneut die Laken durch, die Bezüge und Handtücher, ehe sie den Wäschekorb abschließt.

«Mutter wünscht warmes Wasser.» Robert beugt sich über das Galeriegeländer.

März und April hat Marie Lindhorst im Bett verbracht, die Hilfe kümmert sich allein um sie. Am letzten Morgen, den Ida bei ihr war, hat sie leise gewimmert, sobald Ida die Vorhänge aufzog.

Ida nickt. Fräulein Sievert ist in der Stadt, letzte Besorgungen machen. Marie Lindhorst sitzt aufrecht im Bett, als sie mit dem Waschkrug klopft. Kämmt sich die Haare.

«Das hellblaue Kleid», sagt sie.

«Ich fürchte, es ist bereits eingepackt.» Ida knickst.

«Dann pack es wieder aus.» Und weil Ida sich nicht rührt: «Sofort.»

Das Kleid wird in einem der beiden Schrankkoffer hängen. Ida würde gerne in der Tiefe des Hauses verschwinden, in die Waschküche vielleicht, die Sachen zum Stopfen aussortieren. Er mache ihr keinen Vorwurf, hat der Gnädige im Februar zu ihr gesagt, erwarte aber künftig ein besseres Urteilsvermögen, was angemessen sei und was nicht.

Fräulein Sievert ist nach dem Essen aufgebrochen, sie muss jeden Augenblick zurück sein. Als Ida den ersten Schrankkoffer öffnet, hängt das hellblaue Kleid zuoberst. Obwohl sie ihn rasch schließt, den anderen öffnet, Bügel für Bügel herausnimmt, als würde sie suchen – die ungeduldigen Rufe aus dem ersten Stock sind schwer zu überhören.

Kaum hat Marie Lindhorst sich neben dem Bett aufgerichtet, muss sie sich schon wieder setzen. Sie sinkt in den gelben Chintzsessel, Stirn in die Hände gestützt.

«Sie sollten sich hinlegen», versucht Ida vorsichtig einzuwenden.

«Nur der Kreislauf. Gleich vorbei.» Die Gnädige hebt den Kopf. «Kommt vom Liegen.» Sie zieht ein Taschentuch aus dem Ärmel, tupft sich die Stirn.

Während Ida ihr beim Ankleiden hilft, die Haare flicht und hochsteckt, betet sie, inständig mittlerweile, Fräulein Sievert möge endlich heimkommen. Wie lange kann es dauern, ein Paar Handschuhe und Natron zu besorgen? Die Haare muss sie einmal umstecken: In der Mitte gescheitelt und hinter den Ohren eingerollt, wird es schließlich. Keine Haube, das weiße Tuch über die Schultern gelegt, zufrieden nickt die Gnädige ihrem Spiegelbild zu.

«Los!», sagt sie.

«Wohin?»

«Zum Flügel.» Als wäre das selbstverständlich.

Niemand auf der Galerie, auch in der Diele: Stille.

«Lass», sagt die Gnädige, als Ida das Gaslicht im Saal andrehen will, denn es dämmert bereits. Sie bleibt auf der Schwelle stehen, deutet mit dem Kinn in Richtung Fenster: «Öffnen.»

Der Gnädige und die Jungen sitzen auf der Terrasse, zucken zusammen, als Ida die Flügel über ihnen aufstößt. «Verzeihung.»

Der Gnädige raucht seine Zigarre. Cord reißt ein Zündholz an, hält eine Zigarette zwischen den Lippen. Fledermäuse schießen durch das bläuliche Himmelsstück zwischen der Krone des Walnussbaums und den Hausgiebeln.

«Hast du eine für mich?» Erasmus, der Älteste.

«Der Bankrotteur», sagt Friedrich Lindhorst. «Wer von euch beiden wird wohl zuerst auf eigenen Beinen stehen?»

Danach ist es still. Orangefarben leuchten die Glutpunkte in der Dämmerung auf. So still, dass Ida das sachte Rascheln der übereinandergleitenden Stoffbahnen hört, als die Gnädige sich an den Flügel setzt, das trockene Klack, mit dem die Klappe über der Tastatur die Stirnseite berührt. Der Rauch zieht herein. Selbst die beiden Mittleren rühren sich nicht.

Marie Lindhorst atmet ein, lang und tief, wie der letzte Luftzug, ehe man mit dem Kopf unter Wasser taucht. Ihr Ausatmen wird von der Woge der Töne mitgerissen. Eine Flutwelle, als wäre die Trave durch die Haustür gebrochen, raste über die Diele in den Flügel, nur um aus den Fenstern des Saales wieder herauszuschießen und sich in den dunkler werdenden Garten zu ergießen. In dem die orange leuchtenden Punkte heller und wieder dunkler werden, heller und wieder dunkler, bis sie auf den Aschenbecher herabsinken.

7 Im ersten Moment geht es. Isenhagen liegt auf dem Bauch, und ein Luftzug kühlt den Schweiß auf seinem Rücken. Sehr hell ist es, gewiss nicht mehr früh, was Isenhagen ohne besondere Aufregung feststellt, denn aus unerfindlichen Gründen ist er überzeugt, es sei Sonntag. Als er den Kopf auf die andere Seite dreht, fühlt er seinen Puls in den Schläfen. Sein Mund ist trocken. Der Schweiß unter ihm wird kalt, nicht auf die angenehm kühle Weise. Das Laken feucht und störrisch, als er versucht, es glatt zu ziehen. Zwischen seinen Augenbrauen hat sich ein feiner Schmerz eingenistet. *Froh zu sein ...* richtig. Bögers fünfzigster Geburtstag. Nach dem Dienst haben sie im Pausenraum zusammengesessen und auf ihn getrunken. Und im Café Victoria. Und im Krug beim Waisenhof.

Isenhagen muss aufstoßen, und dann schiebt sich das Bild einer grün-weiß geblümten Tischdecke in seine Gedanken. Ja, bei Böger in der Küche haben sie auch noch gesessen.

Speichel läuft in seinen Mund. Er muss nicht nur aufstoßen, sondern stürzt den Flur runter zur Toilette, reißt den Deckel vom Sitz und erbricht in den Eimer. Als er sich danach auf den Boden sacken lässt, Hinterkopf an der Wand, und der Schmerz hinter seiner Stirn aufwallt und nur sehr langsam wieder abebbt, beginnen draußen die Glocken der Petrikirche zu läuten. Und mit jedem Schlag stellt sich eine neue Erkenntnis bei ihm ein:

1. Es ist Donnerstag, nicht Sonntag.
2. Böger hat auf dem Rückweg vom Waisenhof gefragt, was los sei, er wirke so trübsinnig.
3. Worauf Isenhagen ihm in der Küche von Mathilde Helms und dem *Pelargonium triste* erzählt hat.
4. Er wird zu spät ins Rathaus kommen.

5. Und von *Ich erwäge, eine Affäre mit Ihnen zu beginnen*. Und sogar von *Hnngg*.
6. Und von dem Charlie Helms und *Was machst du hier?* und *Dich vermissen*.
7. Ob er Mathilde Helms davon unterrichten solle, hat er Böger gefragt. «Wohl eher die Polizei», hat Böger geantwortet.
8. Es ist acht Uhr.

8 ½. In einer halben Stunde wird Frau Suhl keine drei Meter von ihm entfernt im Wohnungsflur stehen. Sein Magen krampft sich zusammen.

Siebenundzwanzig Minuten später stakst Isenhagen mit zittrigen Oberschenkeln, eine Hand immer an der Wand, die Treppe hinab. Ohne Zweispitz, aber das stellt er erst in der Breiten Straße fest. Um ihn Gedränge, zumindest stößt er ständig mit jemandem zusammen. Als seien mehr Menschen als sonst unterwegs, so kommt es ihm vor. Statt in den Pausenraum der Ratsdiener zu gehen, lungert er eine Weile auf dem Flur im Kanzleigebäude herum. Dann auf der Toilette. Muss sich aber doch nicht übergeben. Als er sich ins Ratsdienerzimmer wagt, ist es leer. Doch gerade als er mit dem Kopf auf den Unterarmen am Tisch einzudösen beginnt, hört er die Tür. Einer der Ratsschreiber, hofft Isenhagen, und noch während er erwägt, ob Schnarchgeräusche seine Situation verbessern würden oder nicht –

«Ist dir übel?» Böger.

Isenhagen nickt, ohne den Kopf zu heben.

«Geh nach Hause. Wenn du bei dem Chaos durchkommst.»

«Was ist los?»

«Ein paar Arbeiter glauben, man kriegt einfach einen Feiertag, weil man ihn dazu erklärt. Das Polizeiamt kümmert sich um sie. Leg dich ins Bett und schlaf es aus.»

Isenhagen nickt, nahezu beschwingt für seinen Zustand – mittlerweile ist er überzeugt, dass Böger zu betrunken war, um ihr Küchengespräch zu erinnern –, und würde sich hinter seiner Stirn nicht sofort eine Schmerzwelle ausbreiten, wäre er leichten Schrittes auf den Ausgang zugeeilt.

«Sei morgen pünktlich, Senator Steinbrück möchte mit dir sprechen», ruft Böger hinter ihm her.

Und schon wird Isenhagen wieder übel. «Weswegen?»

Böger zögert.

«Dienstlich?» Klingt schärfer, als Isenhagen es beabsichtigt hat.

Böger zögert noch immer.

«In nicht dienstlichen Angelegenheiten bin ich nicht zu sprechen.» Stolz, seinem wund-stolpernden Hirn eine Wendung wie *nicht dienstliche Angelegenheiten* entlockt zu haben, setzt Isenhagen seinen Weg fort. Bei Bögers «Du hast gestern –» hat er glücklicherweise den Ausgang erreicht. Schlafen, denkt er. Morgen ist ein neuer Tag, denkt er. Aber der heutige ist noch nicht fertig mit ihm. Denn genau in dem Moment, in dem Isenhagen vor der Haustür nach seinem Schlüssel tastet, geht diese auf. Und es geschieht, worauf Isenhagen 84 129 Minuten gehofft hat. Nur eben nicht jetzt.

Mathilde Helms steht auf der Schwelle. Einen in Papier eingeschlagenen Stapel geflickter Unterröcke in Händen. Kein Weg zurück oder nach vorne. Isenhagen versucht verzweifelt, nicht aufzustoßen. Es gelingt ihm eher mäßig.

«Verzeih», sagt er und damit aus Versehen das Richtige.

8 Das Problem, das Georg am meisten beschäftigt hat, so sehr, dass er in der Nacht zum 1. Mai wachliegt und Gustavs Schnarchen zuhört, ist die Deckung. Wo sich verstecken auf dem Burgfeld? Als sie bei Professor Elsweg die Wallanlagen zeichnen mussten, war es der Abschnitt, den alle haben wollten, die Landzunge, die die Innenstadtinsel mit dem Umland verbindet: ein hellgrünes Dreieck, ohne irgendwelche Schraffierungen, flache, grüne Wiese, nur in der Mitte eine Doppelreihe Baumkronen, mit einem gelben Streifen dazwischen, die Allee nach Israelsdorf, außerdem die gewichtige Beschriftung: *Das Schussfeld.*

Am Sonntag hat er Gustav überreden können, mit ihm dort spazieren zu gehen – die berühmte Josephine wohnt in der angrenzenden Luisenstraße. Das Grafennest hatte er schnell gefunden, die einzige Villa mit einem nennenswerten Turm. Jedoch, einen minimalen Sichtschutz bieten nur die Bäume. Und wie es vom Grafennest aus weitergeht, in welche Richtung sie ziehen werden, ist in sämtlichen Gesprächen seltsam unklar geblieben.

Der Pastete hat er erzählt, diese Woche müsse er auch am Donnerstag zur Nachhilfe. Doch sobald er nach dem Unterricht durch das Burgtor geht, stellt er fest, sein größtes Problem ist keines. Deckung gibt es genug: Eine Menschenmenge hat sich auf der Wiese versammelt. Eine Beerdigung, denkt er zuerst. Seltsam still ist es, kein Stimmengewirr, kein Gelächter. Die älteren Männer tragen ausgeblichene schwarze Anzüge und fleckige Hüte, viele rote Tulpen am Revers. Die Frauen in dunklen Kleidern, ihre Strohhüte mit roten Blumen besetzt. Die Jüngeren, in Joppen und weiten Hosen, sehen so aus, dass Mutter in Berlin mit ihm die Straßenseite wechseln würde. Sie stehen in kleinen Grüppchen, unterhalten sich halblaut, beachten ihn nicht. Irgendwo in der Ferne

Gegröle. Rufe, die lauter werden, als Georg, das weiße Türmchen des Grafennestes zwischen den Baumwipfeln fest im Blick, das Burgfeld überquert.

Es hätte der grünsilbernen und schwarzsilbernen Bänder an ihren Mützen gar nicht bedurft, um den Fechtclub zu erkennen. Die jungen Männer auf dem Bürgersteig sind nicht nur besser gekleidet als alle anderen, sie sind die einzigen, die brüllen. Immer wieder etwas vom Boden aufheben.

Eicheln vom Vorjahr, stellt Georg fest, als eine nicht weit entfernt von ihm landet. Sie werfen wie beim Schlagball, mit drei Schritten Anlauf und nach hinten ausholendem Wurfarm. Die Getroffenen fahren herum, halten inne, mustern die Gruppe einen Moment und wenden sich stumm ab, stellen sich ein Stück weiter weg.

Georg ist erleichtert, als er den Polizisten sieht, der langsam, aber zielstrebig durch die Menge auf sie zuhält. Er kann ein Grinsen nicht unterdrücken, weil sie ihn entdecken, als er schon beinahe vor ihnen steht, und da erst verstummen.

«Meine Herren.» Der Beamte nickt zum Gruß. «Hat einer von Ihnen den Abgeordneten Schwartz gesehen?»

Sie wechseln Blicke, zögern, schließlich schüttelt Vanheeren den Kopf. «Nein.» Bedauern in seiner Stimme. «Wir geben Bescheid, sollten wir ihn bemerken.»

Noch ehe der Polizist sich umgedreht hat, bückt Vanheeren sich bereits nach einem morschen Ast. Das Holz spritzt hell auseinander, als es einen der Vorbeiziehenden von hinten an der Schulter trifft. Ein älterer Mann, er fährt herum.

Georg wendet sich ab.

«Was hast du erwartet?», fragt Gustav abends im Bett, als Georg ihm davon erzählt. Auf dem Heimweg hatte er auf der Puppenbrücke haltgemacht, das Journal aus dem Ranzen genommen. Die letzte Seite, die *Mitglied im Fechtclub?*-Tabelle, herausgerissen und ins Wasser fallen lassen. In die Trave, glaubt er, doch ganz sicher ist er nicht. Das Blatt ging nicht unter, sondern trieb langsam Richtung Ufer, das nächste ebenso. Und dann hatte er keine Lust mehr, jedes einzeln herauszureißen, und schleuderte das Heft, drei Schritte Anlauf, nach hinten ausholender Wurfarm, hinterher.

«Irgendwas Abenteuerliches. Dass sie was entdeckt haben. Aus dem Mittelalter oder so.»

Gustav beginnt zu lachen. « *Vinolentia* vielleicht.»

«Aber dass der Polizist –»

«Alles für Kaiser und Reich.» Gustav lacht noch immer.

VI

HUNDSTAGE

August 1890

1 August. Schlaff-grün und staubig die Stockrosen, die Wiesen gelb, die Amseln hocken im Schatten der Büsche, mit über den Boden gebreiteten Flügeln und durstig aufgesperrten Schnäbeln. Weiß leuchten die sich im Wind blähenden Markisen über den Schaufenstern auf der sonnenbeschienenen Seite der Breiten Straße.

Vor der Tabakfabrik neben der Petrikirche wie jeden Samstag: Gedränge und Rufe. Kaufmannslehrlinge und ältere Anstaltsschüler stehen in Grüppchen auf der Straße, sitzen auf den Radstoßsteinen, die wie eine schief aufragende Zahnreihe in der Kurve den Gehweg von der Fahrbahn trennen. Glotzen in die Fenster von *Rose & Schweighofer* und warten auf das Schichtende, um den Wickelmachern und Rollern, die meist zum Rauchen zu jung sind, für ein paar Pfennig die Zigaretten abzukaufen, die sie samstags mit dem Lohn bekommen. Und um die Mädchen zu überreden, sich doch noch ein Stückchen von ihnen begleiten zu lassen: in eine stille kleine Bucht an der Wakenitz vielleicht, wo man vorzüglich im Schatten liegen kann?

Aus dem ersten Stock des Hauses daneben beugt sich, wie jeden Samstag, Pastor Grube, der «Ruhe!» brüllt und: Der Herr Polizeisenator sitze bei ihm im Gemeindevorstand.

Lindensamen füllen braungelb jede Senke. Selbst das Unkraut hängt vornüber. Nächste Woche beginnen die Hundsferien. Alle warten. Die einen aufs Verreisen, die anderen, dass sie endlich weg sind. In den Sommerhäusern vor den Toren, in der Königs- wie in der Breiten Straße stauben die Dienstmädchen Koffer ab. Wäscherinnen und Plätterinnen arbeiten sich rotgesichtig durch Leinenstapel und Musselinberge, die Näherinnen stopfen Mottenlöcher, bei den Parasolmachern brennt die Nacht über Licht. Salmiakgeist gegen Stockflecken ist fast überall aus.

Rom, hatte Georg gehofft, als Mutter schrieb, es gebe eine Überraschung in den Ferien. Stattdessen Heringsdorf mit den Berliner Großeltern und danach eine Woche Mehlitz. Es ist so warm, dass die Pastete alle nach der Schule in die Kreidemann'sche Badeanstalt schickt. Meist trifft er dort Otto, der – obwohl Tomy das Treiben für *vulgär* befunden hat und sich im ersten Stock des großen Hauses an der Beckergrube mit einem feuchten Lappen kühlt – mit ihm über die Stege rennt, den Sprungturm hinauf und mit Arschbombe runter. Gustav und die Älteren schwimmen die ganze Zeit an dem Holzzaun entlang, der die neue Damenabteilung abtrennt. Gerüchteweise hält Josephine sich dort auf. Otto zählt, wenn überhaupt, zum deutlich kleineren Kreis der «Fanny-dies-Fanny-das»-Bewunderer.

Es ist so warm, dass Isenhagen, kaum hat er nach dem Dienst die Haustür hinter sich geschlossen, schon im Flur beginnt, sich bis auf die Unterhose auszuziehen, und die Kleidung liegen lässt, wo sie hinfällt. Es ist so warm, dass er sich auf dem Weg ins Schlafzimmer nur einen Krug Wasser aus der Küche holt und aufs Bett stürzt. So warm, dass Nacktsein aufhört, sich wie Nacktsein anzufühlen. So warm, dass das Holz der Möbel anders riecht, die Polster der Sessel etwas Erdiges verströmen.

Kein Wind, keine Brise, nicht einmal ein Luftzug, wenn er die Küchen- und Wohnzimmerfenster gleichzeitig öffnet, dieselbe Temperatur. Als wäre die Trennung zwischen draußen und drinnen aufgehoben, zwischen innen und außen. Irgendwann hört er auf, bei jeder Bewegung zu schwitzen. Döst ein wenig auf der Matratze ein.

Er wartet auf die Dämmerung, bis das letzte Orange verschwindet, der Himmel nur noch blau ist, bis er sich im Wohnzimmer in seinen Sessel setzt. Er hat ihn ans Fenster geschoben, zwischen die geöffneten Flügel. Wartet auf das Klopfen an seiner Tür. Meist gegen Mitternacht. Meist sehen sie gemeinsam zu, wie es wieder hell wird.

2 Seit Mutter bei ihr schläft, möchten Henriettes Füße hüpfen, ihre Waden wippen, und weil sie das nicht dürfen, tippt ihr kleiner Finger gegen den daneben, den Ringfinger, ganz sachte nur, damit niemand es sieht. Seit Mutter bei ihr schläft, liegt Henriette morgens still. Versucht, zwischen Mutters Atemzügen Bannows Husten zu erlauschen. Sich das Wohnzimmer vorzustellen, den Blick in den Garten; im Sommer liegen die Turmfalken hellbraun mit ausgebreiteten Flügeln auf der Terrassenbrüstung und wärmen sich in der aufgehenden Sonne. Den tanzenden Staub in den ersten Strahlen, die es allmählich durch die Fenster schaffen, sich auf dem Perser vorwärtstasten, bis sie das Sofa erreichen. Irgendwann der Morgenlärm der Dienstboten.

Keine Besorgungen mehr. Keine Besuchsfahrten, sicherheitshalber. Die Liege knarrt, wenn sie sich bewegt, ihr Gesicht in den Luftzug zwischen Rahmen und Fenster hält. Ein kühler, unerschöpflicher Strom, der über die Fensterbank ins Zimmer fließt.

Dürfte sie wenigstens die Stare aufscheuchen. Das ist kindisch. Wenigstens die Stare aufscheuchen, die unter den Birken irgendwas aus dem Gras picken, mit unablässig auf und ab ruckenden Köpfen. Mutter blickt seit einer Weile auf das Glasschälchen mit dem sich immer weiter zur Seite neigenden Sahnekegel vor sich auf dem Tisch. Theo liest in den *Blättern.* Der Doktor schläft mit verschränkten Armen und aufs Brustbein gesunkenem Kinn. Ludwig isst Popel und tut, als würde er x^2 ausrechnen, sein Teller beiseite geschoben, auf der Tischdecke das aufgeschlagene Algebraheft. Ilse gähnt, und Lotte hat zwar das Stickzeug auf den Knien, den Fingerhut aber schon lange abgestreift.

Henriette steht auf, die Luft dicht und warm, der Himmel hat sich bereits zugezogen, und in die Brise, die bisher so weich über die Haut strich, dass sich die feinen Härchen auf den Unterarmen aufstellten, stößt eine erste kühle Böe. Verwandelt die schweißdurchweichten Stellen von Henriettes Kleid – dumpf-feucht, bis eben beinahe Teil ihres Körpers – in zwei nasskalt klebende Rauten unter ihren Achseln, ein eisiges Dreieck zwischen ihren Brüsten und einen Streifen auf ihrem Rücken, dort, wo sie eben noch gegen das Holz des Gartenstuhls gelehnt saß.

Henriette geht zwei, drei, vier Schritte auf die Birken zu, fünf unsichere Schritte, denen man ansieht, dass sie ohne Ziel sind, sie nur darauf wartet, dass einer am Tisch sie zurückruft. Die Stare hören auf zu picken, alle drehen sie die Schnäbel, alle in Henriettes Richtung, bereit aufzufliegen beim nächsten Schritt. Durch die Lücken in den Wolken sieht man ihre Oberseiten weiß leuchten, sonnenbeschienen. Ihre Unterseiten sind grau.

In der nächsten Böe strudeln hellbraune Pünktchen, Birkensamen, deren winzige Flügel in ihren Haaren hängen bleiben, an feuchter Haut kleben. Vielleicht genügt das auch schon, um umzudrehen, zum Tisch zurückzukehren, still weiter zu warten auf nichts.

«Setz dich!»

Die Stare stieben auf. Wie ein einziger Körper, erst seitlich weg und dann hoch in die Birken. Mutter hat ihren Blick von der Sahne gelöst. Zurück zum Stuhl, geräuschlos den nasskalten Streifen hinten am Kleid wieder gegen das warme Holz der Lehne pressen und mit den Fingerspitzen die Birkensamen absammeln, kleine Bewegungen, nicht hektisch, keine Aufmerksamkeit erregen.

Gewöhnlich darf Theo irgendwann aufstehen, zum Schwimmen oder zu seinen Clubtreffen. Doch heute schüttelt der Doktor den Kopf, als er «Darf ich mich entschuldigen?» fragt.

«Lass ihn», sagt Mutter und legt ihre Hand auf die des Doktors. Aber der zieht seine Finger weg und verschränkt die Arme wieder vor der Brust.

«Wenn Theo daheim ist, möchte er die Zeit gewiss mit seiner Familie verbringen.»

Die Fliegen werden dusseliger, taumeln in immer kleineren Kreisen, und wenn man nach ihnen schlägt, kommen sie nicht mehr rechtzeitig beiseite, berührt man sie mit den Fingern. Das Grau der Wolken geht ins Bläuliche, wenige Zentimeter über dem Rasen dichtes Schwalbenwirbeln.

«Post!» Das Mädchen eilt über den Gartenweg. «Aus der Schweiz.» Sie bleibt mit der Schuhspitze an einer Grasnarbe hängen. Mutter und der Doktor wechseln einen Blick.

«Es gehört sich nicht, den Absender zu lesen.» Elisabeth Schilling streckt die Hand aus.

Bertha zögert. «Er ist für Fräulein Henriette.»

«Zeig her!» Konrad Schilling erhebt sich von seinem Stuhl.

Bertha reicht ihm den Umschlag, bleibt aber neben dem Tisch stehen.

«Das wäre alles», sagt Mutter ungeduldig, während der Doktor sich wieder setzt. Er betrachtet den Brief genau von beiden Seiten, hält ihn hoch und in Richtung der Sonnenflecken auf dem Tischtuch, um den Poststempel zu entziffern – «Vevey» –, ehe er ihn mit dem Daumen aufreißt. Mehrere Bögen, doppelt gefaltet, zieht er hervor, langsam und sorgfältig, wie um ja nichts zu beschädigen.

«Von einer Anwaltskanzlei.» Konrad Schilling hält das erste Blatt so, dass alle den Briefkopf sehen können. «Sehr geehrtes –», liest er halblaut vor. Und schweigend weiter. Henriette kann sehen, wie seine Pupillen eine Zeile nach der anderen abfahren.

«Das ist meins», sagt sie, nicht entrüstet, sondern zutiefst erstaunt.

Der Doktor zögert, seine Pupillen halten inne. Als Henriette die Hand ausstreckt, hebt er die Bögen etwas in ihre Richtung, stoppt in der Bewegung und überfliegt die Seite zu Ende, ehe er sie ihr reicht. «Dein Vater ist gestorben.»

«Was?» Mutters Stimme seltsam hoch, sie fährt von ihrem Stuhl auf.

Henriette nimmt die Bögen, vier sind es, würde sie gerne zusammenfalten, später alleine lesen.

«Das tut mir leid, mit deinem Papa.» Ludwig läuft um den Tisch, reckt sich auf die Zehenspitzen und schlingt die Arme um sie. Langt kaum um ihre Schultern herum, als sie ihn an sich drückt.

«Ich kannte ihn ja gar nicht», sagt sie leise, ihr Gesicht in seinen Haaren.

«Nun lies schon vor», sagt Lotte.

Unser zutiefst empfundenes Beileid steht dort und: *einziges leibliches Kind.* Und: *Falls Sie sich zu einer Reise entschließen können, aufgrund des letzten Wohnorts ihrer Großeltern, befinden sich die meisten Liegenschaften hier in der Schweiz.* Die übrigen Blätter sind die Abschrift einer Sterbeurkunde und eines Testaments.

«An mich nichts? Keine Nachricht?» Mutter steht noch immer mit einer Hand auf den Tisch gestützt.

«Warum sollte, meine Liebe?» Der Doktor schiebt seinen Stuhl zurück. Und an Henriette gewandt: «Wir werden dich begleiten.»

«Nein», hört Henriette sich sagen. Klar und fest und als wäre es nicht sie: «Ich fahre allein.»

Elisabeth Schilling steht noch immer neben ihrem Stuhl. Richard ist tot. Eine Wespe krabbelt langsam am Elfenbeingriff des Sahnelöffels hinab, die Wespenfühler tasten emsig, nähern sich dem Sahnehügel, und kurz bewegt sich Elisabeths Hand, beschreibt einen winzigen Halbkreis in der Luft neben ihrem Oberschenkel, als würde sie die Scheuch-Bewegung üben.

Richard hat auch auf der Bettkante gesessen. Aber ganz anders. Mit gesenktem Kopf und in die Handflächen gestützter Stirn. Nachts, wenn die Gaslaternen vor den Fenstern nicht mehr brannten und sie aufgewacht ist. Während der Schwangerschaft, weil Henriette auf ihre Blase drückte. Nach der Geburt, jedes Mal, wenn sie hochgeschreckt ist, weil die Kleine schrie, bis die Amme sie hochnahm und bei sich anlegte. In den ersten Tagen ist bei ihr noch Milch eingeschossen, sie musste aufstehen, ein frisches Nachthemd anziehen. Er ist es holen gegangen, hat ihr danach den Rücken gestreichelt, sanft, so lange, bis sie nur noch aus den paar Quadratzentimetern Haut unter seinen Fingerkuppen bestand und wieder eingeschlafen ist.

Kurz vor dem Ende ist er einfach sitzen geblieben. Hat sich nicht umgewandt, wenn sie wach wurde, die Hand nach seinem Rücken ausstreckte, mit den Fingern die sich durchs Hemd abzeichnenden Wirbel seines Rückgrats berührte. Manchmal hat er geweint. Ohne Schluchzen und Zucken und Nase-Hochziehen, ganz still, sodass sie es erst bemerkt hat, wenn sie die Arme um seinen Oberkörper geschlungen, ihre Wange an seine gelegt hat, und seine Haut nass war. «Die Welt wird übel enden», hat er geflüstert.

Am letzten Morgen, als sie mit der Hand über die Matratze neben sich tastete, Augen noch geschlossen, war sie sicher, er liege da. Hat den Arm weiter ausgestreckt und weiter, bis ihre Finger die Kante erreichten. Sie ein Stück entlangfuhren, weil sie dachte, er sitze weiter unten.

Er hatte sich alleine rasiert, angekleidet mit Galauniform, die Wasserschüssel mit den hellbraunen Bartstoppeln und dem gräulichem Seifenrand stand auf dem Waschtisch. Die Lache daneben noch nicht getrocknet.

In den Tagen nach Sedan ist sie damit beschäftigt gewesen, Karten zu schreiben, auf der Suche nach einem Arzt, der trotz der Feiern im Stande wäre, sie zu empfangen, sie anzuhören. Eine zweite Meinung einholen. Ein *Es ist nicht so schlimm*.

Zur Siegesparade im Sommer darauf ist sie mit den Eltern gegangen, bereits in Begleitung von Konrad Schilling, dem Assistenten ihres Vaters, seit kurzem verwitwet (Kindbett, ein Sohn). Da wusste sie schon, sie wird in die Schweiz schreiben müssen, es tue ihr leid, aber es übersteige ihre Kräfte. Auf Anraten ihres Vaters habe sie entschlossen, die Scheidung einzureichen.

Damals hoffte Vater noch, Konrad werde seinen Lehrstuhl an der Bauakademie übernehmen.

3 Theo schreibt von Märschen und Zecken unter den Achseln und dem Essen und dem Wetter und Wirtshäusern und *lustig war's*, und alles klingt, als hätte er sich mühsam, Zeile für Zeile, vorwärtsgerobbt. *So weit, von deinem Theo* am Ende klingt erleichtert, findet Charlie. *Schreib mir nicht mehr* wird er antworten. *Schreib mir nicht mehr. Es lohnt nicht, und es ist zu gefährlich.* Und: *Für immer Dein Charlie*. Und eine neue Karte nehmen, noch mal schreiben, ohne *Es lohnt nicht* und ohne *Für immer Dein*.

Um dann doch an der Wakenitz zu warten, während letzte Boote Wellen in das vom Wasser gespiegelte Orangerot der untergehenden Sonne ziehen. Bis die Wasserflöhe aufhören zu hüpfen. Er sicher sein kann, jedes Mal, wenn er sich mit der Hand übers Gesicht fährt, eine Mücke zu erwischen. Sämtliche betrunkenen Ausflügler in Richtung Innenstadt verschwunden sind. Die Pflanzen – Kornblume, Schafgarbe, Beifuß – in der Dämmerung anfangen, grau und seltsam auszusehen. Kühl-feucht der Dunst aufsteigt. Das Geraschel beginnt. Das Zweigeknacken und Eulenrufen.

Besser so, wird er seiner Frau sagen, und Tilly wird stumm nicken und auch nichts einwenden, als er in der Nacht heimkommt und den Stuhl umreißt, auf dem sie ihr noch sauberes Kleid abgelegt hat, und sich auf das Bett fallen lässt, so schwer, dass sie auf ihrer Seite von der Matratze hochgehoben wird, wie ein Boot, unter dem eine Welle durchläuft. Als sie den Stuhl wieder hinstellt, schnarcht er bereits.

Die Trauer nach dem Tod seines Vaters war fest gewesen, hatte sich an die Unterseite seiner Gliedmaßen geheftet, jede Bewegung mühsam gemacht, ihn herabgezogen. Als seine Schwester starb, sechs oder sieben war er gewesen, war sie gasförmig, hing wochenlang in der Küche, im Flur, in der Stube.

Flüssig. Jetzt ist sie flüssig. Flutet ihn, so fühlt es sich an, flutet sein Innerstes. Wo auch immer sich so ein Innerstes befindet – weder unter der Bauchdecke noch im Brustkorb, ein Fleischergesellensohn weiß, was dort ist –, ein großer Hohlraum ist es, der vollläuft, nicht wild strudelnd, sondern ruhig und gleichmäßig strömt Trauer in ihn. Kaltes, klares Wasser, bis in ihm ein See steht. Und wenn er nicht achtgibt und sich zu hastig bewegt, beginnt es zu schwappen, sich aufzuschaukeln, zu einer immer größeren Welle, die in ihm hin und her geht. Ihn zu verschlingen droht. Das Einzige, was hilft, ist Flüssiges mit Flüssigem bekämpfen. So lange, bis sich aus dem Flüssigen Festes herauszubilden beginnt, der See ringsum ein Ufer bekommt. Eine Böschung.

Als die Polizei am Donnerstagabend um kurz vor zehn an die Tür der Erdgeschosswohnung in der Braunstraße hämmert, ist Charlies Inneres bereits eine Marschlandschaft. Der Lärm habe nichts mit ihm zu tun, beschließt er. Beim ersten Klopfen hat er den Kopf gehoben, doch der liegt nun wieder auf seinen Unterarmen, und die sind auf dem Küchentisch verschränkt, an den er sich vor einigen Stunden mit dem Kassenbuch und einer Flasche Birnenschnaps gesetzt hat, um die Abrechnung zu machen. Rührt sich auch nicht, als statt eines Handknöchels eindeutig eine Faust gegen die Tür schlägt. Von «Wir kommen jetzt rein!»-Rufen begleitet.

Statt Charlie ist es Tilly, die aufspringt und hastig, mit flatternden Händen versucht, Knöpfe in Ösen zu schieben, Haarsträhnen mit den Fingern zu glätten, im Stockwerk darüber, im Halbdunkel des Isenhagen'schen Schlafzimmers. Ehe sie im Flur verschwindet, dreht sie sich nach Isenhagen um. Zum ersten Mal, seit sie unvermittelt ihre Handflächen gegen seine Brust gelegt, ihn von sich weggeschoben hat.

Isenhagen war gerade dabei, sich von ihrem Ohrläppchen zum Jochbein hinabzuküssen, fest entschlossen, wenn er dort ankommt, ihr die ein wenig ungeschickt geöffnete Bluse über die Schultern zu streifen.

«Du bleibst hier», sagt sie. «Du rührst dich nicht!»

Isenhagen sitzt noch immer am Kopfende des Bettes und nickt stumm. Denn Isenhagen sieht eine grün-weiß geblümte Tischdecke vor sich und ahnt, der Lärm unten könnte etwas damit zu tun haben. Erst als das Stimmengewirr in der Wohnung verschwunden ist, steht er auf. Schleicht auf Zehenspitzen in den Flur, als könnte ihn jemand hören. Öffnet die Tür einen Spalt, lauscht ins Dunkel. Schließlich setzt er sich auf die Dielen und wartet, den Rücken an die Wand gelehnt.

Einzig Charlie ist zu hören, als die Tür unten wieder aufgeht, und das gedämpfte Knirschen der Stiefel auf den Steinplatten.

«Lass gut sein, Tilly.» Gefasst, beschwichtigend klingt Charlies Stimme, ein wenig schleppend vielleicht. «Lass gut sein.»

Tillys Schritte in der Morgendämmerung draußen auf dem Kopfsteinpflaster erkennt Isenhagen sofort. Er ist irgendwann aus dem Flur in seinen Sessel gewechselt, gibt acht, dass der Vorhang ihn verdeckt, als er sich vorbeugt und durch den Spalt späht. Er traut sich nicht, den Stoff beiseite zu schieben, den Kopf herauszustrecken. Warum eigentlich? Es gibt unzählige mögliche Gründe, redet er sich ein, für Charlies Verhaftung. Es sei ja nicht einmal sicher, dass er verhaftet worden ist.

Isenhagen rührt sich nicht, auch nicht, als die Schritte unten vor der Haustür innehalten. Eine Ahnung, ein seltsam kaltes Gefühl, das seine Glieder schwer macht, ihn sehr genau die Stellen spüren lässt, an denen er den Sessel berührt, den Druck, den Körper und Polster aufeinander ausüben. Als wäre es unmöglich, sich zu lösen.

Tillys Schlüssel klirrt. Isenhagen wartet. Auf Schritte, die wütend die Stufen hinaufpoltern. Oder dass unten die Wohnungstür zuschlägt. Oder wenigstens ein feines Klacken vom zurückspringenden Schnapper, wenn Tilly sie hinter sich ins Schloss zieht. Doch es bleibt still und noch länger still, und endlich stemmt er sich aus dem Sessel.

Als er sich über das Treppengeländer beugt, zuckt er überrascht zurück, denn Mathilde steht unten im Hausflur und blickt zu ihm herauf. Nicht so, als wenn sie ihn gehört hätte und deswegen hochblickte, sondern als stünde sie schon eine Weile so da: reglos. Und als er sich wieder vorbeugt und sie ansieht, beginnt sie, lautlos zu weinen.

In Isenhagen fällt irgendwas, aus seinem Kopf durch seinen Hals hinab in seinen Magen. Trauerschlieren hinter sich herziehend. Was hat er erwartet? Wut vielleicht. Vorwürfe. Jedenfalls nicht, dass sie sich auf der Stelle umdrehen, zur Haustür eilen und nach draußen verschwinden würde.

«Warte!» Isenhagen nimmt die ersten Stufen barfuß, ehe er sich besinnt, umkehrt, sich hastig Schuhe anziehen geht. Und nein, sie hat nicht gewartet, Isenhagen blickt die Straße hinab. Richtung Innenstadt, entscheidet er, verwirft den Bahnhof, wo sollte sie hin, ohne Gepäck, Geld. Er traut sich nicht zu rufen, der Morgen in vollem Schwunge, die letzten Scheißewagen zuckeln durch die Straßen, ein dichter Strom aus Ladengehilfen, Gesellen, Schreibern. Die Schüler rennen bereits.

Dass er nicht zum Dienst erscheinen wird, ist Bögers Problem, hat Isenhagen entschieden. Er sortiert die Passanten nach einem einzigen Kriterium: brauner Haarknoten, schmaler Hals, rotgeweinte Nase? Nein. Nirgends. Erst läuft er planlos zum Markt, die Breite Straße runter, wo quietschend die Markisen über den Schaufenstern aufgekurbelt werden. Was er sagen wird, wenn er sie findet? *Verzeihung* – weiter ist er noch nicht. Beim Burgtor dreht er wieder um. Dieses Mal geht er systematisch die Gassen ab.

Als er heimkehrt, steht die Sonne bereits senkrecht über den Straßen. Er klopft unten, zaghaft erst, dann fester. Nichts. Es riecht, ist das Erste, was ihm auffällt, oben in seinem Flur, nach Essen, aber erst, als er an der Spüle steht und das zweite Glas Wasser in sich hineinschüttet, fällt sein Blick auf den Topf, der auf dem Herd steht. Heiß noch, als er ihn vorsichtig berührt. Eintopf. Frau Suhl war da, es ist Mittwoch.

Als er am Wohnzimmer vorbeikommt, sieht er, dass sie den Sessel zurückgestellt, die Zeitungen und Weingläser weggeräumt, vermutlich Staub gewischt hat. Aber die Wachsbilder sind ihm gerade vollkommen egal. Die Tür zur Kammer – ebenfalls offen. Ein Spalt nur, er stößt sie auf, sodass sie gegen das Regal schlägt. Auf den ersten Blick sehen die Schuber, die gestapelten Abschriften, Briefentwürfe, Zettel unberührt aus. Isenhagen fährt mit dem Finger über eine der Mappen, begutachtet die Kuppe, und wie er sie im Licht auch dreht und wendet, sie ist sauber. Er zieht eine der großen Pappschachteln aus dem Regal, die Spinnweben, der dicke Staubteppich, der normalerweise ihre hinteren Kanten nachzeichnet, alles weg. Immerhin scheint Frau Suhl nichts mitgenommen zu haben. Aber selbst das ist ihm gerade gleichgültig.

Im Schlafzimmer fällt Isenhagen auf die Matratze. Mit Hose und Schuhen, und er ist in was reingetreten, wie er Stunden später feststellt. Sein Hemd ist so durchnässt, dass es, als er es abends von den Dielen aufsammelt, noch immer einen feuchten Fleck hinterlässt.

Neben ihm, mittig auf dem von Frau Suhl gemachten Bett, liegt Mathilde Helms zusammengelegtes Nachthemd. Sie hatte es mitgebracht, nachdem sie letzte Woche aus Versehen in seinen Armen eingeschlafen war. Er hatte still neben ihr wachgelegen, ein einzelner Vogel zwitscherte vor dem Fenster. Eine Amsel, stellte er fest, als er sich aufrichtete. Vor einer Ewigkeit oder fünf Tagen. Jedenfalls *Auf-den-anonymen-Hinweis-eines-Ratsdieners-hin* weit von ihm entfernt, denn so lautet der erste Satz des Ermittlungsberichts gegen Carl Richard Helms.

VII
VÄTER

1891

1 Der Schnee fällt in dicken Flocken, als sie morgens auf dem Weg zur Anstalt die Puppenbrücke überqueren. Knistert auf den übriggebliebenen Blättern, bleibt in dicken Placken unter ihren Sohlen hängen, und als Georg versucht, Gustav in den Schneewall zwischen Fahrbahn und Gehsteig zu schubsen, verliert er den Halt und fällt selbst hin.

Georgs Nach-Hause-zurück-Planungen sind im Februar 1891 aus verschiedenen Gründen so gut wie zum Erliegen gekommen. Seit den Hundsferien, beispielsweise, verbringt er die Pausen statt oben in der Primanertoilette immer häufiger mit Otto auf dem Vorderhof. Und bei einem der unzähligen Gänge mit Gustav durch die Luisenstraße, hinauf zu den Sandbergstannen, wo die Älteren kurz Pause machen, um eine zu rauchen, ehe sie den Rückweg antreten, gemessener als zuvor und einsilbig geworden durch die nahende Enttäuschung, *ihr* diesmal nicht begegnet zu sein, ist Georg das wunderbarste Wesen, das er je gesehen hat, auf dem Bürgersteig entgegengekommen. Große braune Augen, langer, schlanker Hals und dunkle Löckchen, die bei jedem Schritt hüpfen. *Und*, wie er es wenige Tage später in einem glücklicherweise nie abgesandten Brief formuliert: *mein Herz hüpfte mit.*

«Wer ist das?» Georg geht rückwärts, als er Gustav fragt, denn Georg hat sich umgedreht, als das wunderbare Wesen an ihnen vorüber ist, um länger hinterherblicken zu können.

«Josephine», antwortet Gustav, als sei das selbstverständlich. Und Georg entfährt ein überraschtes «Ach so».

Am schwersten wiegt jedoch, dass die Überraschung, die ihm seine Mutter für August in Heringsdorf versprochen hatte, sich als Segelunterricht bei einem Leutnant zur See, Heinrich von Osteln, entpuppte. Großvater stellte ihm von Osteln – alt (39), graublond mit hohen Schläfen – am ersten Abend im Speisesaal als einen «Bekannten der Familie» vor, der in einem benachbarten Hotel die Sommerfrische verbringe. Während alle auf den Fischgang warteten und der Leutnant von seiner letzten Chinafahrt erzählte, blickte Mutter ständig zu Georg herüber, wie um zu prüfen, ob ihm dessen Bericht gefalle. Als sie nach dem Dessert ankündigte, ihn zu den Segelstunden zu begleiten, wandte Georg ein, er werde seekrank. Und weil seine Mutter unzählige Ausflüge auf dem Wannsee anführte, sah er sich gezwungen, einen Freund, ein Schiff, ein ganzes Handelshaus zu erfinden. Der Vater eines Klassenkameraden, *Fernhandelskaufmann*, wie Georg betonte, habe sie auf seinem Dreimaster mitgenommen, und er habe sofort über die Reling gekotzt.

«Wohin denn mitgenommen?», fragte seine Mutter erstaunt.

«Nur für ein paar Stunden, eine kleine Runde auf der Ostsee.»

Mit einem Dreimaster? Leutnant von Osteln zog die Augenbrauen hoch. Zum Spaß? Die Krämer, die er kenne, würden ihre tote Mutter beibinden, wenn sie glaubten, so mehr Tonnage pro Seemeile rauszuholen.

Georg war noch dabei, genügend Wut zusammenzukratzen, um aufzuspringen. *Wenn seine Worte angezweifelt würden, werde er gehen* oder Ähnliches zu verkünden und aus dem Speisesaal zu rennen, da lenkte von Osteln ein: Es tue ihm leid, dass Georg sich übergeben habe. Aber auf einem kleineren Boot werde die Übelkeit vielleicht ausbleiben? Und dazu lächelte er und nickte Georg zu, aufmunternd oder bekräftigend, auf jeden Fall so, dass Georgs Lippen sich zusammenpressten. Während er den Kopf schüttelte, stellte er entsetzt fest, dass ihm die Tränen kamen. Einen Moment fürchtete er, von Osteln werde ihm tröstend die Hand auf die Schulter legen. Doch der blickte zur Seite, nicht so, als wolle er Georg diskret Zeit geben, um sich zu sammeln, sondern als finde er Georgs sich rötende Augen beschämend.

Otto fehlt, stellt Georg in der ersten großen Pause fest. Seit der Pfau und sein Schatten mit den Oktoberzeugnissen sitzen geblieben sind – Tomy, weil er faul ist, und Otto, um bei ihm zu bleiben, ist Georg überzeugt, denn Ottos Fehler in der letzten Französischarbeit waren lächerlich –, seitdem trifft Georg sich gewöhnlich mit Otto vor der Hausmeisterloge gegenüber dem Eingang, ein Holzverschlag, vor dessen Fenstern sich morgens alles drängt, weil dort die ausfallenden Stunden ausgehängt werden. In den Pausen ist es ruhig. Georg beschließt, auf dem Vorderhof nachzusehen, den er mehrfach, unter permanentem Schneeball-Beschuss überquert. Die meisten Werfer treffen ihn nur am Rücken, runde weiße Flecken bleiben an seinem Mantel kleben.

Als klar war, dass sie nicht mehr in dieselbe Klasse gehen würden, und Großvater Georgs Noten für gut genug befand, um die Nachhilfe zu beenden, fürchtete er, Otto kaum noch zu sehen. Doch im Gegenteil: Tomy hat sich in der neuen Klasse mit einem blonden Baron angefreundet, «aus Riga», wie er aus unerfindlichen Gründen gerne betont, und mit zwei anderen, die im Grafennest in Pension sind. In den Pausen macht Tomy nur bei Georg und Otto halt, um von Otto die Hausaufgaben zum Abschreiben zu erbitten.

Georg läuft ein letztes Mal geduckt durch das Schneeballgeprassel, immer noch ohne Gesichtstreffer, ehe er zur Hausmeisterloge zurückkehrt. Eine Weile blickt er unentschlossen die Gänge hinab, ehe er langsam in Richtung von Ottos Klassenzimmer schlendert. Auch dort nichts. Das Schmelzwasser der Mützentreffer sickert in die Wolle, erste Tropfen laufen ihm in den Kragen.

Am Abend ist er noch mit Otto und Gustav auf dem Wall gewesen. Sie sind, wie alle anderen, schreiend und lachend auf Säcken die Abhänge runtergerauscht, gleich wieder hochgestapft und zu dritt in einer Reihe, sich an den Händen haltend, erneut runter. Es hatte aufgehört zu schneien, der Himmel sternenklar, weiß aufsteigender Rauch und orangefarbenes Licht in den Fenstern, und Georg hatte, auf Ottos Drängen hin, zugeben müssen, dass alles, selbst der rote Backstein, das grünliche Zinn der Kirchtürme, in all dem Weiß schön aussah. Krank wirkte Otto nicht.

In der nächsten Hofpause macht Georg sich auf die Suche nach Tomy. Er entdeckt ihn schließlich im Kreuzgang vor dem Musiksaal. Lässig an die Wand neben eines der hohen Fenster gelehnt, Hände in den Hosentaschen, und eigentlich sollte sich Georgs Magen nicht zusammenziehen, sein Hirn nicht automatisch den kürzesten Weg zur Primanertoilette berechnen, während er auf sie zugeht. Sie sind jünger, sagt er sich. Und sie reden einfach weiter, als er sich dazustellt.

Eigentlich hatte er gefürchtet, dass sie ihn alle anstarren, doch unbeachtet zwischen dem blonden Baron aus Riga zu stehen, der Martens ähnelt, und einem Ostelbischen, der ständig «denklich» sagt, erweist sich als ebenso unangenehm. Georg räuspert sich. Es klingt eher nach Aufstoßen.

«Wo ist Otto?» Seine Stimme so aufgeregt, wie er befürchtet hat.

Jetzt starren sie ihn alle an.

Tomy zuckt mit den Achseln. «Zu Hause, sollte man annehmen.»

Er stößt sich von der Wand ab. Das Gespräch ist beendet, bedeutet das, und als Georg sich nicht rührt, setzt Tomy sich langsam in Bewegung. Die anderen folgen, nur der Blonde wendet sich noch einmal um: «Ottos Vater ist tot.»

«Wir sind gestern Abend noch gerodelt» ist alles, was Georg einfällt, als wäre das ein Einwand.

Der Blonde zieht die Schultern hoch. «In der Nacht, glaube ich. Er hat sich erhängt.»

Irgendwie hat Georg eine Menschentraube erwartet, als er sich nach der Schule dem länglichen Backsteinbau nähert, wenigstens ein paar Polizisten oder Sargträger im Vorgarten. Doch der wirkt verlassen, die Schneedecke auf dem Rasen glatt und unberührt. Georg bleibt auf der anderen Straßenseite, traut sich nicht, rüberzugehen und zu klingeln. Aus dem Schornstein steigt Rauch auf, dicht und emsig. Und einen Moment erwägt Georg, ob der Blonde es sich ausgedacht, ihn reingelegt hat. Doch gerade als er gehen will – er wird zu spät zum Essen kommen –, öffnet sich die Haustür, und ein Blick in Ottos Gesicht genügt, um zu wissen: Nein, der Blonde hat ihn nicht reingelegt.

Otto kommt langsam den Gehweg hinab, auf Georg zu, bleibt auf der Straße unvermittelt stehen. Zögert.

«Warme Worte waren das Schlimmste. Am liebsten hätte ich in sie reingeboxt», sagt Georg. Und als Otto sich nicht rührt: «Ich bin still, versprochen. Nur gehen.»

Otto antwortet nicht, nickt auch nicht, setzt sich aber in Bewegung. Schweigend wenden sie sich in Richtung Wallanlagen, die Straße leer, nur das gleichmäßige Knirschen unter ihren Sohlen ist zu hören. Als Georg zu ihm blickt, wendet Otto das Gesicht ab, als betrachte er die Schneehauben der Büsche im Vorbeigehen, Vogelspuren im sonst glatten Weiß. Seine Nase rötet sich, Kinn, die Augenlider, vielleicht ist es auch nur die Kälte. Georg lauscht nach Schluchzen im Knirschen, nach stockendem Atmen.

Ihre Schritte werden langsamer, als der Wind beginnt, die hellen Schreie und Gelächter der Rodelnden herüberzutragen, und ohne ein Wort zu wechseln, biegen sie gleichzeitig ab in Richtung Innenstadt. In der Breiten Straße kommt ihnen eine Dame in Hellgrau entgegen. Als Otto grüßt, blickt sie rasch zur anderen Seite. Georg ist stehen geblieben, dreht sich nach ihr um, doch Otto zieht ihn am Arm weiter.

«Eine alte Freundin meiner Mutter.» Leise sagt er das. «Was ist der Mensch schon anderes als sein Kredit?» Es klingt, als würde er irgendwen zitieren. Und danach schweigen sie wieder.

Erst beim Burgtor beginnt Otto zu reden, und als er es tut, muss Georg achtgeben, die Augen nicht zu verdrehen.

«Hast du mit Tomy gesprochen?»

«Kurz, heute früh.»

«Was hat er gesagt?»

Normalerweise würde Georg ihn spätestens jetzt aufziehen.

«Ich hab gefragt, wo du bist. Und er: *Zu Hause wohl.* Oder so was Ähnliches.»

Otto nickt.

«Hat er sich bei dir gemeldet?»

Otto schweigt einen Moment. «Manchmal lebt er in seiner eigenen Welt. Wahrscheinlich hat er es nicht mitbekommen.»

«Sein baltischer Baron hat es mir erzählt.» Noch während er spricht, bereut Georg es schon.

Nun sind es eindeutig weder Kälte noch Wind, und Georg ist nicht sicher, ob er Otto das Taschentuch hinhalten soll, das, nicht mehr ganz sauber, in seiner Manteltasche steckt, oder besser so tun, als wäre nichts.

Letzteres, sagt Ottos wütender Blick, als er das weiß-blau karierte Stoffstück hervorzieht. Schweigend gehen sie durch das Burgtor, Otto zieht leise die Nase hoch. Georg wendet sich nach rechts, zur Roeckstraße und der kleinen Häuseransammlung zwischen den Gärtnereien, die *das Dorf* genannt wird.

«Meinetwegen können wir durch die Luisenstraße zu den Sandbergstannen gehen.» Ottos Stimme klingt wieder fest. Georg hat nicht gewagt, es vorzuschlagen. Als sie nach links abbiegen, zieht er unauffällig die Mütze vom Kopf und ordnet seine Haare.

Am nächsten Morgen in der großen Pause wartet Otto wieder vor der Hausmeisterloge und an den folgenden auch. Draußen auf dem Hof bleibt Tomy nicht einmal mehr wegen der Hausaufgaben bei ihnen stehen.

2 Bereits als er die Treppe zur Eingangshalle des Rathauses hinunterläuft, sieht Isenhagen die Postuniform. Und die hektischen, eckigen Bewegungen, mit denen sie auf ihn zueilt, hätten genügt, um zu erraten, worum es sich handelt. Des Hof-Telegramm-Gesichts – erhobene Nase, spitz zusammengepresste Lippen – hätte es gar nicht bedurft. Der Umschlag ist ans Rathaus adressiert, nicht *Dem hohen Senate!* Auf dem Weg zum Bureau der Ratssekretäre erklärt Isen-

hagen sich daher für befugt, die blaue Banderole mit dem Daumen zu durchtrennen und es aufzufalten. Die Zeilen bestätigen seine schlimmste Befürchtung, nämlich den Termin des Kaiserbesuchs im kleinsten Staat am 1. April.

Zu den letzten Einladungen war kurzfristig bei Hofe etwas dazwischengekommen. Doch dieses Mal, sagt Isenhagens Bauchgefühl, bleibt ihm das Theater nicht erspart. Nicht dass es um Isenhagens Bauch- oder irgendein Gefühl allzu gut bestellt ist. Er unterdrückt den Impuls, mit dem Telegramm in der Tasche einfach nach Hause zu gehen und abzuwarten, was passiert. Ob das Ausbleiben einer enthusiastischen Antwort vielleicht eine Absage zeitigen wird.

Nachdem er das Blatt abgegeben hat, kehrt er zu seinem neuen Pausenort zurück, dem kleinen Flur, in dessen Wand sich die große gusseiserne Klappe des Ofens im Audienzsaal befindet. Sobald jemand vorbeikommt, tut er so, als würde er nachlegen, die übrige Zeit lehnt er mit verschränkten Armen und nach vorne gezogenen Schultern an den aufgewärmten Backsteinen. Isenhagen friert, seit Monaten schon. Am liebsten läge er zu Hause unter einer Decke zusammengerollt im Bett. In den Pausenraum der Ratsdiener geht er nur, wenn es sich nicht vermeiden lässt.

Wenn Isenhagen die Klappe öffnet und der Ofen nur noch still glimmt, kann er die Gespräche im hinteren Teil des Audienzsaals verstehen. Gerade geht es wieder um Schwartz und den Kanal. Ab und an streut einer der Senatoren ein «Der Herr gibt es, der Herr nimmt es» ein. Die Jüngeren unter ihnen haben mit dem unglücklichen Buchhändler Grautoff gemeinsam die Anstalt besucht.

Eigentlich hatte sich der Abgeordnete Schwartz in der Kanalfrage als überraschend entgegenkommend erwiesen, sogar vorgeschlagen, wegen der Finanzierung im Reichstag vorzufühlen. Um dann die haarsträubendsten Forderungen zu Entlohnung, Arbeitszeiten und Unterkünften der Bautruppen zu stellen. *Reisevertreter?*, lautete die Überschrift des Artikels, der kurz darauf in den *Blättern* erschien, darunter ein halbseitiges Foto, das den Abgeordneten beim Einsteigen in den Schnellzug nach Berlin zeigte. Den Bürgern dürfte ein Trost sein, hieß es in dem Text, dass wenigstens Theodor Schwartz aus seiner Wahl einen Nutzen ziehe, nämlich die Freifahrten bei der Reichsbahn, die den Mandatsträgern zuständen.

Als Isenhagen sich nach der letzten Ofenrunde auf den Heimweg macht, hocken ein paar Jungen vor der Rathaustür, zertrümmern mit den Hacken ihrer Holzschuhe das Eis, das sich in der Senke auf dem Pflaster bildet, wo die Traufe des Vordachs das Schmelzwasser hintropfen lässt. Beinahe wäre er auf einem der Pfützensplitter ausgerutscht. Die Knirpse stecken sie in den Mund und lutschen an ihnen, wenn sie durstig sind.

Als Isenhagen in die Braunstraße biegt, sieht er die Fenster der Erdgeschosswohnung leuchten, und automatisch, obwohl er es besser weiß, flammt etwas Warmes, Lichtes in ihm auf. Eine Sekunde bloß, als wollte ihn irgendetwas erinnern, dass diese Empfindungen existieren, nur um gleich wieder spurlos aus ihm zu verschwinden.

Isenhagen hat einen neuen Schuber in seinem Geheimen Staatsarchiv. Ein heller flacher Holzkasten mit einer Schublade zum Herausziehen und einem kleinen Metallrahmen an der Stirnseite. Den darin steckenden Pappstreifen hat er penibel beschriftet. Zweimal. *Helms/Schilling* zuerst, aber irgendwie schien es ihm nicht richtig. Schließlich hat er den Pappstreifen herausgezogen, umgedreht und *Isenhagen/Schilling* auf die andere Seite geschrieben. Nicht dass sich allzu viel in der Schublade befinden würde. Ein gefaltetes Nachthemd und der fünfseitige Ermittlungsbericht, den er gegen drei Monatsgehälter bei einem der Polizeischreiber eingetauscht hat. Eine Weile sah es so aus, als würde auch der rindige Stumpf von seiner Küchenfensterbank vertrocknet darin enden. Bis Frau Suhl ihn zu wässern begann. Und seit sich zart nachwachsendes Grün zeigt, gießt Isenhagen auch wieder selbst.

Er hat neue Nachbarn. Anfang letzten Monats ist ein pensionierter Beamter der Büchner Eisenbahn unter ihm eingezogen. Sollte Mathilde Helms noch einmal in die Wohnung zurückgekehrt sein, so hat sie es unbemerkt vollbracht, und das dürfte nicht einfach gewesen sein, denn Isenhagen lag natürlich auf der Lauer. Im Rathaus hat er sich mit Erbrechen entschuldigt, regelmäßig war er nur montag-, mittwoch- und freitagvormittags, während der Suhl'schen Arbeitsstunden, beim Dienst anzutreffen.

Als vor einigen Wochen im Hausflur Schritte gepoltert hatten, die nicht von Frau Schröder stammen konnten, denn die hörte er gerade über sich, ist Isenhagen aus dem Sessel geschossen und die Treppe hinab. Unten stand ein korpulenter Herr in grauem Anzug, der ein Schlüsselbund in der Hand hielt und «Geht gleich los» sagte. Als Isenhagen fragte, was losginge, stellte er sich als Auktionator vor. Haushaltsauflösungen mache er auch. Draußen vor der Haustür Stimmen, der Auktionator hatte den richtigen Schlüssel gefunden. «Sie können schon rein», sagte er. «Alles verkäuflich. Über den Preis lässt sich reden.»

Doch Isenhagen rührte sich nicht. Im Flur, auf einer Ausgabe der *Blätter*, stand ein Paar schwarzer Lackschuhe, mit zusammengeknüllten Zeitungsseiten ausgestopft. Am Haken darüber: Charlies dunkler Mantel. Auf der Kommode unter einer hellblauen Pressglasvase lag ein weißes Deckchen, und alles, was Isenhagen denken konnte, war, dass er gar nicht weiß, ob Mathilde häkelt.

Aber erst, als der Nieselregen begann, die Schneewälle abzutragen, sie glasig werden ließ, ihre Kanten rundete, um sie dann ganz zu schrumpfen, hat Isenhagen sich auf den Weg gemacht. Nicht auf den direkten – bisher sieht Böger großzügig über seine Fehlzeiten hinweg, aber ihm auf der Straße vor dem Rathaus zu begegnen, wäre wohl doch zu viel –, Isenhagen geht in Richtung Hafen, muss mehrfach mit den Fingern gegen den Zweispitz tippen, weil ihn die Entgegenkommenden grüßen. Er ist in Uniform, in voller Montur, denn in Zivil, fürchtet er, werden die Wachen ihn nicht vorlassen.

Der Himmel ist vom selben Weiß und Hellgrau wie die Möwen, die kreischend, balgend, flügelschlagend auf den Richtung Holstentorbrücke zuckelnden Gärtnereiwagen niedergehen. Die Abwasser- und Abortfrage hat das Gutachten von Wasserbaudirektor Schilling ein für alle Mal beantwortet. Sollte der Inhalt der Toiletteneimer über die Siele in die Gewässer gelangen, bestünde akute Krankheits-, wenn nicht Todesgefahr, heißt es darin. Kein Filter dieser Welt wäre im Stande, sie von Miasmen und Krankheitskeimen zu bereinigen.

Das Gefängnis im Marstall neben dem Burgtor stammt noch aus der Zeit der Torsperre, die meisten seiner Einrichtungen aus dem Mittelalter, und dennoch muss es als die bessere der beiden Städtischen Strafanstalten gelten. Die eisernen Gatter stehen offen, ungehindert geht Isenhagen unter dem Holzbogen mit den Wappen des kleinsten Staates hindurch. Auf der linken Seite des Innenhofs arbeitet die Schmiede, die früher Waffen und Rüstung der Wachtruppen besorgte und nun auf Beetumrandungen, Schilder und was sonst eine Verwaltung an Metallenem benötigt, spezialisiert ist.

Die Strafanstalt ist in dem an die Stadtmauer gebauten Flügel untergebracht. Isenhagen betätigt den Türklopfer – ein kindskopfgroßer, gusseiserner Ring –, büßt dabei beinahe eine Fingerkuppe ein. Hofft schon, die Schläge würden verhallen.

Prompt öffnet eine der Wachen.

«Den Gefangenen Helms bitte.» Und als der Beamte sich nicht rührt, sondern auf Isenhagens Hände herabschaut, als erwarte er, irgendwelche Papiere überreicht zu bekommen, setzt Isenhagen, so bestimmt wie möglich, «Senatsangelegenheit!» hinterher.

Kurz zögert der Wachhabende, ehe er hinter sich in den Korridor deutet, auf eine blaugraulackierte Holztür. Der Raum dahinter klein, fensterlos, kälter und feuchter, als es eben noch draußen war. Vorsichtig betätigt Isenhagen den Lichtschalter. Oben an der Wand flammt Gaslicht auf. Weiße Kalkausblühungen auf den bloßen Backsteinen, wo Putz und Tünche abgeplatzt sind. Beides knirscht unter Isenhagens Sohlen, als er hineingeht. Rechts und links an der Wand als Bänke zwei Bretter im selben Blaugrau wie die Tür.

Bevor er entschieden hat, ob er sich setzen soll, Schritte im Korridor. Charlie stutzt, bleibt auf der Schwelle stehen, als er Isenhagen erkennt. Dessen Schultern bewegen sich unwillkürlich nach oben, er zieht den Kopf ein, ohne es zu merken, in Erwartung von – er weiß es selber nicht – Wut vielleicht. Vorwürfe. Dass Charlie sich auf ihn wirft. Wild schmerzende, blinde Schläge.

Der Wächter hat die Tür hinter Charlie geschlossen, und noch immer ist nichts als Erstaunen in seinem Gesicht. Die dunklen Haare nach hinten gekämmt, ohne Pomade natürlich, seine Haut blasser und doch – irgendwie hat Isenhagen etwas anderes erwartet. Nicht Charlie, der sich aufrichtet und die Arme verschränkt. Schweigt.

Isenhagen blickt auf die zertretenen Putzbrösel hinab. «Ich. Es tu–»

Charlie hebt die Hand. *Halt*, soll das heißen. Isenhagen verstummt. Setzt neu an.

«Verz–»

Die Hand hebt sich.

«Entsch–»

Hand.

Isenhagen schließt den Mund. Charlie nickt.

«Tilly weigert sich, die Scheidung einzureichen, darum werde ich es tun müssen.»

Und als Isenhagen nicht antwortet, denn Isenhagen –

«Unsere Ehe schadet ihr nur.»

«—»

«Ich brauche jemanden, der das für mich besorgt. Briefe schreibt, Anträge, Papiere zusammensucht. Haben Sie Erfahrung mit Scheidungen?»

Isenhagen schafft es, den Kopf zu schütteln.

«Dann informieren Sie sich!»

«Gegen ihren Willen?»

Charlie blickt zur Tür. Als Isenhagen ihn weiter anstarrt, folgt eine ungeduldige Handbewegung in seine Richtung.

«Wusste sie –?» Isenhagen sucht nach einem Wort für *zwei Gesichter, Haut an Haut, im Kegel einer Straßenlaterne*, ein Wort, das den Bengeln nicht als Beschimpfung herhielte.

«Immer. Sie war ja Heins kleine Schwester.»

«Hein?»

«Meine erste Liebe.»

Isenhagen nickt, während er verlegen die Kalkausblühungen betrachtet, als hätte er dort etwas Interessantes entdeckt. Und dann fragt er doch: «Wird sie mir – irgendwas davon verzeihen?»

Charlie schüttelt den Kopf.

3 Der März beginnt mit Sturm. Die Möwen ziehen sich aufs Wasser zurück, die Raben in die Bäume. «Die Weißen», ruft Lotte hinter ihr her. Henriette wendet sich um, nimmt die Hand vom Lenker und winkt, sie habe verstanden. Der Vorderreifen rutscht weg, sie schafft es gerade noch, den Rahmen abzufangen, ehe das Pedal gegen ihr Scheinbein schlägt. Henriette lehnt das Rad an den Zaun, um die Pforte zu öffnen, und bevor ihre Hände erneut nach dem Lenker greifen, halten sie unvermittelt in der Luft inne.

Der Zaun klirrt, als Henriette die Pforte hinter sich zuwirft, das Rad kommt ein Stück ins Rutschen. Verstohlen blickt sie sich nach dem Haus um, aber hinter dem Fenster des ersten Stocks, aus dem Lotte gelehnt hat, hinter den Acanthusblättern der Windfangscheiben keine Bewegung. Nichts.

Vor knapp drei Monaten, am 22. Dezember, ist sie aus der Schweiz zurückgekehrt. Es gab nur einen einzigen Moment – nachdem der Anwalt sie in Vevey vom Bahnhof abgeholt hatte und sie im Hotel auf dem Bett saß, statt den Koffer auszupacken oder jemanden zu bitten, es zu tun, auf dem Bett saß und aus dem Fenster starrte auf den künstlich blauen See und das Grau-Weiß des Bergmassivs dahinter –, einen einzigen Moment, in dem sie bereut hat, darauf beharrt zu haben: «Ich fahre allein.»

Ihr Vater habe Bruder und Schwester überlebt, tragischerweise sogar einen Neffen, der beim Eislaufen starb, und sei somit Alleinerbe gewesen, erläuterte der Anwalt. Und sie nun Alleinerbin ihres Vaters. Das Vermögen ausreichend für «eine angemessene Heirat und, sollte Ihnen das nicht beschieden sein», er hatte ihr anthrazitfarbenes Kleid für alle Gelegenheiten gemustert, «ein erträgliches Leben.»

Zwei Wochen, um ihre Angelegenheiten zu regeln, waren geplant. Es zog sich etwas, und beim Frühstück auf der Hotelterrasse freundete sie sich mit zwei reizenden älteren Schwestern an, mit denen sie Canasta spielte. Nach deren Abreise erzählte ihr ein emeritierter Professor alles Mögliche über die Fauna im Kanton Waadt. Und mit einer jungen Frau Regierungsrätin Waldersee ist sie einkaufen gegangen. Seitdem besitzt sie für jede Gelegenheit ein Kleid. Im Dezember leerte sich das Hotel, und weil Henriette keine Entschuldigung mehr einfiel, noch länger fortzubleiben, stieg sie widerwillig in den Zug zurück in den kleinsten Staat. Wo sollte sie sonst hin?

Statt in Richtung Innenstadt zu gehen, biegt Henriette kurz vor dem Hüxterdamm links ab. Erst als sie bei Bützows vor der Tür steht und den Klingelknopf energisch eindrückt, fällt ihr auf, dass sie keine Karte hat, die sie abgeben könnte. Sie zieht die Hand zurück, lauscht in die auf das Schrillen folgende Stille. Will sich gerade umdrehen, die Eingangsstufen wieder hinab, da ertönen Schritte.

«Fräulein Bützow ist bei ihrer Schwester in Bad Gastein.» Das Dienstmädchen knickst. «Fräulein Else ist mit den Kindern, die sie betreut, dort zur Kur. Ohne die Herrschaft. Aber sie haben ihr erlaubt, Fräulein Grete einzuladen. Möchten gnädige Frau Ihre Karte dalassen?»

Henriette schüttelt den Kopf. Sehr langsam geht sie die Stufen hinab, und noch langsamer nähert sie sich dem Hüxtertor. Überquert jetzt zwar den Damm, bleibt aber kurz dahinter wieder stehen und wendet sich um. Blickt auf das braungraue Wakenitzwasser, in dem sich die auftürmenden Wolken spiegeln. Eine Böe erfasst den Kutscherkragen ihres neuen Mantels, schlägt ihr den Stoff ins Gesicht, ohne dass sie ihn mit dem Handrücken beiseite wischt.

Als Henriette sich schließlich wieder in Bewegung setzt, tut sie es nicht wegen der ersten Tropfen, die runde Flecken aufs Pflaster klatschen, dafür so schnell, dass ein kritischer Beobachter es wohl *Laufen* genannt hätte. In kaum noch statthafter Geschwindigkeit eilt sie an der Weißwarenhandlung vorbei, in der sie für Lotte weiße Handschuhe kaufen soll. Schlägt nicht den Weg zu Hansens ein, der Buchhandlung am Markt, um eines der silbernen Eulenlesezeichen für Mutter zu besorgen. (Seit der überraschenden Einladung von Frau Dr. Lindhorst zu einem literarischen Abend, bei dem die Anwesenden sich mit einem Absatz ihrer Lieblingslektüre vorstellen sollen, fürchtet Elisabeth Schilling, dass ihres, ein von Ludwig aus Stroh gewebter Streifen, den gesellschaftlichen Ansprüchen nicht genügen könnte.) Henriette durchquert zielstrebig die Innenstadt, und in der Holstenstraße stößt sie die Tür zur Fernreise-Agentur Lenze auf. «Nach Bad Gastein», sagt sie.

Und abends zu Hause: Grete Bützow sei krank und habe um Hilfe telegraphiert.

Keine vierundzwanzig Stunden später sitzt Henriette im Zug nach Altona. Und als alles auffliegt, weil Elisabeth Schilling Dr. Bützow auf der Straße trifft und sich besorgt nach Gretes Befinden erkundigt, hat Henriette die österreichische Grenze lang überquert.

Ein Missverständnis, wird sie nach Hause schreiben. Zufrieden zum Gasteiner Wasserfall blicken und einen Schluck von ihrem Kaffee nehmen.

4 Der Rauch steht inzwischen waagerecht über den Schornsteinen, der Regen kommt in hellgrauen Schwaden. Alles scheint in Bewegung, nur die Häuser stehen still. Im Rathaus ist der Zwischenbericht des Kaiserbesuchskomitees soeben zu Ende gegangen. Die Witterung ist nicht unbedingt geeignet für einen Spaziergang, dennoch sucht Friedrich Lindhorst im Gedränge vor dem Saal nach Pastor Grube, und als er ihn findet, teilt er ihm mit, dass er ihn gerne ein Stück begleiten würde. Es ist nicht weit zur Marienkirche, doch die Rathaustür hat sich noch nicht ganz hinter ihnen geschlossen, da stülpt die erste Böe ihre Schirme um.

«Es ist nicht einfach mit dem Jungen, aber ich weiß ja um sein gutes Herz», sagt Grube, während er mit beiden Händen den Schirmgriff umklammert. Es dauert einen Augenblick, bis Friedrich – Zylinderkrempe in der Linken, Schirm in der Rechten – einfällt, dass Robert zurzeit den Konfirmationsunterricht besucht. Pastor Grube scheint dem Irrtum erlegen, dass Friedrich ihn deswegen sprechen will. Dabei geht es um etwas ganz anderes.

Während Tropfen von seinen Brauen herabrinnen, überlegt Friedrich, wie er sein Anliegen formulieren soll. Ihm ist noch immer kein Logiergast zugeteilt worden. Seine Majestät und die engsten Vertrauten werden noch am selben Abend zur kaiserlichen Yacht nach Travemünde weiterreisen, die restliche Entourage aber wird über Nacht im kleinsten Staat untergebracht. In den Rauchzimmern vergleichen die Herren seit Wochen Titel, Rang, Dienstgrad der bei ihnen Einquartierten. In Zweiergesprächen werden notwendige Anschaffungen und Renovierungsarbeiten diskutiert. Friedrich Lindhorst hat sich dem für Quartierfragen zuständigen Senator Martfeld bereits im Februar als Gastgeber erboten. Nicken, freundliches Lächeln und seitdem: nichts. Pastor

Grube wiederum zeichnet für den religiösen Part des Besuchsprogramms verantwortlich.

Als sie die Marienkirche erreichen und der Pastor ihm die schwere Holztür aufhält, sind Friedrich – außer ein paar Ausrufen zum Wind – noch immer nicht die passenden Worte eingefallen. Die Kirche scheint auf den ersten Blick leer, nur irgendwo ertönt Gewisper, gedämpfte Stimmen. Es dauert einen Moment, bis Friedrich die beiden Gestalten entdeckt, hinten in der letzten Reihe Kirchenbänke. Dunkle Haare, helles, ebenmäßiges Gesicht, den Kopf leicht zur Seite geneigt (wie Marie, wenn sie konzentriert zuhört): Erasmus.

Cello-Unterricht – wenn Friedrich sich richtig erinnert. Er spannt seinen Körper, um mit langen, entschlossenen Schritten, die jeden Gedanken an Flucht verbieten, durch das hallende Kirchenschiff zu gehen und seinen Sohn zur Rede zu stellen, da entdeckt er neben Erasmus: ein Mädchen.

Er hält inne. Fliederfarbene Röcke, die sich bauschen, als sie sich ins Chorgestühl duckt, dunkle Jacke, helles Haar. Kein Ladenfräulein und keines von Schweighofers Mädchen. Erasmus tut es ihr gleich. Trotz der Eichenlehnen ist sein Jackenrücken gut sichtbar, die Federspitzen ihrer eleganten Kappe, während sie auf allen vieren die Bankreihe entlangkriechen. Es poltert, jedes Mal, wenn einer von ihnen gegen das Holz schlägt, und ein weitaus höherer Laut breitet sich aus: Kichern.

Friedrich Lindhorst zieht Luft ein, sammelt sich für ein «Es reicht!», in seiner Vorstellung laut genug, um die Tauben vom Dach aufzujagen.

«Recht lebhaft», bemerkt Pastor Grube, «das Fräulein Grafentochter.»

Erneut hält Friedrich Lindhorst inne. Der Atem entweicht seinem Brustkorb wie einem Blasebalg. Stumm folgt sein

Blick dem Weg der wippenden Federspitzen auf den Ausgang zu. Erasmus hält ihr die Tür auf, immer noch geduckt, ohne sich umzusehen. Der Regen ist in Schnee übergegangen.

«Oh Gott! Meinst du, sie haben uns erkannt?» Ihre helle Stimme schafft es gerade noch durch den schmaler werdenden Spalt der zufallenden Kirchentür.

Pastor Grube deutet Friedrichs Schweigen richtig. «Zu Reventlow. Die jüngere. Ihre Mutter ist eine geborene von Rantzau.»

Friedrich nickt. Nachdem sein Bruder Achim und Schwägerin Lotti vor einiger Zeit bei der Gräfin zum Antrittsbesuch empfangen worden waren, hatte er seine und Maries Karte bei ihnen abgeben lassen. Ohne Erwiderung.

Sie müssen noch zweimal das gesamte Kirchenschiff durchschreiten, und Friedrich verspricht wiederholt, wegen des Konfirmationsunterrichts mit Robert zu reden, ehe er es schafft, Pastor Grube ins Hallen ihrer Schritte hinein zu bitten, ob er vorsichtig nachfühlen könne, hinsichtlich der Einquartierung.

Erasmus sieht er erst am Abend wieder. Draußen schmilzt der Schnee schon nicht mehr, sobald er den Boden berührt. Friedrich ist wie immer der Letzte, der dem Gongschlag ins Esszimmer folgt, Marie und die Kinder warten bereits neben ihren Stühlen. Marie ist unruhig. Ihre Gesichtszüge zwar unbewegt, doch ihre Hand zuckt und ruckt, vollführt deutlich mehr Bewegungen, als nötig wären, um nach dem Wasserglas zu greifen, den Suppenlöffel anzuheben – als würde sie sich auf dem Weg mehrfach umentscheiden. Die Lauchcremesuppe lässt sie in die Küche zurückbringen. Ein unangenehmer Beigeschmack, behauptet sie. Protestiert, weil Friedrich und die Kinder ihre Portionen aufessen wollen.

Am Freitag empfängt sie zum ersten Mal seit Marthes Geburt. Ein literarischer Abend, eingeladen sind nur Verwandte und niemand von Bedeutung, alles nur zum Eingewöhnen. Doch schon seit Tagen schläft Marie nicht gut. Auch wenn sie ihm leidtut, muss Friedrich das ganze Essen über achtgeben, dass seine Mundwinkel ihm nicht entwischen. Sich nach oben bewegen.

«Wie war der Cello-Unterricht?», fragt er schließlich.

«Gut.»

Erasmus isst unbeirrt weiter, stellt er verärgert fest.

«Was übst du gerade?»

Pause. «Haydn.» Eine einzelne hochgezogene Augenbraue reicht, damit Erasmus «Cello-Konzert» hinterhersetzt.

«Welches?»

Pause. Abwägen.

«C-Dur?»

Nicken.

«Das hast du Weihnachten schon vorgespielt.»

Statt zu antworten, legt Erasmus sein Besteck auf den Tellerrand und richtet sich auf, als wolle er irgendwas verkünden. Doch blickt er Friedrich nicht an, sondern zu Marie am anderen Ende des Tisches.

«Ordinarius Winter wird mich für die lateinische Rede bei der Abiturfeier vorschlagen.» Seine Wangen röten sich. Auf Maries «Bravo!» hin wendet Erasmus das Gesicht in Friedrichs Richtung. Sieht ihn nicht direkt an, sondern prüfend von der Seite.

«Manchmal ist es von Vorteil, einen Vater zu haben, der Vorsitzender der Kommission für Schulangelegenheiten ist.»

Friedrich streckt die Hand nach dem Wurzelgemüse aus, ein wenig nur, Alma reicht ihm die Schüssel. Mit einem Mal ist es still, nur das Besteckklirren der beiden Mittleren auf dem Porzellan, die unbeirrt weiteressen. Immerhin drückt der Junge sich nicht wie Rechtsreferendar Martfeld, der jüngere Sohn des Senators, in der Luisenstraße herum, wegen einer vermögens- und verbindungslosen Vierzehnjährigen.

5 Unten im Wohnzimmer ist Pastor Leonhards Vortrag über die Bedrohungen, denen seine Gemeinde in der St.-Lorenz-Kirche ausgesetzt ist, bei der Stelle angelangt, an der er mehrmals: «Eine Todesfalle!» ausruft. Graf Reventlow ist zu Besuch, mit Gräfin und Töchtern. Und auch wenn Georg oben im Zimmer, an seinem Schreibtisch unterm Fenster sitzend, entnervt den Füllfederhalter weglegt: Es ist nicht wirklich Pastor Leonhards Schuld, dass der Bogen vor ihm bis auf das Datum leer geblieben ist.

Georg schiebt den Stuhl zurück und klappt den Hebel herunter, der die oberen Scheiben einen Spalt öffnet. Schließt die Augen, als er sich wieder setzt, der kühle Luftzug sehr angenehm auf der Haut. Gestern, während des Abendessens, hat der jüngste Sohn des Apothekers von der Puppenbrücke geklingelt. «Telefon für Georg Pressschiss.» («Press*witz*», korrigierte die Pastete. «Ja genau, der Witz», nickte der Apothekersohn.)

Seine Mutter war am Apparat, und nachdem Georg sämtliche Fragen nach Schule, Essen und *Ob er immer mit Schal?* beantwortet und sie ihm dabei kein bisschen zugehört hatte, war es einen Moment so still, dass Georg fürchtete, die Verbindung sei abgerissen. Doch dann fragte sie, ob er sich vorstellen könne, nach Kiel zu ziehen.

«Kiiieeel?», wiederholte Georg in genau dem Ton, der im kleinsten Staat dem dreckigen Nest oben an der Förde vorbehalten ist. «Zum Wohnen?»

«Leutnant von Osteln wird dahin versetzt, und wir» – Pause – «planen» – Pause – «gemeinsam für die Zukunft» wird es schließlich. Georg könne es sich bis Ostern in Ruhe überlegen, hatte sie zum Abschied gesagt.

Eigentlich hat er ihr gleich heute schreiben wollen: Nein! In allen Varianten, die ihm einfielen. «Aber du wolltest doch weg», hatte sie noch gesagt, ihre Stimme dabei wie eine dünne Eisschicht auf einem See aus Tränen.

Draußen knirschen Schritte, und als Georg aufblickt, steht unten auf dem Bürgersteig vor dem Pfarrhaus der älteste Lindhorst hinter der Buchsbaumhecke. Er geht zwei Schritte in die eine, drei in die andere Richtung und raucht. Nähert sich hin und wieder vorsichtig der Pforte, späht in den Vorgarten, zieht sich wieder hinter die Hecke zurück. Ab und an fährt sein Blick die Fassade hinauf, bleibt nicht am Fenster hängen. Falls er Georg gesehen hat, lässt er sich nichts anmerken.

Als eines der Törtchen die Straße herunterkommt, wechselt Lindhorst auf die andere Seite. Nickt ihr im Vorbeigehen zu, dreht sich mehrmals um, vorsichtig, aber das Törtchen bemerkt es und richtet die Haube. Kaum hat sie die Pforte hinter sich geschlossen, nicht ohne ihrerseits einen Blick über die Schulter zu werfen, eilt Lindhorst zurück hinter die Buchsbaumhecke. Zündet sich eine Zigarette an, zwei Schritte nach rechts, zwei Schritte nach links.

Georg hört unten die Haustür. Lindhorst duckt sich, doch sobald er sieht, wer aus dem Pfarrhaus kommt, öffnet er lächelnd die Pforte. Eine der Grafentöchter, die Blonde, Fanny-dies-und-Fanny-das.

Lindhorst hebt seine Hand, hält sie vor Fanny hin, Innenseite in ihre Richtung, als wolle er *Stopp* sagen.

Doch sie beugt sich nach vorne, ihr Gesicht nähert sich

seinen Fingern, mit gespitzten Lippen. Und einen Moment glaubt Georg, sie würde die Hand küssen, bis er begreift: die Zigarette! Sie zieht daran. Georg kann die Glut orange aufleuchten sehen, den kleinen Rauchfaden, der aufsteigt, nachdem sie ihren Mund wieder von ihr löst.

Fanny richtet sich auf, legt ihren Kopf in den Nacken und bläst den Rauch aus. «Noch mal.» Und als sie sich erneut vorbeugt, streicht Lindhorst ihr eine der blonden Haarsträhnen aus dem Gesicht. Georg versucht, sich Josephines langen schmalen Hals vorzustellen, die Bewegung der schwarzen Löckchen, wenn sie sich vorbeugt – vielleicht sollte er zu rauchen anfangen.

«Hat er uns gesehen?»

Georg taucht automatisch mit dem Kopf nach unten, braucht einen Moment, um zu verstehen, dass nicht er gemeint ist.

«Ich bin nicht sicher. Er hat nichts gesagt, aber lauter Fragen gestellt zum Cello-Unterricht.»

«Maria hat Else geschrieben, Vil Petersen hat geheiratet.»

«In Anbetracht der Umstände ist es das einzig Ehrenhafte.»

«Er hat nicht Maria geheiratet, sondern ihre Freundin aus München. Die mit dem Vermögen.»

«Ich dachte, Maria wäre –»

«Sie ist schwanger von ihm.»

«Ich hätte erwartet, dass er mehr Anstand hat.»

«Vielleicht hat ja nicht er *sie* sitzen gelassen. Vielleicht wollte sie *ihn* nicht heiraten.» Fanny klingt erbost.

«Hat Maria das geschrieben?»

«Nein», gibt Fanny widerwillig zu.

«Und kommt sie nach Hause?»

«Nein!» Wie wütend sie klingt. «Maria bleibt in Paris.»

6 Seit Tagen wolkenloser Himmel, der Neuschnee glitzert auf den Dächern, Mauervorsprüngen, Fensterbänken, auf allen Flächen Tausende winzige Spiegel. In den sonst dämmrigen Winterzimmern tanzt der Staub, stellt Ida fest, obwohl das Großreinemachen noch keinen Monat her ist. Sie führt in der Diele gerade einen seltsamen Tanz auf. Macht einen Schritt in Richtung Küche, fährt herum und eilt auf die Treppe zu, wendet sich wieder zur Tür des Flügels, hält inne, dreht sich Richtung Küche, und es wäre wohl immer so weitergegangen, hätte Ida nicht in einem unachtsamen Moment den Ellbogen angehoben, sodass das Paket Badekleider zwischen ihrem Arm und ihrer Taille herunterfällt.

Ida atmet tief aus, es klingt wie ein Seufzen. Die Badekleider hat die Weißnäherin gebracht, sie gehören in den großen Schrankkoffer, der aufgeklappt oben vorm Schlafzimmer steht. Über ihrer Schulter hängen zwei Hemden zum Bügeln. In ihrer Linken hält sie Lappen und Spiritusflasche – bis eben hat sie im roten Wohnzimmer die Fenster geputzt – und einen von vier silbernen Kerzenständern, die sie in warmes Wasser legen muss, damit die Wachsflecken abgehen. Die anderen drei klemmen in ihrer Rechten zwischen weiß gepressten Fingerknöcheln.

Rasch-Rasch-Rasch, sie fährt herum. Durch das große Fenster kann sie einen der Jungen sehen, Cord. Er schippt im Garten den Schnee vom Kiesweg. Entweder hat er was angestellt, oder er will den Gnädigen um etwas bitten. Das regelmäßige Ratschen ist irgendwie beruhigend. Im Sommer harken die Jungs, im Winter räumen sie. Zwei, drei Tage reichen für gewöhnlich, um den Vater gnädig zu stimmen, ehe sie mit dem Anliegen rausrücken oder ihre Sünde gestehen. Bei Cord ist es meist Letzteres, der Gnädige bewilligt ihm meist auch so, worum er bittet.

Einen Moment bleibt Ida bloß stehen und lauscht. Das Problem, wie sie mit vollen Händen die Hemden aufheben soll, auf gleich vertagt. Sie kann die Köchin gedämpft in der Küche zetern hören und aus dem Arbeitszimmer etwas, das nach Summen klingt. *Heil dir im Siegerkranz*. Seit gestern ist der Gnädige nahezu ausgelassen. Seit am späten Nachmittag der Bote von Senator Martfeld kam.

«Machst du, Ida?»

Sie blickt hoch. Die Kleine, Marthe, streckt den Kopf durch die Stäbe des Galeriegeländers.

«Alles gleichzeitig», antwortet Ida, geht schwankend in die Knie, um die Badehemden aufzuheben, als das Windfangglöckchen klingelt. Jost, den Marie Lindhorst weiterhin *mein Jüngstes* nennt, ist aus der Schule zurück. Immerhin nimmt er die Hemden und hält sie Ida so hin, dass sie sich das Paket wieder unter den Arm klemmen kann. Die Jüngste, Marthe, wiederum hat zig Namen: *Küken, Lütte, Kleine.* Und sie kommt von alleine. Kaum, dass sie laufen konnte: «Machst du, Ida?» Sie lehnte, Ellbogen auf die Matratze gestützt, an Roberts Bett, vor dem Ida auf allen vieren kniete, um die schmutzige Wäsche darunter hervorzuziehen. «Machst du, Ida?»

«Ordnung», hatte Ida geantwortet, verwundert, woher die Kleine ihren Namen kennt. (Kurz, einfach und wird oft durchs Haus gebrüllt.) Andächtig sah die Kleine zu, wie Ida Hemden und Unterhosen nach Rissen, verlorenen Knöpfen, Löchern absuchte, Socken ineinanderschlang, damit sie nicht verlorengingen. Folgte ihr ins nächste Zimmer, langsam, immer eine Hand an der Wand. Ging schwankend in die Knie, hob einen herumliegenden Strumpf auf und hielt ihn Ida strahlend hin.

Sie verfolgt auch den alten Kruse, der beständig in der Tiefe des Hauses irgendwas hämmert und schraubt. Aber der scheucht sie weg. Auch Hupmann liefert die Lütte gleich bei Ida ab, wenn sie unten durch Schreibstube oder Aktenraum geistert oder sich im kleinen Lager versteckt. *Heile, heile Segen*, singen sie manchmal.

Eine Zeitlang spielten sie das Dreck-Spiel. Ida ließ beim Wischen einen Fleck übrig, verfehlte eine staubige Ecke mit dem Lappen. «Ist Ida fertig?», fragte sie. Die Kleine legte den Kopf schief, so hatte Ida es ihr beigebracht, kontrollierte. «Treck», rief sie und deutete mit dem Fingerchen auf die Stelle, lachte und klatschte in die Hände, während Ida es wegwischte.

So spielten sie, bis das neue Küchenmädchen im Vorbeigehen sagte: «Na, spielt ihr Dienstbote und Gnädige? Übst du mit ihr schon für später?»

«Nein», hat Ida hinter ihr hergerufen. «Das bleibt so», zu der Kleinen gesagt, als sie weiter mit dem Fingerchen deutete. Sie hat ihr in der Küche ein Bröckchen Kandis geben müssen, damit sie aufhörte zu weinen.

Mit einem Mal ist es still, das Rasch-Rasch verstummt. Cord hat aufgehört zu schippen. Er lehnt die Schaufel an die Hauswand und verschwindet aus ihrem Blickfeld. Der Weg ist erst zur Hälfte geräumt.

«Verteckenpielen!», ruft Marthe von der Galerie herunter.

«Ich komm gleich», sagt Ida. «Kletter bitte nicht wieder in den Koffer, ja?» Und setzt sich in Bewegung, schnurstracks in Richtung Küche, die Kerzenleuchter loswerden.

Die Pläne rund um den ersten April sind langsam eskaliert. Eigentlich war nur ein festlicher Tee im Kreis der Familie vorgesehen, eine Einladung zum Festbankett war zum Ärger des Gnädigen ausgeblieben. Wenn die Vorbereitungen zeitig erledigt sind, dürfen alle Dienstboten zum Keitelplatz und den Kaiser sehen, hatte er versprochen.

Es gibt ohnehin genug zu tun. Am Tag vor dem Kaiserbesuch reist Erasmus zum Militärdienst nach Berlin. Unterwäsche, Hemden, Gehröcke, Halsbinden, Westen, Fliegen, der neue Smoking müssen gewaschen, geplättet, gestärkt und eingepackt werden. Und der Sommer beginnt dieses Jahr schon im April. Aus dem Neuschnee im Garten lugen hier und da Krokusflecken hervor, die ersten Narzissenbüschel, aber sobald der Kaiser abgereist ist, wird Marie Lindhorst in die Sommerfrische nach Timmendorf gehen.

Seit fünf Tagen ist der Dienstbotenbesuch am Keitelplatz gestrichen, dafür hat sich die Zahl der Kuchen, Torten und Fondants verdoppelt. Beim Handschuhkauf hatten die Gnädige und Erasmus die Gräfin Reventlow getroffen, und nachdem die günstige Lage der Lindhorst'schen Empfangszimmerfenster an der Festzugsroute mehrmals zur Sprache kam, hat die Gräfin eine Einladung zum Tee akzeptiert.

Am nächsten Tag fragte Senator Martfeld an, ob Dr. Lindhorst für einen aus gesundheitlichen Gründen ausfallenden Gastgeber einspringen könne? Gleichbedeutend mit: Gästezimmer für die Gnädigen herrichten, deren Zimmer für den Gast, ein zusätzlicher mitternächtlicher Imbiss und ein herrschaftliches Frühstück.

Vorgestern war dann die Einladung zum Festbankett in der Post. Und gestern Abend kam Jost die Treppe hochgerannt und brüllte: «Wir haben sogar zwei!»

In Wirklichkeit sind es vier. Der kaiserliche Kammerherr, General en Suite Graf von Wedel, und ein noch namenloser Flügeladjutant, aber beide mit Diener. – Ob die nicht auf Liegen im Speicher schlafen könnten, hat Ida gefragt. Friedrich Lindhorst schüttelte den Kopf, er habe Senator Martfeld Ähnliches angedeutet, aber: nein. Es müssten zwei anständige Zimmer sein.

Gleichbedeutend mit: Graf Wedel ins große Schlafzimmer, Flügeladjutant im Gästezimmer, Diener eins in Cord und Frieders Zimmer, Diener zwei in Robert und Werners Zimmer, die Gnädigen in Almas und Marthes Zimmer. Alma und Marthe in der Kammer, in der bisher Erasm– oder Werner und Robert? Egal, Ida hat lange den Überblick verloren. Die meisten der Jungen werden auf jeden Fall auf Liegen im roten Wohnzimmer schlafen.

Der Flügeladjutant ist nicht zum Festbankett im Rathaus eingeladen. Gleichbedeutend mit: großes Dinner. Hilfspersonal ist in der Stadt kaum noch zu bekommen (wehmütiges Gedenken an Lohndiener Helms) und einiges andere auch nicht.

Ida gelingt es, die Küchentür einen Spalt zu öffnen, die Klinke drückt sie mit einem der Leuchter hinab. Die Köchin hält einen Zettel in der Hand. «Caviar?», liest sie vor. Auflachen. «Dafür müsste jemand nach Hamburg fahren. Königinnensuppe kann ich kochen, aber wir haben nichts zum Servieren. Es sei denn, die Gnädige will das angeschlagene Blaugemusterte aufdecken lassen.»

Der Großteil des Geschirrs befindet sich im Rathaus. Der Bitte des Besuchskomitees um Leihgaben für das große Bankett sind so viele Haushalte gefolgt, dass sich Körbe und Kisten mit Terrinen, Saucieren, Kellen jeder Größe, Tellern und Besteck in der Eingangshalle stapelten. Nachdem die Ratsdiener einräumten, die Übersicht verloren zu haben, ist alles im Rathauskeller eingeschlossen worden. Abzuholen nicht vor dem dritten April.

«Steinbutt sollte ich kriegen. Gänse-Pastete? Hamburg. Kalbsrücken hätten wir letzte Woche bestellen müssen.»

«Und wofür das Gerenne?» Lene, das Küchenmädchen, wendet sich nach Ida um.

«Dann geh inne Fabrik», entgegnet die Köchin.

Ida wird zwar erstaunt feststellen, dass sie sich nach fast einem Jahrzehnt in Diensten noch immer Blasen laufen kann, aber als Alma keine 48 Stunden später in die Küche kommt, um Bescheid zu geben, sie dürften aus dem kleinen Flur neben dem braunen Wohnzimmer der Abfahrt des Zuges vom Keitelplatz zusehen, hat alles ohne große Zwischenfälle geklappt.

Die Jungen sind gerade zurückgekommen, brüllen im Wohnzimmer durcheinander, wie wunderbar es gewesen sei. Einer der Ratsdiener war so ergriffen, dass er mehrfach die Flagge habe fallen lassen. Der Gnädige, der sich längst fürs Bankett umziehen müsste, trinkt mit Graf Reventlow immer wieder auf die Gesundheit Seiner Majestät: «Hipp, hipp, hurra!» (*Angekaisert*, nennt sie die blonde Grafentochter.) Und dennoch wäre Ida, an den Fensterrahmen gelehnt, beinahe eingeschlafen.

7

Das Rathaus summt. Seit Monaten schon. Die Hauspostfächer sind am Überquellen. Und sobald Isenhagen vom Verteilen – kreuz und quer durch die Stadt, einige Herren ziehen es vor, in den eigenen Arbeitszimmern und Kontoren zu arbeiten – in den Pausenraum zurückkehrt: Die Hauspostfächer sind am Überquellen.

Seit Ende Juni geht das so. Seit eines von Senator Manns Dienstmädchen – noch ehe der Arzt die Untersuchung des Patienten vollständig abgeschlossen hatte – «Krebs!» in der gut besuchten Kolonialwarenhandlung quietschte (wohin es geschickt worden war, um *Dr. Tiburtius' Beruhigungstropfen* für die Gnädige zu besorgen). Es ist nicht so, dass der Senat mit ihm eines seiner Schwergewichte verlieren würde. Im Gegenteil. Senator Mann gehörte, nein, gehört zum Buchenberg'schen Stimmvieh. Sein größtes Verdienst dürfte die Etablierung von lang getragenen Koteletten im kleinsten Staat gewesen sein. Nein, sein größtes Verdienst ist – ach egal. Die Operation wurde für Mitte August angesetzt. Im Geheimen natürlich. Die Nachricht schnurrte durch die Stadt. Und nachdem der Arzt den Patienten geöffnet hatte, erklärte er jede weitere Maßnahme für vergebens.

Die Wahl von Reichstag und Bürgerschaft ist das eine, die eines neuen Ratsmitgliedes etwas ganz anderes. Vollkommen anderes. In dem Maße, in dem einem der Senatoren die Kräfte schwinden, beleben sich die der anderen. Die Taktzahl der Einladungen, Besuche, Cognac-Runden vor und Zigarren-Runden nach dem Essen, Spaziergänge im Sommer, Schlittenfahrten im Winter erhöht sich. Nie erfreuen sich Gartenpavillons größerer Beliebtheit bei den Herren, wie wenn einer von ihnen im Sterben liegt.

Georg ist, wie üblich, der Letzte, der es erfährt. Er hat mitgekriegt, dass Tomys Vater krank ist, *der Steuersenator*, wie Otto ihn hartnäckig nennt (nicht dass Tomy irgendwas anzumerken gewesen wäre, als er mit dem Baron aus Riga und den beiden anderen über den Vorderhof flanierte), doch als er an einem Dienstagmorgen im Oktober feststellt, dass Otto fehlt, errät er zunächst die Ursache nicht. Erst nachdem er sämtliche Gänge und den Vorderhof durchstreift hat und auch Tomy nicht findet, beginnt er, etwas zu ahnen. Er wird nach der Schule den Umweg über die Beckergrube nehmen. Auch wenn er, den stillen weiß verschneiten Vorgarten vor dem inneren Auge, nicht sicher ist, ob überhaupt etwas zu erkennen sein wird.

Bereits als er bei der Anstalt in die Fleischhauerstraße

einbiegt, sieht er die Menschenmenge vor dem Haus mit den ockerfarbenen Fliesen und dem großen Fenstererker, mittig im ersten Stock. Einige der Männer warten stumm, Hut in Händen. Die meisten aber stehen in Grüppchen, eifrig im Gespräch. Hinter den Scheiben des ersten und zweiten Stocks zeichnen sich zugezogene Vorhänge ab. Einige der Passanten recken sich auf Zehenspitzen, um durch die Erdgeschossfenster zu blicken. Dort ist das Kontor untergebracht. Doch drinnen rührt sich nichts.

Georg drängelt sich durch die Menge, bis er Otto entdeckt, der auf der anderen Straßenseite still auf einer Eingangsstufe sitzt.

«Wie geht es Tomy?»

Otto zieht die Schultern hoch, lässt sie wieder fallen.

«Wollt ihr», Georg denkt an die Schneehauben auf den Büschen, das Knirschen unter ihren Schuhen, «eine Runde gehen?»

Kopfschütteln. Otto blickt weiter zur Fassade hinüber, deren ockerfarbene Kacheln er, wenn Tomy nicht in der Nähe ist, *Mogel-Renaissance* nennt.

«Willst du nicht reingehen?»

«Ich bin dort nicht willkommen.» Ungeduld, *Weißt du doch!* in Ottos Stimme.

«Weiß Tomy, dass du hier sitzt?»

Otto nickt, deutet mit dem Kopf in Richtung Erkerfenster. «Er hat mir vorhin zugewunken.» Und als Georg ihn weiter anblickt: «Er soll wissen, dass ich für ihn da bin.»

Georg nickt und lehnt seine Schultasche an die Stufe, macht Anstalten, sich neben Otto zu setzen, doch der rührt sich nicht. Rutscht nicht zur Seite, damit Georg Platz hat.

«Er will bestimmt nicht», sagt er, «dass *du* da bist.»

Wie wütend er ist, merkt Georg erst, als er im Pfarrhaus

anlangt. Und erst nachdem er sich mit Gustav eine Weile beim Schach gestritten hat und alleine durch die Wallanlagen gelaufen ist, geht es wieder.

8 Noch schneller als die Todesnachricht verbreitete sich der Inhalt des letzten Willens von Senator Mann nach der Testamentsvollstreckung: zunächst entlang der Breiten- und der Königstraße, um dann in jede noch so kleine Gasse der alten Stadt einzusickern.

Hinrichtungsstimmung in den Kontoren. Todesurteilsschweigen in den Schreibstuben. Stille Abendessen hinter den Barockportalen. So mancher Kaufmann mustert die eigenen Söhne unverhohlen. Die größte Bedrohung eines Handelshauses kommt von innen. Durch unfähige Erben.

Liquidieren! Der letzte, verzweifelte Zug eines Sterbenden im Ringen um die Gewissheit, dass der eigene Name in Zukunft (auch wenn es nicht die eigene ist) nie neben den Wort gewordenen Abgründen *Insolvenz* und *Bankrott* stehen wird.

«Wie viel bleibt übrig?» ist über Wochen das meist diskutierte Thema in den Rauchzimmern – und auch die erste Frage, die Friedrich Lindhorst seinem Bruder Heinrich stellt, als dieser auf dem Weg zur Börse um kurz nach elf auf einen Kaffee hereinschaut. Der Verstorbene hat Heinrich Lindhorst gemeinsam mit Weinhändler Todtendorf zum Testamentsvollstrecker bestimmt, obwohl ihm deren gegenseitige Abneigung bekannt gewesen sein sollte.

Das Mann'sche Vermögen ist zuvor schon Gegenstand von Gerüchten gewesen. Begonnen haben sie vor fünfzehn Jahren, nachdem Thomas Johann Heinrich Mann überraschend in den Senat berufen wurde. Ein Vorgang, der in Isenhagens Geheimem Staatsarchiv gleich zwei eigene Schuber füllt. Weder der durchschnittlich ertragreiche Weizenhandel der Familie noch ihre Verbindungen hätten normalerweise ausgereicht.

Zuvor war Johann Mann, gemeinsam mit seinem Geschäftspartner Senator Minlos, Vorstand der Hansebank gewesen. Obwohl diese wegen riskanter Investitionen bald in Schwierigkeiten geriet, reagierten Senat und Kaufmannschaft zunächst mit Achselzucken. Wer war das nicht? Die Gründerkrise rauschte gerade durchs Reich. Als jedoch gleich mehrere Berliner Zeitungen über einen bevorstehenden Zusammenbruch der Bank berichteten, breitete Panik sich aus. Das werde auf alle zurückfallen. (Und was ist der Mensch anderes als sein Kredit?)

Die beiden Vorstände, von denen die Investitionen gezeichnet worden waren, wurden ins Rathaus einbestellt. Sie sollten mit ihrem persönlichen Vermögen einstehen, lautete die Forderung. Damals wurde das Gaslicht im kleinsten Staat noch in der Stunde vor Mitternacht abgestellt (es sei denn, einer der Senatoren lud zur Abendgesellschaft). Doch sämtliche Zeitgenossen schwören, in der darauffolgenden Woche habe es jede Nacht durchgebrannt. Am Sonntag waren die Schulden der Bank beglichen, Minlos aus gesundheitlichen Gründen aus dem Senat zurückgetreten, und Thomas Johann Heinrich Mann wurde auf dessen frei gewordenen Sitz gewählt. Über die Kapitaldecke des Mann'schen Handelshauses gibt es seitdem Gerüchte.

«Nicht viel», lautet daher auch Heinrichs Antwort. Er spricht erst weiter, nachdem das Mädchen mit dem Kaffeetablett die Arbeitszimmertür hinter sich zugezogen hat. «Sie haben ja alle nur die Zinsen. Ich fürchte, die Witwe wird sich an einen anderen Lebenskreis gewöhnen müssen, die Söhne sich äußerst bescheiden oder arbeiten. Und das Haus –»

Gleichzeitig blicken sie in ihre Kaffeetassen hinab.

«Diese furchtbaren Kacheln.» Heinrich schüttelt den Kopf. «Und in der Innenstadt. Wer sich heute achtzehn Zimmer leisten kann, sucht sich was draußen im Grünen.»

Friedrich nickt. Er hat schon häufig über dieses Problem nachgedacht. Und ihm ist, als könnte er mit einem Mal wieder die meterdicken Mauern spüren, das Volumen des Raums, den sie umschließen. Und dann stellt Heinrich die derzeit zweithäufigste Frage: «Wer, glaubst du, wird es?»

«Vielleicht sollte ich es versuchen?»

Heinrich blickt überrascht auf, als hätte er eine Kandidatur Friedrichs nie in Erwägung gezogen. «Zwei aus einer Familie?» Er schüttelt den Kopf.

«Buchenbergs», wendet Friedrich ein.

«Dass sie bei Buchenbergs eine Ausnahme machen, heißt nicht, dass sie das Gleiche für uns tun.» Und weil Friedrich nicht antwortet, nur Zeigefinger und Daumen zwischen die bronzenen Gamaschen der Bismarckstatue schiebt: «Buchenbergs sind Cousins, nicht Brüder.»

«Stehen sich aber näher als Achim und ich.»

Heinrich nickt, antwortet aber nicht, sondern blickt zum Fenster. «Dein Junge ist ganz schön fix.» Themenwechsel.

Friedrich lächelt. Cord ist seit Ostern bei Heinrich im Kontor. «Wie macht er sich?»

«Offenbar hat er beim Kartenspielen verloren, nicht viel, aber zu viel für seinen Beutel. Ich hatte ihn letzte Woche mit einem Auftrag zur Börse geschickt, und er hat wohl versucht, es auszugleichen. Durch ein kleines Nebengeschäft mit finnischem Holz. Auf Firmenkredit.»

Einen Moment ist es still.

«Wie ist es ausgegangen?»

«Das ist nicht der Punkt.»

«Natürlich nicht. Aber wie ist es ausgegangen?»

«Ich kann einen Lehrling im ersten Jahr nicht eigenmächtig Geschäfte im Namen der Firma machen lassen!»

«Ich weiß, ich weiß», sagt Friedrich besänftigend. «Ich rede mit ihm.»

«Vorgestern hat mich einer der Makler angesprochen. Er wollte prüfen, ob alles seine Richtigkeit hatte. Angenommen hat er den Auftrag, weil Cord mein Neffe ist.»

«Aber Geld hast du keins verloren?»

Heinrich schüttelt den Kopf.

9 Manchmal merkt man erst, dass etwas fehlt, wenn es sich wieder anfindet. Zu dieser Erkenntnis kommt Fräulein Neesen am Abend des 3. November in der Weberstraße. Irgendwann war ihr zwar aufgefallen, dass sie an manchen Samstagen mehr Zeit hatte, sie konnte aber die Ursache nicht ergründen. Erst heute, als sie nach der Verabschiedung eines Kunden, den frischgefüllten Waschkrug in der Hand, auf dem Rückweg in ihr Zimmer einen Blick in den Vorraum wirft, wird ihr klar: Isenhagen hat gefehlt.

Der taucht nämlich unter den «Zwanzig Zimmer, zwanzig Möglichkeiten»-Rufen des Einlassers hindurch und bleibt zögernd stehen. Öffnet den obersten Mantelknopf, lässt die Hand wieder sinken. Sieht zum Ausgang, als überlege er, wieder zu gehen. Lächelt schließlich erleichtert, weil er Fräulein Neesen im Treppenhaus entdeckt.

Isenhagen hat in der letzten Woche die erste Scheidungsangelegenheit seines Lebens zu Ende gebracht.

VIII

SCHWARZER BLEISTIFT

1893/94

1 «Heute nicht.» Vater dreht sich nicht nach ihr um, sondern eilt weiter und durch den Windfang hinaus. In dem Licht, das in die Diele fällt, als er die Haustür öffnet, tanzt der Staub. Marthe streckt die Hände aus, sieht zu, wie die Pünktchen um ihre Finger kreisen, wenn sie versucht, sie zu greifen. Friedrich Lindhorst bleibt kurz auf der Schwelle stehen, dann verschwindet der helle Streifen.

Marthe lässt die Arme sinken. Der neue Kittel drückt unter den Achseln, schwarz ist er, darum wollte sie ihn nicht anziehen. «Weil wir traurig sind», hat das Fräulein gesagt und sie gekniffen, als sie nicht stillhielt.

Manchmal geht Vater mit ihr spazieren. Dann beugt er sich herab, hält Marthe die Hand hin und sagt: «Komm.» Während sie in der Diele auf die Mäntel warten, fragt er: «Wohin wollen wir denn heute, zu den Feen?» Und sie ruft: «Ja!» Lang und laut und wie auf Vorrat, denn sobald sie draußen sind, ist Reden verboten. Lachen auch, Vater-am-Ärmel-Zupfen ebenso. Nach-seiner-Hand-Greifen, weil man sich fürchtet, ist erlaubt, wenn der Hund groß ist und wirklich knurrt.

Nie geht es zu den Feen. Manchmal wendet Vater sich hinter der Haustür nach links, und sie gehen Richtung Markt, und es gibt heiße Schokolade im Winter, Limonade im Sommer, mit süßen Wecken. Und wenn es aussieht, als ob die Leute eng stehen, nach Gedränge und Schubsen, öffnet sich ein Durchgang, ist, wie von alleine, der Weg vor ihnen frei. Meist geht Vater aber nach rechts, am Großvater vorbei, wo sie kurz anhalten und stumm den Kopf schütteln, denn Großvater stand früher in der Mitte des Platzes, und dort gehört er hin. Doch statt die Kurve der Straßenbahn ein wenig zu verlängern – Platz wäre genug gewesen, sagt Vater –, haben sie Großvater versetzt.

Manchmal erklärt Vater ihr etwas, dann nickt sie oder schüttelt den Kopf. Und wenn er fragt, ob sie etwas weiß, und sie nickt, obwohl das nicht stimmt, und er merkt es, dann muss sie nach Hause, alleine, denn für Lügner hat Vater keine Zeit.

Vater denkt nach. Darum darf man ihn nicht stören. Nicht fragen, wohin die Vögel gehen, wenn es zu windig ist in den Bäumen. Nicht fragen, wer der schwarze Mann ist, so nennt sie ihn, den sie öfter treffen und den Vater lächelnd, mit gezogenem Hut, grüßt – und der lächelnd, mit gezogenem Hut zurückgrüßt, aber keinen schwarzen Mantel trägt, sondern einen dunkelgrauen.

«Da grinst der Schwartz», hat Vater einmal gesagt, nachdem sie an ihm vorüber waren. Und als ihr ein «Wer ist das?» entfuhr, so schnell und von alleine, dass sie es nicht mit den Zähnen schnappen und wieder dort verstauen konnte, wo die unbenutzten Sätze lagern, hat er geantwortet: «Unser aller Unheil.»

«Warum?» Schon als sie den Mund öffnet, weiß sie, es ist ein Fehler. Und richtig: «Still!»

Meist treffen sie unterwegs irgendwelche Herren, die sie ein Stück begleiten, so nennt Vater es, und die dürfen reden, denn mit ihnen tauscht er Gedanken aus.

Manchmal fühlt sie, wie es eine Handbreit unterm Bauchnabel zu ziehen beginnt. Versucht, die Füße sanft aufzusetzen, denn jedes Mal, wenn sie aufs Pflaster treffen, kann sie die Erschütterung spüren. An eine zur Hälfte mit Wasser gefüllte Schweinsblase muss sie denken, wenn Ida in der Küche prüft, ob sie dicht sind. Erst entwischen ihr nur ein paar Tropfen. Im Winter oder wenn sie in den Wind biegen, kann sie fühlen, wie es kalt wird. Erst ein kleiner runder Fleck zwischen den Beinen, und dann läuft es im Stoff der Unterhose rechts und links an den Seiten hinab.

«Schon wieder», schimpft das Fräulein zu Hause, während es ihr frische Wäsche, Strümpfe, manchmal einen neuen Unterrock anzieht. Und obwohl sie weiß, das Fräulein wird nur die Lippen zusammenpressen und den Kopf schütteln, kann Marthe nicht anders, als «Sag Mutter nichts» zu bitten. «Nichts ist schlimmer, als nicht zu seiner Schande stehen», sagt Vater.

Die Jakobi-Glocken beginnen zu läuten. Stimmen hinter der Schreibstubentür, Hupmann schimpft. Marthe zieht im Vorbeigehen und mehr aus Gewohnheit an der Klinke des kleinen Lagers. Vielleicht hat jemand vergessen abzusperren.

Um neun Uhr, denn das schlagen die Glocken, steht Isenhagen noch auf einem der Bibliothekstritte in der Eingangshalle. Die Flamme des Fidibus in seiner Hand flackert im Luftzug der sich ständig öffnenden und schließenden Rathaustür. Wegen seiner üblichen Suhl'schen Verspätung – es ist Montag, der 11. Dezember – ist er eilig damit beschäftigt, der ersten Dienstpflicht des Tages nachzukommen: zwei Kerzen des von der Deckenlampe herabhängenden Adventskranzes anzuzünden.

Isenhagen reckt sich erneut auf die Zehenspitzen – seine Füße schmerzen –, die Flamme berührt endlich den Docht. Der leuchtet auf, glimmt orange, ehe beides erlischt. Noch strömen die Mitglieder der Bürgerschaft an ihm vorbei, die

Treppe hinauf, in den ersten Stock. Sitzungsbeginn war vor zwei Minuten, und eigentlich müsste Isenhagen oben neben der Saaltür die Zuspätkommenden mit strengen Blicken begrüßen, ehe er ihre Flügel auf ein Zeichen von Böger hin endgültig schließt.

Senatorenwahl – die dritte innerhalb von zwei Jahren, nachdem es ein Jahrzehnt lang gar keine gegeben hat. Generationswechsel, auch wenn Joachim Lindhorst eigentlich zu den Jüngeren im Rat zählte. Der Senator selbst hatte seine schlankere Gestalt zunächst auf eine Marienbader Kur zurückgeführt, erfreut, dass er nicht wieder zunahm. Doch letzte Weihnachten war er magerer als jeder Gangbewohner, und im Frühjahr gab es Gerüchte, er habe einen Spezialisten in Rostock konsultiert. Anzeichen für eine Operation – verpasste Senatssitzungen, *Krankenschwester gesucht,* unvermittelter Kuraufenthalt – folgten jedoch keine. Stattdessen drang aus dem *Verein der Waidmänner*, dass man den Senator in seinem Revier nur noch in Begleitung seiner Brüder oder eines der Kinder antreffe, weil die Familie einen Jagdunfall fürchte. Mit einem solchen hatte er jedenfalls seiner Tochter Grethe gedroht, sollte sie sich weiter weigern, den Berliner Kammerrichter Wagner zu heiraten. Die Hochzeit im August war dann auch das letzte Bankett, dem der Senator vorsaß. Gestorben ist Achim Lindhorst vor fast vier Wochen, Mitte November.

Isenhagen reißt den nächsten Fidibus an, endlich flammt die zweite Kerze auf. Hastig steigt er die Stufen hinab und schiebt den Tritt in die Nische neben der Kellertreppe, die auch zu den neuen Toiletten hinabführt. Doch noch ehe er die Rollen arretiert hat, beugt Böger sich oben über das Geländer und winkt ungeduldig.

Während Isenhagen seinen Platz neben der Saaltür einnimmt, steht Ida im großen Schlafzimmer, einen von Friedrich Lindhorsts Abendschuhen über die linke Faust gestülpt, in der anderen die Bürste. Der neue Frack hängt frisch aufgebügelt neben ihr auf dem stummen Diener bereit. Hose, Weste und Hemd hat Friedrich Lindhorst am Morgen angezogen, zusammen mit dem schwarzen Gehrock.

Swisch, swisch, swisch, die weichen Borsten der Bürste bringen, Strich für Strich, das matte Leder zum Glänzen. Eine der wenigen befriedigenden Tätigkeiten, Ida summt vor sich hin, und als sie es merkt, lächelt sie. Denn es ist das Geigenstück, das Robert, wieder und wieder, für Weihnachten übt.

Zufrieden hält sie den Schuh ins Licht, betrachtet den sanften Schimmer. Doch als sie ihn wegstellt und nach dem anderen greifen will, unvermittelt: *Schwarzer Bleistift*. Sie zieht die Hand wieder zurück. Die beiden Wörter stecken fest in ihrem Kopf. *Schwarzer Bleistift*.

Als Cord sie das erste Mal aussprach, dachte Ida zunächst, sie habe sich verhört. Im Frühsommer war das, Cord saß mit Frieder draußen zwischen den Dächern in der Morgendämmerung, St. Jakobi hatte noch nicht fünf geschlagen. Ida war vom Zigarrenrauch wach geworden. Er zog durch die offene Dachluke und unter der Kammertür durch, stach in ihrer Nase. Sie hatte versucht, sich umzudrehen, Gesicht zur Wand, wenigstens noch dösen. Doch als Frieder die Frage stellte, die auch jeden Abend in der Küche erörtert wurde: «Was hat er denn?», ist sie leise aus dem Bett und barfuß zur Tür.

Seitdem haben sich die Wörter in ihr verkeilt und, immer wieder, in den dümmsten Momenten: *Schwarzer Bleistift*. Während sie die Badeschwämme in Kochsalzlösung legt.

Beim Rosinenbrötchenkaufen am freien Sonntag. Einmal hält sie den roten Samtvorhang über eine Schüssel warmes Wasser und wartet, dass der Dampf die Fasern an den Druckstellen aufrichtet. Und jetzt, als sie ihre Hand in Friedrich Lindhorst rechten Ausgehschuh schieben will: *Schwarzer Bleistift*. Sie kann fühlen, wie sich die Haare an ihren Unterarmen aufstellen.

Aus der Liste der Lebenden streichen, so klingt es. Eigentlich bedeutet es etwas anderes und doch genau das. Darmkrebs. «So sieht deine Kacke dann aus», hatte Cord erklärt, «dünn wie ein Bleistift und schwarz.» Die letzten Monate war der Gnädige beinahe täglich bei Bruder Achim in der Johannisstraße gewesen.

Marie Lindhorst sitzt im roten Wohnzimmer und liest, im Morgenmantel und unfrisiert. Wenigstens hat sie eingewilligt, dass Ida ihr die Haare noch vor dem Mittagessen aufsteckt. Sobald der Bote aus dem Rathaus kommt, wird Ida die Treppe hochschießen müssen, ihr beim Ankleiden helfen, und schnell wieder runter, um das Tablett mit den Sektgläsern zu übernehmen. Das Kleid liegt auf dem Bett bereit, blauschwarze Seide.

Wenn sie mit den Schuhen fertig ist, muss sie als Erstes nachsehen, ob Lene nicht vergessen hat, die Flaschen in der Zinkwanne auf Eis zu legen. Mit den Etiketten nach oben, damit sie sich nicht ablösen.

Isenhagen verlagert das Gewicht unauffällig vom rechten auf das linke, auf das rechte Bein. Schafft es mit Mühe, ein Gähnen auf sich weitende Nasenflügel herabzudrücken. Wartet immer noch auf das Zeichen von Böger, er möge die Flügel der Saaltür schließen. Seine Füße schmerzen. Soweit er es überblicken kann, ist die Bürgerschaft vollständig versammelt. Die Herren stehen in Grüppchen ins Gespräch vertieft. Friedrich Lindhorst mit Trauerflor am Ärmel und geschwollenen Tränensäcken, die um die Augenwinkel violett verfärbt sind.

Isenhagen versucht, Böger mit einem Kopfnicken zu bedeuten, er möge endlich anfangen. Doch der beachtet ihn nicht. Isenhagen seufzt. Es wird ein langer Tag werden. Seine Füße waren gestern besonderen Belastungen ausgesetzt, er ist im Botanischen Garten in Hamburg gewesen, länger als geplant. Seine vom Schneeregen durchweichten Schuhe und Strümpfe haben die Haut aufgescheuert. Die Dienststiefel drücken auf die wunden Stellen an den Fersen und den kleinen Zehen.

Als der Vorsitzende der Bürgerschaft endlich zur Ruhe ruft und, nach einigen Sätzen zum Verstorbenen, Böger das Wort erteilt, verabschiedet Friedrich Lindhorst sich leise von den Umstehenden. Schulterklopfen, er drängt Richtung Tür, auf Isenhagen zu, während Böger die Anzahl der an der Wahl teilnehmenden Senatoren verkündet: «Dreizehn.» Genauso viele Wahlmänner wird die Bürgerschaft aus ihrer Mitte aussuchen, und Friedrich Lindhorst will erkennbar keiner von ihnen sein. Raunen im Saal.

Eine deutliche, eine zuversichtliche Geste. Keine abwegige, denn Friedrich Lindhorst ist, glaubt man den Andeutungen der *Blätter*, der aussichtsreichste Bewerber. Die Wahlmänner dürfen nicht für sich selber werben, aber viele Kandidaten ziehen es vor dabeizubleiben, um die Vorgänge besser kontrollieren zu können. Der Verstorbene hat ausdrücklich gewünscht, dass einer seiner Brüder ihm nachfolgen möge. Im Pausenraum der Ratsdiener ist man sich allerdings nicht so sicher.

Weiterhin Gemurmel und Grüppchen. Sieben Bürgerschaftler stehen erst, zu Wahlmännern bestimmt, neben Böger. Die Dauer der Wahlen variiert, je nachdem, wie erfolgreich die Gespräche im Vorfeld waren. Bei Vanheeren im letzten Jahr waren sie in anderthalb Stunden mit allem durch gewesen.

Eine erfolgreiche Bewerbung ist nichts anderes als eine geglückte Wahrscheinlichkeitsrechnung. Sobald die Bürgerschaft ihre Wahlmänner bestimmt hat, führt Böger sie zu den Senatoren in den Kriegssaal, der Rest ist entlassen. Im Kriegssaal werden drei Kammern ausgelost, die immer mit zwei Senatoren und zwei Wahlmännern besetzt sind. Die nicht Gelosten bleiben zurück, während die Kammern getrennt beraten, bis jede einstimmig einen Namen vorschlägt. Ist es dreimal derselbe, ist die Wahl beendet. Wenn nicht, stimmen die im Kriegssaal Verbliebenen über die Genannten ab. Die Kunst besteht darin, ausreichend Gewogenheit in Senat und Bürgerschaft anzusammeln, dass in den meisten Loskonstellationen eine Mehrheit zustande kommt.

«Meine Herren!» Auch Böger scheint die Geduld zu verlieren. Doch das Gemurmel wird nur lauter.

Zur selben Zeit schiebt Frau Suhl, die Aufwärterin, in Isenhagens Flur einen Schlüssel ins Schloss der Kammertür und versucht andächtig, ihn zu drehen. Er verkantet nicht einmal, zu schmal, stellt sie enttäuscht fest. Eigentlich gehört er zur Reisetasche ihrer Schwägerin, aber Frau Suhl hat sich angewöhnt, jeden Schlüssel, den sie in die Finger kriegt, mit zur Arbeit zu nehmen.

Wer erwartet hat, dass sich die Suhl'schen Theorien mit dem glorreichen Morgen erledigt hätten, an dem sie die Türen unverschlossen vorfand und das Nachthemd einer Frau in Isenhagens Schlafzimmer, hat sich getäuscht. Im Gegenteil. Seitdem ist sie überzeugt, Isenhagen sei ein Schwindler und Erpresser, und die nächsten fünfzehn Jahre wird sie damit verbringen herauszufinden, wo er das erbeutete Geld versteckt. Ihre Theorie wird sie, anders als die vorherigen, nicht mit Frau Schröder teilen, aber dank «der Sache mit Helms» haben sie auch so genügend Gesprächsstoff.

Ida wringt den Feudel aus und öffnet das Fenster, damit der Boden schneller trocknet. Schon als Lene auf die Frage hin, wo der Sekt sei, «im kleinen Lager» geantwortet hatte, ahnte Ida, warum es die letzte Stunde so ruhig gewesen war. Und richtig: Die Flaschen liegen zwar in der Zinkwanne zwischen den sich auflösenden Eisblöcken und vielleicht auch mit der richtigen Seite nach oben, aber vor der Wanne hockt Marthe in einer Lache und patscht mit beiden Händen ins Schmelzwasser, dass es nur so spritzt.

«Schau, Ida!» Marthe hat stolz mit rötlich blau gefrorenem Finger auf den Wannenrand gedeutet. Dort hingen die Etiketten in einer ordentlichen Reihe, bis auf eines, das noch am Glas haftete. Marthe muss sie aus dem Wasser gefischt und vorsichtig aufgeklebt haben.

Windfangglöckchen. Friedrich Lindhorst ist aus der Bürgerschaftssitzung zurück, sie hört seine Stimme in der Diele. Vor einer Stunde ist er dorthin aufgebrochen, obwohl ihm sein Bruder Heinrich, der Konsul, als Ida ihm gestern den Mantel brachte, zum Abschied «Bleib morgen zu Hause!» geraten hat.

Die letzten Wochen waren unruhig, trotz der dumpfen Schwere, die in allem hängt. Pietätsgründe haben ihnen zwar die übliche Kampagne erspart – keine Dinnereinladungen, Abendveranstaltungen, schon das Gartenfest zu Pfingsten war abgesagt worden –, doch dafür hatte der Andrang im

Empfangszimmer erheblich zugenommen. Kein Nachmittag, an dem sie nicht Fünf-Uhr-Tee servieren. Seit kurzem hilft Alma beim Einschenken, hält Ida die Tassen hin, so aufgeregt, dass sie auf den Untertellern klappern. Zwölf ist Alma im Sommer geworden, schmal, dunkelhaarig. «Vielleicht wird sie ja noch hübsch», sagt die Gnädige.

Friedrich Lindhorst sitzt jeden Abend mit einem anderen Bürgerschaftsmitglied in der Bibliothek und klingelt nach Cognac. Die Köchin serviert Kalbsleber-Pastetchen, überbackene Austern, Zitronen-Gelée und Rum-Pralinés. Ida muss achtgeben, den Humidor regelmäßig aufzufüllen, ein kleines Holzschränkchen, mit länglichen Mulden in den Schubladen, in die sie die Zigarren legt. Eine Zeitlang bestand der Gnädige darauf, dass sie es abschließt – er verdächtigte zu Recht die Söhne, sich daraus zu bedienen –, doch bald roch es innen nach Schimmel.

«Ida!» Cord beugt sich im Nachthemd über das Galeriegeländer. «Warmes Wasser. Bring den Kaffee gleich mit!» Der Konsul, der später am Nachmittag erwartet wird, hat ihm freigegeben, damit er dem Vater Gesellschaft leistet. Die anderen sind in der Schule, trotz heftiger Proteste.

Das Losverfahren ist beendet. Aus Ratsdienersicht beginnt nun die sensibelste Phase der Senatswahl. Aus Isenhagens Sicht: die einzig erfreuliche. Denn das verfassungsgemäße Procedere gestattet ihm eine gewisse Ruppigkeit. Die Ausgelosten dürfen weder mit den Mitgliedern anderer Kammern noch mit den im Audienzsaal Verbliebenen ein Wort wechseln, und natürlich sind alle am Tuscheln. Mit aufgerissenen Augen durch die Reihen zu schreiten und jeden, der den Mund öffnet, «Schhhhhhh!», laut mit aufgerecktem Zeigefinger anzuzischen, ist eines der wenigen Vergnügen, die Isenhagen zurzeit bleiben.

In den letzten Monaten haben die Herren seine Nerven malträtiert. Erst herrschte Hochstimmung, weil es der Pusselt-Fraktion des Kanalvereins gelungen war, in Berlin so hartnäckig vorstellig zu werden, dass der Wirtschaftsrat bei Hofe Beratungen über einen Bauzuschuss in Aussicht stellte. Unerträglich wurde es, als Theodor Schwartz im Juni bei der Reichstagswahl knapp unterlag. Konservative und Freisinnige hatten sich erstmals auf einen gemeinsamen Kandidaten geeinigt und *Die Blätter* im Vorfeld über mehrere Treffen von Schwartz mit französischen Anarchisten berichtet.

Eine *bedauerliche Fehlinformation*, wie die Redaktion in der Woche nach der Wahl einräumte. «Überstanden und gestärkt» ist seitdem in den Rathauskorridoren zu hören. Und: «Die Sozialdemokratie ist gebrochen.»

Isenhagen rätselt, ob die hohen Herren die Sammelbüchsen übersehen, die auf den Ladentheken und Trinkhallentresen stehen, in den Vereinshäusern herumgereicht werden. Die Freiwilligen, die klappernd mit ihnen durch Straßen und Gänge ziehen. Ob sie die Vereinbarung nicht kennen, mit der sich ihre Arbeiter verpflichtet haben, so lange zehn Prozent ihres Lohns zu spenden, bis genügend Anfangskapital für eine eigene Zeitung beisammen ist. Oder ob sie es verdrängen.

Unisono Gebrummel, als Böger die Wahlversammlung einschwört.

Auf dem Weg zum Audienzsaal, in dem die Isenhagen zugeteilte Kammer tagt, rempelt er Senator Buchenberg an, weil dieser mit dem Nebenmann flüstert, und als beide protestieren, sie gehörten doch derselben Kammer an, guckt Isenhagen drohend, bis sie schweigend weitergehen.

Nach dem Essen gelingt es Ida, die Gnädige zu überreden, dass es Zeit ist, die Haare aufzustecken. Marie Lindhorst und die jüngeren Kinder haben im Esszimmer gespeist, Cord und dem Gnädigen hat die Köchin ein Tablett in die Bibliothek gebracht. Frieder und die Mittleren sind noch in der Schule. Zuvor hatte Marie Lindhorst nur ungeduldig abgewunken, jetzt atmet sie tief ein und noch tiefer aus und nickt. Ihre Lider sind leicht gerötet, aber sie erhebt sich mit einer entschiedenen Bewegung und geht voran, ohne Umwege, Ausflüchte, die Streitereien in der Diele – Jost und Alma wollen Marthe und ihr Fräulein nicht zum Wall begleiten – mit einem «Nun reicht es. Ihr geht!» beendend.

Im Empfangszimmer hat Marie Lindhorst in den vergangenen Wochen bewundernswert Haltung bewahrt. Besonders in Anbetracht der Klagen, die vor dem Eintreffen der Gäste das Ankleiden begleiteten. Nicht ein sarkastischer Kommentar, nie beschwert sie sich, nie verliert sie die Übersicht oder verhakt sich im Gespräch und wird heftig. Sanftes Lächeln und elegant formulierte Freundlichkeiten. Selbst den strengen Blicken in Almas Richtung folgt nichts Böses. Manchmal wirkt sie ein wenig gedämpft, doch da die meisten Damen vorsprechen, um ihr Beileid auszudrücken, wäre *heiter* oder *lebhaft* ohnehin nicht angemessen.

Früher hat die Gnädige im Ankleidezimmer geschwiegen, während Ida ihr die Haare ausbürstete, Salben und Fläschchen anreichte, Zöpfe flocht. Ida könnte nicht sagen, wann Marie Lindhorst zu reden begonnen hat, sobald sie ihr den Toilettenumhang umlegt. Nie sieht sie Ida beim Sprechen an, auch sich selbst nicht im Spiegel, meist fixiert sie einen Gegenstand auf dem Toilettentisch. *Dr. Wolfs Hals Tonikum* und die Rouge-Dose sind es heute. Am Anfang hat Ida den Fehler gemacht zu antworten: Dann blickte Marie Lindhorst irritiert auf, zwei Falten zwischen den Brauen. Wenn sie bemerkt, dass Ida sie beobachtet, statt auf die eigenen Finger zu gucken, verstummt sie. Beschwert sich gleich darauf über irgendwas. «Das ziept!» Oder: «Jetzt habe ich es in den Augen!»

Sie hat ihre eigene Kampagne hinter sich. Wenn die Gnädige in den letzten Wochen vormittags klingelte, dann mit Briefen, und meist hielt sie Ida mit dem Umschlag einige Pfennige hin. «Für Marken.» Nicht bei Hupmann in der Schreibstube abgeben, hieß das, sondern zur neuen Post am Markt bringen. Adressiert sind sie an Erasmus, den Ältesten.

Vor einiger Zeit schon hatte der Gnädige die Bediensteten im Arbeitszimmer zusammengerufen, von «eventuell bevorstehenden Änderungen» gesprochen. Senatoren, die keinem Handelshaus vorstehen, ist die Berufsausübung versagt, um zu verhindern, dass sie durch etwaige Abhängigkeiten politisch beeinflussbar sind.

«Und die Kaufleute?», hatte Lene eingewandt.

Was gut für den Handel sei, sei gut für die Allgemeinheit, erwiderte der Gnädige. Und es sei nicht an ihr, die Verfassung anzuzweifeln. Ein weiteres Mädchen und eine Wirtschafterin versprach er, sollte er gewählt werden.

Eigentlich war geplant gewesen, dass der Älteste nach dem Examen beim Vater in die Kanzlei eintritt. Bei Erasmus' Veranlagung wisse man doch gar nicht, ob er das Studium je beenden werde, behauptet der Gnädige. Weihnachten hat er ihm verboten, nach Hause zu kommen.

Seine Antworten schickt Erasmus – auf Bitten seiner Mutter – ebenfalls postlagernd, sodass Ida immer wieder aufs Amt muss, fragen, ob nichts gekommen sei. Dabei stellen Erasmus' Antworten Marie Lindhorst selten zufrieden.

«Er will nicht kämpfen», lamentiert sie auch heute, während Ida ihr die Haare auskämmt.

Die letzten Schläge des Zwei-Uhr-Geläuts von St. Marien überdröhnen die Closett-Spülung. Isenhagen ordnet seine Uniform. Atmet ein, so tief, wie es der Geruch in den neuen Toiletten im Kellergewölbe zulässt. Die Abort- und Abwasserfrage wurde schlussendlich durch die Choleraepidemie in Hamburg vor anderthalb Jahren erledigt. Bange Wochen, in denen alle fürchteten, die Seuche werde sich in den Gängen ausbreiten und spätestens über die Toiletteneimer mit dem Obst und Gemüse ins Haus gelangen. Nachdem ein aus Hannover herbeigeschaffter Experte, entgegen dem Schilling'schen Gutachten vom Vorjahr, die Bassins der Wasserkunst für geeignet erklärte, die Keime zu filtern, benötigten die hohen Herren keine vierundzwanzig Stunden, um aus ihren Sommerhäusern – und wenn sie keines besaßen aus ihren Bibliotheken und Salons, in denen sie sich vor den Dienstboten verbarrikadiert hatten – ins Rathaus zu eilen und per Verordnung den Anschluss sämtlicher Haushalte an die Siele zu beschließen.

Die Gebühren sind ersatzlos gestrichen, der Kollaps der Konservenindustrie ausgeblieben. Dafür herrschte im Vorstand des Kanalvereins seltene Einigkeit, dass der Bau des Projekts und die dazugehörige Hafenerweiterung unter Leitung eines kompetenteren Wasserbaudirektor als Konrad Schilling erfolgen muss.

Oben beraten die Kammern noch immer. Die Skepsis unter den Ratsdienern hinsichtlich Friedrich Lindhorsts Bewerbung scheint gerechtfertigt gewesen zu sein. Eine dezente Anfrage des Senats vor einigen Wochen bei Konsul Heinrich Lindhorst, dem Nächstältesten und vor allem: Kaufmann, ist von diesem abschlägig beschieden worden. Der Konsul deutete an, dass er eher seinen jüngeren Bruder im Rat sehe. Er passe, um diesem den Weg nicht zu verschließen.

Das Problem: Von den vierzehn Senatoren müssen *acht dem Gelehrtenstande angehören und unter diesen sechs Rechtsgelehrte sein. Unter den übrigen müssen fünf Kaufleute sich befinden.* Für einen Juristen ist eigentlich kein Platz im Senat.

Leise kursierten die Namen kaufmännischer Kompromisskandidaten, die alle Konsul Lindhorst nicht fernstehen. Was glücklicherweise Pusselt ausschließen würde, der ebenfalls Ansprüche angemeldet hat, sich aber mit Heinrich Lindhorst im Vorstand des Kanalvereins bekriegt.

Kurz erwägt Isenhagen, in den Toiletten sitzen zu bleiben, ein Weilchen die Stiefel auszuziehen, die aufgescheuerten Stellen zu begutachten, aber: a. vertritt ihn Böger, den er noch nie so angespannt erlebt hat, und b. fürchtet er, der Schmerz werde noch schlimmer, wenn er sie wieder anzieht.

Gestern Nachmittag im Botanischen Garten saß ein Parkwächter im *Afrikahaus,* in dem die Steineibe steht, an deren Wurzeln die Pelargonien gepflanzt sind. Sein Stuhl stand dem Beet nur wenige Meter gegenüber, und obwohl Isenhagen das *Pelargonium echinatum* – strauchgroß, mit einem tiefroten Punkt auf jedem der weißen Blütenblätter – schon beim Öffnen der Tür entdeckt hatte, wagte er nicht zuzuschlagen. Nachdem der Wächter begann, ihm mit dem Blick zu folgen, ist er wieder in den Schneeregen hinaus, um es später erneut zu versuchen. Stundenlang lief er mit vor Nässe quietschenden Schuhen die verlassenen Gartenwege entlang, begleitet von der Sorge, dass die feuchten Taschentücher, die sich in einem Wachstuch-Etui in der Innentasche seines Mantels befanden, austrocknen könnten. Ob der kleine Flachmann, den er sich im Bahnhofsrestaurant mit kochendem Wasser hatte füllen lassen – «Für Tee», hatte er behauptet –, noch immer genügend Wärme abgeben würde, um den Trieb auf dem Heimweg vor Erfrierungen zu schützen? Die kleine Blütenschere steckte in der anderen Manteltasche, griffbereit. Erst kurz bevor der Garten um sechs geschlossen wurde, fand er den Stuhl endlich leer vor.

Als Frieder aus der Schule kommt, läuft Ida hinunter, um sein Mittagessen aufzutragen. Marie Lindhorst bleibt glücklicherweise am Ankleidetisch sitzen, dreht weiter Stirnlocken ein. Frieder winkt zwar ab, er lässt sich den Teller in der Küche auftun, um ihn mit ins Arbeitszimmer nehmen. Doch als Ida die Stufen wieder hochläuft, ruft er sie zurück, ein schwarz-weiß-rotes Stück Stoff in den Händen. «Ist dringend.»

Eigentlich hatte er die Fahne schon gestern hissen wollen. Sein Vater hat es verboten. Sie ist nicht zerknittert, nur die Linien der Faltkanten zeichnen sich ab.

«Geht das nicht so?»

«Niemals!» Frieder klingt empört. Nächstes Jahr macht er Abitur. Er hat sich verändert, seit er zu den Grünsilbernen gehört. Zeichnet nicht mehr, stattdessen steht die Büste von Großvater Keitel auf seiner Fensterbank, und immer häufiger trägt er bei den literarischen Abenden der Gnädigen Selbstverfasstes vor. Seit einiger Zeit hat er es sich zur Aufgabe gemacht, zu Feiertagen am Flaggenstock an der Fassade die Reichsfahne zu hissen. Wenn Cord im Frühjahr zum Militärdienst nach Berlin geht, wird er ins Zimmer unterm Dach neben ihrer Kammer einziehen, fürchtet Ida.

Windfangglöckchen. Cord kommt aus dem Arbeitszimmer geschossen, doch es ist nur ein Postbote mit einem Telegramm. «Von Erasmus.» Cord reißt es auf. «Viel Glück für heute», liest er vor.

Die Gnädige probiert Ohrringe an, als Ida zurückkehrt.

Friedrich Lindhorsts Gerede über Erasmus' Veranlagung hat im Frühjahr begonnen, als mit einem Mal ein schmales Männchen mit riesigem Schnurrbart und flatternden Händen in der Diele stand. «Doktor Lindhorst!» Sein ganzer Körper zitterte, ein Unglücklicher, der sich rechtlichen Beistand erhoffte, nahm Ida an, während sie ihn in Richtung Wartezimmer führte.

Beim Anblick der Stühle fuhr er aufgebracht herum. Was ihr einfalle, sie solle ihn unverzüglich zu ihrem Herren bringen, er sei der Graf Reventlow!

Er war so viel schmaler und grauer als beim Kaiserbesuch, sie hätte ihn nie erkannt. Damals erwarteten alle, dass sich der Kontakt der Familien vertiefen würde. Doch als die Gnädige im Herbst aus Timmendorf zurückgekehrt war, strotzten Erasmus' Briefe von Klagen über Menschen, in denen er sich getäuscht habe, und Freundschaften, die in der Ferne brüchig würden. Fanny, die blonde Grafentochter, ist Ida mehrmals in Begleitung von Schorers Ältestem auf der Straße begegnet.

Der Gnädige war äußerst erfreut, als Ida den Grafen meldete. Aber kaum hatte sie die Tür hinter sich geschlossen, erhobene Stimmen. Sie zog sich in die Tiefe des Flügels zurück, doch bald schickten sie nach ihr. Der Graf stand neben dem Besucherstuhl, auch der Gnädige wirkte aufgebracht. Ob sie wisse, wo Erasmus seine Korrespondenz aufbewahre?

Wenn Erasmus in den letzten Jahren daheim war, hat sie ihn spätnachts, betrunken von der jeweiligen Familienfeier, polternd die Treppe hochkommen hören. Beim ersten Mal befürchtet, er habe vergessen, dass Cord in sein altes Zimmer gezogen ist – bis die Angeln des Dachbodenverschlags neben ihrer Kammer quäkten. Sie konnte ihn kramen hören. Im Sommer kletterte er irgendwann aufs Dach, im Winter blieb er im Verschlag sitzen, und ab und an lachte er leise. Einmal lagen die Briefe morgens neben einer flachen Blechkiste auf dem Boden. Er musste nachts vergessen haben, sie hinter einen der Dachbalken zu klemmen. Dort steckt sie sonst.

Ida hat den Kopf geschüttelt, nein.

«War Fräulein zu Reventlow jemals in diesem Hause zu Besuch?»

«Nur als der Kaiser da war.»

«Was erlauben Sie sich, den Namen meiner Tochter gegenüber dem Dienstpersonal aufzubringen!»

Mit einer Handbewegung hatte Friedrich Lindhorst Ida aus dem Arbeitszimmer entlassen.

Cords und Frieders Dachgesprächen zufolge hatte Gräfin Reventlow einen Brief Schorers in einem Buch gefunden, daraufhin den Sekretär ihrer Tochter aufgebrochen, in dem Dutzende Briefe von Erasmus lagen. Obwohl Ida sicher ist, dass der Gnädige nichts gegen eine elegante Schwiegertochter mit Verbindungen einzuwenden gehabt hätte, beklagt er seitdem Erasmus' Veranlagung, der nicht zu trauen sei.

«Er hat nur ein schlechtes Gewissen. Er sucht eine Rechtfertigung, weil er nicht Wort hält», sagt die Gnädige oft zu einem der Tiegel. Heute ist sie nicht so friedfertig. «Selbst die Kinder sind ihm egal.» Marie Lindhorst atmet tief ein und noch tiefer aus.

Zwei Stunden später sitzt Isenhagen auf der Bank des großen Bogenfensters, die Beine über die volle Länge des Brettes ausgestreckt und an den Knöcheln übereinandergeschlagen. Seine Socken, immerhin frisch gestopft, sind an mehreren

Stellen braun mit den Wunden verklebt. Die Stiefel stehen ordentlich nebeneinander auf dem Boden, und er macht nicht einmal mehr den Versuch, so zu tun, als würde er sich erheben und Haltung annehmen, sobald Böger auf seinem Kontrollgang an ihm vorbeikommt. Die beiden Türen des Audienzsaals aber hat er fest im Blick.

Ob Isenhagen seinen gestrigen Ausflug bereut? Nein. Immer wieder wandern seine Gedanken zur Küchenfensterbank zurück. Die heute nicht einmal eine halbe Stunde Sonne gehabt haben dürfte, wenn er es innerhalb der Rathausmauern richtig mitbekommen hat.

Begonnen hat das Ganze eher zufällig, als er eine Senatsdelegation nach Rostock begleiten musste. Eine Weile saßen Schreiber und Diener in einem Vorzimmer herum, bis die Rostocker anboten, ihnen einige Sehenswürdigkeiten zu zeigen. Insbesondere die Aussicht vom neuen Gewächshaus im Botanischen Garten, das, auf einer Anhöhe gelegen, freien Blick in die Kochwäschestube der *Hoffmann'schen Reinigung* biete.

Deren Fenster standen dann auch offen, unentwegt quoll Dampf heraus und in den grauen Himmel. Drinnen stocherten rotgesichtig in Hemdchen gekleidete Wäscherinnen mit Holzpaddeln in Zubern. Ihr Fluchen, wenn sie sich verbrühten, war gedämpft zu hören. Alle drängten sich ans Glas, nur Isenhagen blieb zurück, denn in dem Beet zu seinen Füßen steckte ein Schild. *Pelargonium* stand dort und *Herkunft: Transvaal.* Ein kleiner Strauch, der mit dem rindigen Stumpf auf seiner Küchenfensterbank wenig gemein hatte. Bis auf die Form der Blüten, die ist identisch: schmale Blätter, fünf jeweils, zwei größere oben, drei kleinere unten. Nur hier waren sie tiefrot und nicht violett wie daheim. Ohne dass er darüber nachdachte, wie von alleine, schoss seine Hand hervor, brach mit einer schnellen Bewegung einen Trieb ab und steckte ihn in die Tasche seines Uniformmantels.

Ein Totalverlust, stellte er fest, als er ihn zerdrückt und angewelkt zu Hause wieder hervorholte. In einer Enzyklopädie aus dem Geschäftszimmer des Stadtgärtners fand er den Namen: *Pelargonium sidoides – Farbe der Blüten: dunkelrot*

Seitdem hat Isenhagen eine neue Beschäftigung. Der Hauptgrund, warum er nach dem Aufwachen das Bett verlässt. In froher Erwartung in die Küche eilt, nachsehen, was sich über Nacht auf der Fensterbank getan hat. Drei weitere aus Rostock stammende Triebe stehen bereits seit über einem Monat in Wassergläsern, neue Blätter treibend. Beim Morgenkaffee rätselt er, um wie viel die weißlichen Wurzelfäden über Nacht länger geworden sind. Ihr Transfer in einen Topf steht unmittelbar bevor. Auch das *Pelargonium echinatum* hat die erste Nacht unbeschadet überstanden.

Fehlt etwas in Isenhagens Leben? Selbst Isenhagen würde nicken. Ist es das *Pelargonium echinatum?* Vielleicht eher Gesellschaft, könnte man meinen. Aber da würde Isenhagen entschieden widersprechen.

Die Herren sind in die Bibliothek gewechselt, Cord und Frieder sitzen bei ihnen. Die Gnädige liest erneut im roten Wohnzimmer. Sie hatte angeboten, etwas auf dem Flügel zu spielen, zur Ablenkung, doch ihr Ehemann winkte ab. Ida sieht den Boten kommen, als sie im Arbeitszimmer Gläser und Aschenbecher einsammelt, die Fenster öffnet, um den Rauch auszulüften. Einer von Konsul Lindhorsts Sekretären, und bevor das Windfangglöckchen aufgehört hat zu klingeln, hält er schon seinen Hut in der Hand. Er bringe Nachricht vom Rathaus.

Ida deutet in Richtung der Bibliothekstür, und statt ihn

zu melden, rast sie die Treppe hinauf, die Gnädige anziehen. Noch bevor sie sämtliche Haken des langen Kürass-Korsetts geschlossen hat, steckt Frieder den Kopf durch die Tür: «Bertling ist es geworden.»

Ida sieht im Spiegel, wie Marie Lindhorsts Gesichtszüge sich entspannen, ohne dass ein Lächeln irgendwo durchscheinen würde. «Oje. Das wird er schwernehmen.» Und als Ida die Schildpattspange, mit der sie eben noch die Stirnlocken feststecken wollte, sinken lässt: «Weitermachen. Vielleicht ist ihm jetzt nach Musik.»

Ihm ist. Doch dank der offenstehenden Arbeitszimmerfenster können die Fußgänger in der Königstraße Friedrich Lindhorst vorher gut vernehmbar schwören hören, dass er nie, aber auch wirklich nie wieder etwas mit Politik zu tun haben will.

2 April 1894, Gründonnerstag. Die Sonne steht tief, wird jeden Augenblick hinter dem bulligen Feldsteinturm der St.-Lorenz-Kirche verschwinden, doch gerade scheint sie direkt ins Fenster im ersten Stock des Pfarrhauses. Georg liegt auf dem Bett, hält den Unterarm vors Gesicht, um die Augen zu beschatten. Die rechte Schreibtischplatte unterm Fenster ist leergeräumt und blank poliert, das andere Bett seit Tagen schon abgezogen. Gustav ist gleich nach der mündlichen Abiturprüfung nach Hause, wollte nicht zur Abschlussfeier bleiben. Und irgendwie ist Georg, als wäre er mit abgereist, so fremd kommt ihm das Zimmer vor. Auf den Stühlen stapeln sich seine gewaschenen Hosen und Hemden, der Koffer liegt aufgeklappt beim Schrank. Nach dem Mittagessen hatte er packen wollen.

Georg ist in Mantel und Schuhen, statt aufzubrechen, hat er sich auf die Matratze fallen lassen. «Unser letzter Gang», hatte Otto gesagt, als sie sich verabredeten, während um sie herum auf dem Vorderhof alle ausgelassen brüllten und zu den Pforten drängten, die Älteren mit Bierflaschen in der Hand. «Nie wieder im Kreuzgang stehen, nie wieder gemeinsam –» Tremolo in Ottos Stimme. Georg war froh gewesen, als einer der Vorbeilaufenden ihn anrempelte und er gegen Otto taumelte. Seit Tagen geht das so. Nicht dass Georg nicht auch seltsam zu Mute wäre. Gerade deswegen hätte er es lieber schon hinter sich.

«Alles gepackt?», ruft die Pastete hinter ihm her, als er sich mit einem «Ich bin in der Stadt» in Richtung Wohnzimmer verabschiedet. Ohne zu antworten, zieht er die Haustür hinter sich zu. Ihm graut vor dem Abendessen. Frederico ist nach Brüssel aufgebrochen, Georg ist der letzte verbliebene Pensionär. Schon beim Mittag herrschte unbeholfenes Schweigen, sodass er sich erstmals einen Vortrag über die Bausubstanz der St.-Lorenz-Kirche wünschte. Wenn er nicht pleite wäre, könnte er behaupten, eingeladen zu sein, und sich in der Stadt ein Würstchen kaufen. Aber sein letztes Taschengeld hat er gestern in der Kunsthandlung Nölting gelassen.

Die Feiertage wird Georg in Mehlitz verbringen, auch zum letzten Mal. Nach den Ferien aufs Berliner Wilhelmgymnasium wechseln, für die beiden Jahre bis zum Abitur. Und dann, wie Otto es ausdrückt: Buddeln. Im Herbst hatte der berühmte Professor Curtius, selbst ehemaliger Schüler der Anstalt, in der Aula über seine Ausgrabung in Olympia vorgetragen. Georg hatte sich Notizen machen wollen, später im Pastorat festgestellt, dass im Heft nur: *Was unter allem verborgen liegt* und *7 Meter obere Erdschicht, bis wir den einstmaligen*

Boden erreichten stand. Während Professor Curtius' kunstgeschichtlichen Ausführungen träumte Georg von riesigen Palästen, schaufelte Mosaike frei, grub Statuen aus.

Als er zu Weihnachten in Kiel verkündete, er wolle Altertumskunde studieren, Archäologe werden, waren die Reaktionen eher gemischt. Seine Mutter war dagegen. Doch von Osteln nickte Georg zu: «Ich kann mit alledem nichts anfangen, aber sei dir meiner Unterstützung immer gewiss.» Sie waren zwar nicht in der Lage, ein Gespräch zu führen, das länger als zehn Minuten dauerte – ihre einzigen Themen: Mutter und Georgs Schwester Julchen –, doch mittlerweile kamen sie miteinander aus.

Im Januar erreichte ihn die Nachricht aus Mehlitz, der Großvater sei *am Morgen nicht mehr aufgewacht.* Das Gut wird verkauft, der Onkel hatte entschieden, sich als Rentier in Stettin niederzulassen. Doch erst als Georg übers Wochenende nach Kiel fuhr, wurde ihm bewusst, dass der Großvater bisher sein Schul- und Pensionsgeld bezahlt hatte. Von Osteln erklärte, er werde das künftig übernehmen, auch wenn sie den Gürtel enger schnallen müssten. Da hatte sich bereits abgezeichnet, dass nicht nur Gustav, sondern auch Otto die Anstalt und den kleinsten Staat verlassen würde. Georg hatte vorgeschlagen, zu den Berliner Großeltern zu ziehen, damit sie das Pensionsgeld sparten, und alle waren einverstanden gewesen.

Otto wartet bereits auf dem Bürgersteig vor dem länglichen Backsteinbau auf ihn. Noch immer Tremolo. Otto zieht morgen «in die Wüste» (Brandenburg an der Havel) zur Buchhandelslehre. «In glücklicher Familientradition», wie er grimmig sagt. Und: «Wenn es wenigstens Stuttgart wäre.»

«Ich besuche dich.»

«So weit fort von allem.»

«Nach Berlin sind es –»

«Berliiiin.» Otto verdreht die Augen. Er hat nach München gewollt. Dort geht Tomy hin.

Georg kann sich Tomy nicht als Versicherungsangestellten vorstellen. Beide Wortteile, weder beim Bearbeiten von Policen noch als Subalternen.

«Habt ihr euch schon verabschiedet?»

«Ich helfe ihm morgen mit dem Koffer.» Und als erwarte er Einwände: «Tomy fährt um kurz nach acht. Bis meiner geht, schaffe ich es ohne Probleme nach Hause, meine Sachen holen und zum Bahnhof zurück.»

Georg hat Einwände lange aufgegeben. Seit sie Tomy, nicht lange nachdem sein Vater gestorben war, bei einem ihrer Gänge durch die Wallanlagen getroffen hatten. Alleine, ohne die Ostelbischen, sah er recht verloren aus. Kühle Begrüßung. Otto fragte, wie es zu Hause gehe.

«Was glaubst du denn?», hatte Tomy patzig erwidert.

«Dann wirst du ja nachempfinden können, wie ich mich im Frühjahr gefühlt habe, als *mein* Vater starb», hatte Otto gesagt und war weitergegangen.

Seitdem findet Georg beide gleich unmöglich und mischt sich nicht mehr ein.

In der Luisenstraße, bei der meistbesuchten Pforte des kleinsten Staats stellt Georg fest, dass er nicht der Einzige ist, der nicht ohne *Ein Zeichen meiner Liebe* – so steht es auf der Karte, die er bei Nölting erstanden hat – davonziehen will. Auf den Pfeilern liegen angewelkte Rosen, und in einem Haufen aufgeschichtetem Reisig in der Ecke des Vorgartens kann Georg weitere Gebinde erkennen. Außerdem zwei kartonierte Briefumschläge – ein weißer und ein rosafarbener, dem, der in seiner Manteltasche steckt, nicht unähnlich.

Otto wendet sich ab, als Georg den Umschlag hervorholt und zögert, er will ihn nicht zu den Rosen legen. «Fertig?», fragt er schließlich. Und Georg nickt und schiebt die Karte, erleichtert, dass er aus Zeitgründen darauf verzichtet hat, selber etwas zu dichten, in die Tasche zurück. (Er wird sie am Sonntag seiner Schwester schenken, mit einem ebenfalls bei Nölting gekauften goldenen Küken aus Dresdner Pappe.)

«Osterfeuer.» Otto deutete auf den Reisighaufen. Georg nickt erneut.

Im Vorjahr waren sie mit Robert, dem Dichter-Lindhorst aus Ottos Klasse, beim großen, verbotenen Feuer am Wakenitzufer, draußen vor der Stadt. Vorher hatten sie zusammengelegt, einer von Roberts älteren Brüdern sollte Schnaps für sie besorgen. Mit Pfefferminzlikör kam er aus dem Laden: «Damit ihr nicht so viel trinkt.» Die Älteren haben sich totgelacht. Und auf dem Heimweg haben sie zu dritt, Schulter an Schulter, auf der Mühlentorbrücke übers Geländer ins Wasser gekotzt.

Bei den Sandbergstannen biegen sie nach rechts ab, die Israelsdorfer Allee entlang zurück, und als sie die ersten Vorgärten erreichen, beschleunigt Otto seine Schritte. Es dauert einen Moment, bis Georg Tomy entdeckt, der gerade die Gartenpforte des Grafennests schließt. Mit zwei Büchern in der Hand, die er hochhält: «Hatte ich verliehen.»

Die Pension sieht verlassen aus, der baltische Baron und die Ostelbischen waren gestern schon nicht mehr in der Schule.

«Du hast noch meinen Heyse», sagt Otto prompt.

«Dann komm kurz mit. Er war furchtbar öde, Zeitverschwendung.»

Vor einem Jahr ist Tomy mit Mutter und Geschwistern vor die Stadt gezogen. *Auf die billige Seite der Roeckstraße*, wie

Otto gerne betonte. Im Frühjahr ist Tomys Mutter dann mit seinen jüngeren Geschwistern nach München umgesiedelt. Seitdem war Tomy ein paar Häuser weiter bei Ordinarius Lange in Pension. Die Abende verbrachte er mit den Schwarzsilbernen im *Pockenhof*, sein baltischer Baron und die Ostelbischen hatten sich ihnen angeschlossen.

Als Georg den beiden hinterhersieht, ist er erleichtert. Es ist fast geschafft. Ein letztes Mal Schlafen, ohne Gustavs Schnarchen. Ein letztes Mal Frühstücken, mit Pastor und Pastete. Ein letztes Mal die blöden Statuen auf der Puppenbrücke. Und die Kirchtürme aus dem Zugfenster.

IX

GESPENSTER

1897

1 So einschneidend wie der Kanal für die wirtschaftliche Zukunft des kleinsten Staates werden soll, ist er es zurzeit für dessen Substanz. Ein von beiden Vorsitzenden des Kanalvereins – nach Diskussionen über die Reihenfolge – gemeinsam mit silbernem Hammer geführter Schlag hatte im Frühsommer 1896 die Bauarbeiten eröffnet. Kurz darauf bohrten sich die ersten scharfen Spatenkanten beim Mühlentor ins dichte Gras der Wallanlagen und begannen, sie Stich für Stich in Schubkarren zu schaufeln. Im September standen die Kräne vorm Burgtor, die alte Landverbindung wird durch eine Brücke ersetzt, die Falkenhalbinsel mit einem Damm verbunden. Überhaupt gleicht der kleinste Staat von oben mittlerweile einer zu voll gestopften Schweinsblase, bei der an vier Stellen die Farce herausquillt. Vor den Toren, entlang des Wassers, kleine Villen, dahinter Mietwohnungen in hellen Dreistöckern, und alle, die in den Gängen keinen Platz mehr finden, ziehen in das krumme Gewühl hinterm Bahnhof. Im Zentrum jedoch, auf der alten Stadtinsel, ist alles unverändert.

In der Königstraße klopft Ida erneut an die Tür des roten Wohnzimmers. Kräftiger dieses Mal. Lauscht. Keine Antwort, nur die Stimmen, die aus dem Windfang auf die Galerie dringen. Sie drückt die Klinke hinab, öffnet einen Spalt. Doch, die Gnädige sitzt in ihrem Sessel.

«Tante Julchen ist vorgefahren», meldet Ida. «Werner und Jost tragen sie gleich herauf.»

Marie Lindhorst blickt weiter zum Fenster, nickt nicht einmal stumm, sie habe verstanden.

«Der Tee ist fertig, alles ist bereit.»

Noch immer keine Bewegung.

«Die Köchin bringt ihn», setzt Ida sicherheitshalber hinterher, falls die Gnädige ihren freien Sonntag vergessen hat.

Marie Lindhorst deutet auf die Geranientöpfe auf der Fensterbank. «Alles wächst von mir weg.»

Die Blätter leuchten grün in der Wintersonne, ein paar rosafarbene Blüten pressen sich gegen das Glas. Die dem Zimmer zugewandte Seite der langen aufgebundenen Stiele nackt und bloß.

«Dorthin, wo es hell ist.»

«Ich kann die Töpfe drehen», schlägt Ida vor. Seit Neujahr ist Alma für die Blumen zuständig.

Die Gnädige schüttelt den Kopf. «Dann verlieren sie die Blätter.»

«Hau-ruck, Hau-ruck!»-Rufe von der Treppe. Ida öffnet die andere Hälfte der Flügeltür, damit der Stuhl durchpasst. Das Windfangglöckchen klingelt. Als Ida über die Galeriebrüstung blickt, trocknet die Köchin gerade die Hände an der Schürze, um Frau Doktor Schilling in Empfang zu nehmen. Heute Abend in der Küche wird sie sich wieder über das Treppauf-Treppab mit dem Tablett beklagen. Im Herbst hat Lene, das Küchenmädchen, gekündigt. So ist niemand da, der Ida sonst vertreten könnte. Sie bräuchten kein neues, behauptet der Gnädige, weil Cord, Frieder und Robert ausgezogen seien.

Die Uhr im roten Wohnzimmer schlägt halb, kurz darauf dröhnen die St.-Jakobi-Glocken. Während Jost und Werner den Rollstuhl über die Schwelle hieven, läuft Ida leise, aber bestimmt die Treppe zur Kammer hinauf.

Jeden 3. Sonntag d. M. um fünf Uhr steht auf dem Handzettel. Ida kennt ihn auswendig.

Das schwarze Kleid hat sie am Freitag schon aus dem Koffer geholt, in dem es die letzten Jahre zwischen Packpapierbahnen und Säckchen mit zerstoßenem Kampfer lag. Maßgefertigt zur Beerdigung ihres Vaters (noch vor Testamentseröffnung und Geschäftsbericht). Keine Mottenlöcher, sie hat es gründlich abgesucht, nur der grünlich graue, sonnenvergilbte Streifen auf der einen Schulter, dort, wo das Licht in der Wohnung am Kleinen Schrangen durch die kaputte Schranktür einfiel. Ansonsten ist es unversehrt.

Abends nach der Ofenrunde ist sie gestern runter in den Keller, um die Falten rauszubügeln, hat es schon einmal probeweise angezogen. Tagsüber hat sie es zum Auslüften vor das geöffnete Kammerfenster gehängt. Wenn sie sich schnell bewegt oder die Arme hebt und fallen lässt, riecht es modrig. Doch der Stoff hat noch immer den dezenten Schimmer guter Seide, altmodisch geschnitten zwar, die Ärmel eng, die Taille zu hoch, dennoch: ihr letztes Kleidungsstück, das nicht für jemand anderes geschneidert wurde. Als ihre Mutter starb, hat sie unter den Armen Keile eingesetzt, die Naht an der Taille ausgelassen. Hat erwartet, es erneut weiter machen zu müssen, vorsorglich aus dem Restekorb in der Nähstube im Keller einen Streifen schwarzes Leinen mitgenommen. Doch im Gegenteil: Am Bauch musste sie es wieder abnähen. Dafür spannt es an Schultern und Oberarmen, aber wenn sie sich das graue Wolltuch umlegt, geht es. Sie hat einen ihrer alten Hüte aus seiner Schachtel geholt, den Putz entfernt, das Band erneuert, eine schlichte Schleife festgenäht. «Keine Handschuhe!», hat Lene gesagt.

Sie muss sich bücken, um sich im Spiegel zu betrachten. Hat ihn an den Nagel gehängt, an den eigentlich der kleine, fleckige Stich zweier Seerosen gehört. Den Spiegel versteckt sie sonst, Jost stibitzt ihn, wenn er und seine Freunde sich langweilen und die Sonne scheint. Sie klettern aus der Dachluke und blenden die Passanten unten auf der Straße.

Die Haare hat sie zu einem Knoten gebunden, statt zwei Zöpfe zu Schnecken am Hinterkopf aufzurollen. «Verrat nicht, dass du Mädchen bist, sonst nimmt dich niemand ernst», hat Lene gesagt. Ida zieht den Mantel glatt. Eine Witwe, könnte man denken, die ihr Witwengeld aufbessern möchte.

Gewöhnlich meldet sich Ida bei der Gnädigen nicht ab, wenn sie am freien Tag ausgeht. Gewöhnlich ist sie nur spazieren, allenfalls bei Szuchay ein Stück Linzer Torte essen, wenn Hedda auch frei hat. Hinter den Türen des roten Wohnzimmers gedämpfte Stimmen, dennoch gibt sie acht, die Absätze auf der Galerie so sacht wie möglich aufzusetzen. Die Lütte ist noch mit dem Fräulein auf dem Wall, der Flügel dunkel. Seit Cord in London ist, Robert mit seiner Geige beim Militärdienst und Frieder in Bonn studiert, ist es still geworden.

In die Diele unten ist ebenfalls Ruhe eingekehrt. Ein Schreiber nach dem anderen ist in den Monaten nach der Wahl gegangen, die Referendare und Gehilfen, nur Hupmann ist übrig. Nicht mehr als Bürovorsteher, sondern Privatsekretär.

Die Tür zur Schreibstube steht offen, ebenso die Verbindungstür zum Arbeitszimmer, stellt Ida fest, als sie Erstere schließen will. Der gnädige Herr sitzt an seinem Schreibtisch, hebt kurz den Kopf. «Auflassen.»

Ida knickst. Traut sich nicht, an der Türöffnung vorbei Richtung Windfang zu gehen. Fürchtet, er werde sie zurückrufen, fragen, wo sie hinwill.

Jeden Sonntag fünf Uhr steht auf dem Handzettel. Und: *Kostenlose Probestunde ohne Voranmeldung.* Und *Arbeiterbildungsverein*, ganz unten in der Mitte. Sie hat ihn von Lene bekommen, dem Küchenmädchen, als sie half, ihren Koffer zu packen. Lene ist nach Bremen, arbeitet dort in einem Kontor. Putzt nicht und schält auch keine Kartoffeln. Als Tippmamsell. Ste-no-gra-phie. Den Kurs hatte sie an ihren freien Sonntagen besucht. Bei ihrer Tante sei sie, hat sie der Wirtschafterin erzählt. Ida hat sie nur die Wahrheit gesagt, weil sie ihr einmal zufällig auf dem Weg zur Apotheke – Halspastillen für die Gnädige holen – vor der Volksschule in der Hüxstraße begegnet war.

Sie wird nicht lügen, hat Ida beschlossen. Aber solange niemand fragt, fragt niemand. Wenn sie statt durch die Haustür und die Königstraße hinten raus und über den Langen Lohberg geht, sollte sie pünktlich sein. Doch als sie sich umwendet, in Richtung Garten eilen will, ertönt in ihrem Rücken ein Geräusch und: «Ida?»

Der Gnädige steht auf der Schwelle der Schreibstube. Ida knickst.

«Sobald Erasmus heimkommt, möge er bitte zu mir kommen.»

Ida knickst erneut.

Dass der Älteste wieder eingezogen ist, macht sich in erster Linie durch den beständigen Ärger über seine Abwesenheit bemerkbar. Bei den Mahlzeiten. Sonntags beim Kirchgang. Am Samstag ist er mit Freunden im Konzert oder eingeladen. Unter der Woche ist er meist nur daheim, wenn er mit Kopfschmerzen im Bett liegt, und dann tobt der Gnädige erst recht. Ins rote Wohnzimmer, wo die Gnädige empfängt, bittet sie ihn meist vergeblich.

Der Kies unter ihren Schuhen lauter als sonst, ist Ida überzeugt. Sie schafft es dennoch ungestört am Walnussbaum vorbei, an den Rosenspalieren, wird immer schneller, selbst bei der Toilette ist niemand. Als sie die Pforte erreicht, läuft sie beinah, die Angel quäkt, aber nichts rührt sich, und Ida schlüpft auf die Gasse hinaus. Nach ein paar Metern muss sie stehen bleiben, atemlos. Sie hat vergessen, das Taschentuch einzustecken, ihr Gesicht feucht, als hätte sie sich gewaschen. Ein Schweißtropfen läuft an ihrem rechten Ohr vorbei, sie wischt ihn mit den Fingern ab. Überdeckt den Modergeruch, denkt sie grimmig.

Vor zwei Wochen ist sie bereits gegen fünf in der Hüxstraße gewesen, in sicherer Entfernung auf der anderen Straßenseite geblieben, hat kaum hinzusehen gewagt. Dabei ist sie schon unzählige Male an dem schmalen Backsteingebäude vorbeigekommen. Wollte es sich angucken, ob sie sich vorstellen kann –

Heute schafft sie es bis zur Tür, dunkles Holz, zwei Glasscheiben mit eingeätzten Eichenkränzen, ihre letzten Schritte vom tiefen Schwingen des Fünf-Uhr-Geläuts begleitet. Sie kommt zu spät. Zögernd bleibt sie auf dem Treppenabsatz stehen. Plötzlich bewegt sich etwas Dunkles hinter den Eichenkränzen, und als Ida zurückzuckt, ist die Tür bereits offen.

«Kann ich helfen?» Eine ältere Frau in einem blauverwaschenen Fischerinnenkleid.

Und Ida hört sich «Die Probestunde?» sagen. Verzweifelt klingt es, aber die Frau nickt.

Ein älterer Herr mit weißem Vollbart hält den Vortrag. Er spricht von unterschiedlichen Systemen. Ida ist noch immer außer Atem, keucht und schnauft. Von geometrischen, phonetischen, handschriftlichen. Sie versucht, nur durch die Nase Luft einzuziehen. Davon wird es schlimmer, ihr Brustkorb hebt und senkt sich. Von Anlauten und Auslauten. Ida sieht verstohlen zu den neben ihr Sitzenden, zwei jungen Burschen, doch die scheinen es nicht zu bemerken. Sie blicken nach vorne. Von Konsonantenpositionen und Vokalmarkierungen, und warum die Roller'sche Kurzschrift am besten ist. Schweiß, kein feiner Film, Tropfen um Tropfen rinnt unter ihrem Hut hervor, an den Schläfen, ihre Nasenwurzel hinab, in die Augenwinkel. Als sie die Hand hebt, merkt sie, wie sehr ihre Finger zittern. *Kipp nicht um*, der Gedanke verstärkt den Tremor nur, *kipp nicht um!* Säße sie nicht in der vorletzten Reihe, ziemlich in der Mitte, sie würde versuchen, sich rauszuschleichen.

«Sie sind jetzt alle verwirrt», sagt der Vortragende. «Das macht nichts. In nur sechs Monaten werden Sie all dies beherrschen.»

Das Kleid beginnt zu riechen durch ihre Körperwärme, eine Wolke Kampfer und Moder steigt aus den Mantelaufschlägen auf, als sie am Ende des Vortrags mit den anderen applaudiert. Die meisten Anwesenden sind Anfang zwanzig, Arbeiter:innen vermutlich. Eine Frau ist älter, in ihren Dreißigern vielleicht, sie sitzt schräg vor Ida, aber erst als sie sich beim Richten ihres Tuchs kurz umdreht, erkennt Ida eine der Ladengehilfinnen aus Schabbels Bäckerei.

Nach dem Vortrag drängen alle nach vorne, bilden eine Schlange. Um zur Tür zu gelangen, müsste Ida an ihnen allen vorbei, also stellt sie sich mit an. Niemand scheint sich an ihrer Anwesenheit zu stören, niemand würdigt sie eines Blickes. Ohne aufzusehen, trägt der Referent *Ida Stuermann* in die Teilnehmerliste für den Vier-Uhr-Kurs ein. Es mache nichts, wenn man wegen der Schicht nicht jede Woche kommen könne, hat er zu dem vor ihr Stehenden gesagt.

Auf dem Rückweg geht sie wieder über den Langen Lohberg. Josts Fenster im ersten Stock des Flügels leuchtet, Saal und Landschaftszimmer sind dunkel, in der Diele schummriges Licht. Nur die Lampe am Treppenaufgang brennt, die Gäste müssen bereits aufgebrochen sein.

Ida schlüpft durch die Gartentür hinein. Als sie die hinter sich schließt, streckt der Gnädige seinen Kopf aus der Bibliothek. «Ida?»

Sie knickst.

«Sollte Erasmus sich einfinden, er möge bitte zu mir kommen.»

Ida knickst erneut und geht rasch zur Treppe, ehe der Gnädige fragt, wo sie war.

Die Lütte müsste im Bett sein. Ida überlegt, nach ihr zu sehen, während sie zur Galerie hinaufläuft. Doch kaum hat sie die letzte Stufe erreicht: «Ida!» Aus dem roten Wohnzimmer. Die Gnädige sitzt in ihrem Sessel, das Buch auf dem Schoß. «Wo ist mein Mann?»

«Unten, in der Bibliothek.»

«Ich möchte ihn sprechen.»

Ida knickst. Würde gerne in ihre Kammer, Hut abnehmen, Mantel ablegen, Schürze umbinden, ehe ihre Kleidung Anlass gibt nachzufragen, wie sie den freien Tag verbracht hat. Marie Lindhorst lauscht jedem Schritt, ist sie gewiss. Würde sie hochlaufen, gäbe es Geschrei.

Die Tür zur Bibliothek steht offen. Ida klopft am Rahmen. Friedrich Lindhorst rechte Hand schwebt über den Figuren des Schachbretts, das auf dem kleinen Tischchen zwischen den beiden Ledersesseln aufgebaut ist. Ihm gegenüber sitzt Alma, die Füße auf das Polster gezogen, ihre Pantoffeln kreuz und quer auf dem Teppich, sodass Ida den Impuls unterdrücken muss, hinzugehen, sich zu bücken und sie ordentlich nebeneinanderzustellen. Alma hält strahlend etwas hoch, schwarze Spielfiguren. «Fünf Bauern, ein Läufer und ein Springer», ruft sie.

«Die gnädige Frau möchte Sie sprechen.»

«Ich komme, wenn die Partie beendet ist.» Er zieht die Augenbrauen hoch. «Ich werde gerade vernichtet.»

Ida knickst. Auf der Treppe bleibt sie stehen, zieht die Nadel aus den Haaren, nimmt wenigstens den Hut ab.

Marie Lindhorst blickt ihr schon entgegen. «Der Gnädige kommt, sobald er das Schachspiel beendet hat.» Ida knickst, möchte nichts mehr, als sich einen Moment aufs Bett setzen. So lange, bis die Bilder, bis *Ida Stuermann hat sich für einen Kurs angemeldet* in ihrem Kopf Platz gefunden hat. Denn gerade kollert alles durcheinander.

«Mit wem?»

«Einem der Kinder.» Beiläufig genug, hofft sie, dass die Gnädige ihr Buch wieder hochnimmt.

«Mit welchem?» Ein Bodensatz Ungeduld in ihrer Stimme.

«Alma.» Ida blickt auf den Hut in ihren Händen. Knickst sicherheitshalber erneut, doch Marie Lindhorst eilt schon an ihr vorbei. Zu Ostern wird Alma die Schule verlassen. «Um ihre Mutter bei der Führung des Haushalts zu unterstützen», sagt der Gnädige. Die Köchin wettet, er wird es als Rechtfertigung nutzen, um keine neue Wirtschafterin einzustellen.

In der Kammer angelangt, setzt Ida sich aufs Bett, statt die Knöpfe zu öffnen, das Kleid auszuziehen. Den Modergeruch loszuwerden, den Druck des Stoffes, der an ihren Oberarmen spannt. Und als es spät ist, Zeit für die Ofenrunde, sitzt sie noch immer dort. Abwechselnd überrascht auflachend, entsetzt die Handflächen gegen die Wangen pressend, und immer wieder ist ihr, als wäre es nicht wahr, als hätte eine andere in der vorletzten Reihe in der Volksschule gesessen. Bis ihr das Schnaufen, Schwitzen, Zittern wieder einfällt.

Sie läuft die Treppe zum ersten Stock hinunter, prompt öffnet sich die Schlafzimmertür. Der Gnädige streckt den Kopf durch den Spalt, schließt sie wortlos wieder, sobald er sieht, dass sie es ist. Erasmus ist selten vor elf daheim. Er hat sich mit der Köchin angefreundet. Anfangs hatte sie ihm Tabletts zurechtgemacht, bis der Gnädige ihn damit auf der Treppe erwischt hat. Das Gebrüll so laut, dass Ida in ihrer Kammer aus dem Bett sprang. Nach dem Frühstück am nächsten Morgen hat Friedrich Lindhorst sämtliche Bedienstete zu sich gerufen: Essen gebe es nur zu den Mahlzeiten.

Dennoch hört Ida häufig, während sie die Ofenschlitze zuschiebt, Stimmen aus der Küche statt stummes Kesselgeschrubbe. Der Älteste legt den Zeigefinger auf den Mund, wenn Ida eintritt. Zwinkert ihr zu. Vor ihm auf dem Teller Bratenscheiben, Butterstullen, Rühreier, Aspik.

Nach der Niederlage des Gnädigen bei der Wahl 93 galt der alte Plan: Erasmus sollte, *falls* er bestehe, betonte der Vater, nach dem Examen in die Kanzlei eintreten. Als Senator Jähn letztes Frühjahr überraschend starb, hatte Erasmus die schriftlichen Prüfungen bereits mit *summa cum laude* abgelegt. Friedrich Lindhorsts Wahl in den Rat fiel auf den Vortag des mündlichen Examens, und hätte er seinen Sohn im Vorfeld unterrichtet wie seiner Frau versprochen – So jedoch erfuhr Erasmus es von einem der Prüfer, der ihn bat, dem Vater seine Glückwünsche auszurichten.

Ida liegt bereits im Bett, als sie gedämpfte Tritte auf der Treppe hört. Erasmus muss die Schuhe in der Hand tragen. Von unten kein Laut. Doch statt nach links zu verschwinden, in Richtung seines Zimmers, kommen die Schritte näher, und es klopft an ihre Kammertür. «Ida?»

«Sind Sie krank?» Sie nimmt das Wolltuch vom Stuhl, um es sich überzuwerfen, ehe sie öffnet.

«Ida, verzeih.» Erasmus' Atem riecht säuerlich nach Alkohol. «Und versteh mich nicht falsch, es ist mir völlig egal, was du an deinem freien Tag machst. Aber, aus reiner Neugier: Was wolltest du bei den Bombenschmeißern in der Volksschule?»

Als sie schweigt, nur das Tuch fester um die Schultern zieht, weil sie nicht weiß, wie antworten: «Wir saßen gegenüber im Meyer'schen Krug. Ich habe dich durchs Fenster gesehen.» Es klingt, als würde er sich rechtfertigen.

«Einen Kurs besuchen», sagt sie schließlich.

«Die Revolution ist anscheinend weiter als gedacht.» Erasmus kichert, als er sich zum Gehen wendet. Schüttelt auf dem Weg in seine Kammer den Kopf – «Die alte Ida!» – und kichert noch immer.

2 Kein *L-i-n-d-h-o-r-s-t*. Marthes Finger hat das Ende der zweiten Spalte erreicht. Sie streicht die Zeitung glatt, sitzt im Esszimmer, auf Mutters Stuhl. Ihre Hände kleben, das Glas mit dem süßen Eistee ist beinahe leer, den hat die Köchin ihr gegeben, nachdem sie versprochen hat, sich den Nachmittag über nicht mehr in der Küche blicken zu lassen. Der Eistee ist für die Silbertage.

Eine Spalte fehlt noch. Seit Wochen spielt sie mit Vater *Suchen*. «Kannst du unseren Namen schon?», hatte er gefragt, und als sie nickte, hat er Ida Zettel und Stift holen geschickt. «Na, dann zeig mal.» Ostern ist sie in die Schule gekommen. Das *d* wollte nicht, der Bauch war auf der falschen Seite des Strichs, *Linbhorst* hat sie geschrieben. Das weiß sie jetzt für die Zukunft, hat Vater gesagt. Aber der Rest war richtig. Seitdem gibt er ihr die Zeitung aus Hamburg, die schwierigste Seite mit den kleinsten Buchstaben, *Fir-men-grün-dun-gen* steht ganz oben. Wenn sie *Cord Lindhorst* findet, darf sie sich in der Spielzeugabteilung von Stenzels Warenhaus etwas aussuchen, hat Vater gesagt.

Zeile für Zeile tastet sich ihr Finger voran. Normalerweise sucht sie beim Frühstück, heute war keine Zeit, denn morgen beginnen die Silbertage. «Die schönsten Tage, die es gibt», sagt Mutter, weil sie alle endlich wieder beisammen sind. Marthe ist sich nicht so sicher.

Jost, Werner und Robert sind im Gartenzimmer und proben. Frieder hat für morgen ein Stück geschrieben über drei Gespenster, die einmal Senatoren waren. Weder lustig noch gruselig, nur langweilig. Robert ist gestern Abend aus Berlin gekommen. Nicht in Uniform, wie sie enttäuscht feststellte, sondern wie immer im grauen Anzug. Alma ist nebenan im Saal. Hat das Gleichgewicht verloren, als sie «Raus!» rief, kaum dass Marthe die Tür geöffnet hatte. Musste sich an der Lehne des Stuhls festhalten, auf dessen Polster sie stand. «Siehst du nicht –» Alma hat auf den alten Kruse und einen Lohndiener gedeutet, die auf Leitern saßen, die Enden einer Eichenlaubgirlande in den Händen.

Ihr Finger hat das Ende der dritten Spalte erreicht. Kein *Cord Lindhorst*. Von Cord weiß sie nur, dass er sie auf die Schultern genommen hat beim Abschied. Und sein Zylinder so hoch war, dass sie auf dem Deckel die Unterarme verschränkt und das Kinn abgelegt hat. Süß sah das aus, bis der Hut nach vorne rutschte, Cord ins Gesicht, und Alma darauf bestand, dass er sie sofort absetze, ehe Marthe sich den Hals breche. So hat Vater es ihr erzählt. War erstaunt, dass sie sich nicht erinnert. «So klein warst du nicht.» Seitdem tut sie so, als würde sie.

Dass Cord schwören musste, erinnert sie. Danach haben

die Großen sie mit aufs Dach genommen. Weil sie nichts verraten hat, als Vater sie hinter der Tür des Aktenraums erwischt hat. Robert und Werner hatten sie lauschen geschickt. Nichts verraten hat, obwohl Vater «Was machst du hier?» gebrüllt hatte.

«Verlaufen», hat sie geantwortet. Weinen müssen, aber leise, mit gesenktem Kopf.

«Verlaufen? Das kann man wohl sagen.» Vater hatte sie unter den Achseln genommen, hochgehoben, am langen Arm vor sich hergetragen. Die Augenbrauen hochgezogen, weil sie anfing, mit den Beinen zu strampeln. Da hat sie stillgehalten. Robert und Werner waren nur zwei dunkle Flecken in den Lücken des Galeriegeländers, als Vater sie in der Diele absetzte. Nur: Jost duckte sich zu langsam.

«Alle in die Zimmer», hat Vater gebrüllt, und zusammen sind sie die Treppe hochgerast. Doch statt in den Flügel haben die Großen sie in den zweiten und – Sscht! Leise an Idas Kammer vorbei – aufs Dach mitgenommen.

Robert ist, eine Hand an ihrem Rücken, hinter ihr die Leiter hochgeklettert. Frieder hat sie oben durch die Luke rausgezogen. «Nicht in die Regenrinne treten», haben beide gesagt, «sonst verbeulst du sie.» Erstaunt hat sie festgestellt, dass das Haus die ganze Zeit heimlich zwei Häuser war. Ein großes und ein kleines. Auch wenn sie von vorne, hinten und drinnen wie eines aussehen: Ihre Dächer bilden ein Dreieck. Werner zeigte ihr, wie sie sich mit dem Hintern auf die Schindeln des einen setzen und sich mit den Füßen am anderen abstützen soll. Die Ziegel waren warm. Eigentlich ist weiter nichts passiert, die Großen haben geraucht. Über Cord geredet, dass er im Arbeitszimmer schwören musste. Marthe hat nichts verstanden, nicht zu fragen gewagt, hätte gerne bis in alle Ewigkeit dort zwischen ihnen gehockt.

Cord musste schwören, weil er gespielt hat, hat Ida ihr später erklärt. Wenn man erwachsen ist, ist das was Schlimmes. Abends stand er im Garten unterm Walnussbaum, wandte ihr den Rücken zu, als sie die Verandatreppe herunterkam. Sie ist zu ihm gelaufen, um ihn herum, wollte, dass er sie hochhebt. Ihm vielleicht erzählen, dass sie gelauscht hat. Er hat sich immer weiter weggedreht, sodass sie ihn mehrmals umkreiste. Bis sie wütend wurde, «Halt an!» befohlen hat. Doch erst als sie ihre Arme um seine Beine schlang, ihre Wange gegen den grauen Wollstoff seiner Hose presste, blieb er stehen. Legte seine Hände auf ihren Kopf, streichelte über ihre Haare. Er weinte, wie sie feststellte, als sie lachend nach seinen Fingern griff, sie festhalten, Fangen mit ihnen spielen wollte. Seine Augen und Nase gerötet, seine Wangen nass, Rotz unter seiner Nase. Schwören ist furchtbar, das Furchtbarste, was einem passieren kann, weiß sie seitdem.

Sie könnte sich in Werners Zimmer schleichen, dem Globus auf seinem Schreibtisch so lange mit der Hand Schwung geben, bis die Farben der Länder verschwinden und alles nur noch hellblau aussieht. Davon geht er kaputt, sagt Werner und petzt bei Mutter, wenn er sie erwischt.

Das Windfangglöckchen klingelt, das tut es ständig, wegen der Telegramme. Marthe rutscht vom Stuhl, lugt von der Esszimmerschwelle in die Diele. Kein Postbote, zwei Männer mit braunen Schürzen und Eimern. «Blumen», rufen sie im Chor.

Die Tür des Flügels schlägt auf. «... Aber aufpassen, dass die Enden immer gleich hoch sind!» Alma dreht sich noch einmal um, ehe sie an Marthe vorbeieilt. Erneut rufen die mit den braunen Schürzen: «Blumen!»

Oben auf der Galerie Schritte. Sicherheitshalber streicht Marthe ihren Kittel glatt, prüft, dass der Kragen nicht eingeklappt ist, die Schritte kommen aus Richtung von Mutters Ankleidezimmer. Mehrere Frauenstimmen, die sie nicht erkennt.

«Alles in die Diele bringen», hört sie Alma sagen.

Mutter beugt sich oben übers Galeriegeländer. «Was ist?» Ihre Haare aufgesteckt, zwei eingedrehte Locken rechts und links der Schläfen.

«Nur die Blumen», ruft Alma.

Als das Windfangglöckchen wieder klingelt, verschwindet Mutters Gesicht über dem Geländer.

«Wo muss ich unterschreiben?», fragt Alma die Männer.

Die Schritte auf der Galerie nähern sich der Treppe, Mutter fegt die Stufen hinab. Marthe drängt sich gegen den Rahmen der Esszimmertür, doch Mutter rauscht an ihr vorbei ohne einen Blick. Ihr hellblauer Hausmantel flattert hinter ihr her, wie die Flügel eines Oblaten-Engels.

«Was für Blumen?»

«Mutter, du bist nicht angezogen.» Alma wendet sich nach den Männern um: «Danke, das wäre alles.»

Windfangglöckchen.

«Was für Blumen?», fragt Mutter.

«Für die Vasen und Tischgestecke. Ich kümmere mich darum. Zieh bitte was an.»

«Ich hatte gerade Anprobe mit der Schneiderin.»

Und dann raschelt Papier.

Marthe schwankt, ob sie es wohl ungescholten hinauf in ihr Zimmer schaffen würde oder besser reglos verharrt, um keine Aufmerksamkeit auf sich zu lenken.

«Nein!» Der Schrei so hoch und spitz, dass Marthe vorwärts in die Diele schießt. Mutter hält einen kleinen Blumenstrauß in der Hand. «Mach das Licht an!»

«Wieso?» Alma rührt sich nicht.

«Mach es heller!» Mutters Hände zittern. Das sieht Marthe selbst im Halbdunkel.

Widerwillig geht Alma zum Schalter neben der Schreibstubentür.

«Das ist nicht champagnerfarben! Das ist weiß!»

«Beruhige dich.»

«Sieh doch!» Mutter hält Alma den Strauß hin. «Die Rosen. Warum hast du nicht reklamiert?»

«Das ist doch nicht schlimm.»

«Nicht schlimm?» Mutter brüllt so unvermittelt los, dass Marthe die Tränen kommen: «Da werden sie sich das Maul drüber zerreißen.» Ihr Hals, ihr Gesicht nach vorne gereckt, ihre Nase wenige Zentimeter von Almas entfernt, Augen aufgerissen. «Frau Senator mit ihren fünfzig Jahren hält sich für eine Braut!»

Schrittgepolter im Flügel. «Alles in Ordnung?» Werner taucht auf der Schwelle zur Diele auf.

Mutter fährt herum. «Sieh dir die Rosen an, ist das champagnerfarben?»

«Welche Farbe hat Champagner?» Werner zieht die Schultern hoch.

Mutter schnaubt, lässt sich aber von ihm zurück ins Ankleidezimmer begleiten.

Das Fräulein bindet die Blumen neu, ohne die weißen. Als Marthe aus ihnen einen eigenen Strauß machen will, ruft es «Du stichst dich!» und schickt sie vor die Tür.

Das Fräulein geht bald. Zu den Hundsferien. Seit sie in die Schule gekommen ist, ist sie zu groß für ein Fräulein, sagt Vater.

Die Köchin bringt ihr das Mittagessen aufs Zimmer, Brot und Spiegeleier. Als sie die Treppe wieder runtergeht, läuft Ida durch die Diele. «Nicht jetzt!» So ist sie die ganze Woche schon. Hält irgendwas hoch. «Die müssen runter, ehe die Plätterin weg ist. Warum gehst du nicht mit dem Fräulein zum Wall?»

«Ist beschäftigt.»

«Womit denn, bitte?»

«Macht die Blumen im braunen Wohnzimmer.»

«Im braunen Wohnzimmer? Das war schon fertig!» Idas Stimme überschlägt sich, als sie an Marthe vorbei in den ersten Stock hinaufrennt.

Im Saal hängen die Eichengirlanden rundum in gleichmäßigen Schwüngen, auf der Höhe, wo die Täfelung endet. Über der Flügeltür zum Gartenzimmer ist eine riesige *25* aus rosafarbenen Pfingstrosen befestigt. Sie kann Werner lachen hören, drückt die Klinke hinab. Er sitzt mit Robert am offenen Fenster und raucht.

«Raus», ruft Jost automatisch. Doch niemand beachtet ihn.

Marthe geht zu einem der Stühle, die eigentlich ins Wartezimmer gehörten und nun aufgereiht an den Wänden stehen. Doch noch ehe sie es schafft, sich hinzusetzen, treibt Alma alle auseinander.

«Cord hat telegraphiert, er kommt erst morgen. Wir müssen draußen ohne ihn aufbauen.»

«Wie immer.» Werner verdreht die Augen.

Als Marthe versucht, mit auf die Terrasse hinauszuschlüpfen, hält Jost von außen die Tür zu, und nachdem sie eine Weile gerüttelt hat und sich schließlich mit dem ganzen Gewicht an die Klinke hängt, dreht Robert einfach den Schlüssel um.

3 Obwohl beide Türen, die zur Schreibstube und die zur Diele, geschlossen sind, ist die Unruhe zu hören. Gerenne, ständig klingelt das Windfangglöckchen, immer wieder erhobene Stimmen. Etwas Wichtiges in Angriff zu nehmen, unmöglich.

Eigentlich hatte Friedrich Lindhorst eine kurze Rede, ein paar Worte an die Gäste verfassen wollen, doch Marie insistierte, er müsse die Loblieder anderen überlassen. Daher hat Friedrich beschlossen, den Tag vor seiner Silberhochzeit mit Lästigem zu verbringen. Die Zinsen für an einen Verwandten verliehene 2000 RM anmahnen, beispielsweise. Tante Julchens Geburtstagsbrief schreiben. Das Haushaltsbuch kontrollieren, welches, seit er Alma die Führung übertragen hat, entschieden vollständiger und übersichtlicher geworden ist. Nur sind dadurch die am Ende der Spalten eingetragenen Summen ebenso entschieden größer geworden.

Und er muss das Schreiben beantworten, das seit zwei Wochen am Messingfuß der Schreibtischlampe lehnt. Nichts Wichtiges oder Kostspieliges, nur unangenehm. Eine verspätete Gratulation zu seiner Wahl, von der Senatorenwitwe Mann, die inzwischen in bescheidenen Verhältnissen in München lebt. Verknüpft mit der Frage nach dem Befinden von Doktor Todtendorf, dem Testamentsvollstrecker ihres verstorbenen Gatten. Dieser antworte seit Monaten nicht auf ihre Briefe. Ihre älteren Söhne seien zurzeit in Italien, schreibt sie. Über beide hat er vor einiger Zeit ein Gespräch mit Erasmus gehabt. Beide sind journalistisch tätig – Erasmus hatte ihm die Hefte gezeigt. Oder vielmehr: war mit einem Stapel Zeitschriften in der Hand hereingestürmt, hatte erst erbost einige der Artikelüberschriften vorgelesen – «*Allgermanenthum* und *Das neue*», sein Zeigefinger war in die Höhe gefahren, «*antisemitische ABC. Echte deutsche Kunst*?» –, um sie dann vor Friedrich auf die Schreibtischauflage zu werfen. *Das Zwanzigste Jahrhundert* hieß die Zeitung, *Deutschnationale Monatsschrift* lautete der Untertitel.

Mit hektischen Bewegungen hatte Erasmus eine Seite aufgeschlagen, mit der Kuppe auf das Redaktionsimpressum getippt. Der ältere der Mann'schen Söhne, Heinrich, zeichnete als Schriftleiter verantwortlich, Thomas, der jüngere, hatte einen Artikel veröffentlicht. Nicht das ganz schlimme Zeug. Über den Panizza-Skandal, das Syphilis-Drama, das letztes Jahr verboten wurde. Der Verfasser befürworte entschieden die Zensur des Stückes, es sei geschmacklos.

«Ganz unrecht hat er nicht», sagte Friedrich, nachdem er den Text überflogen hatte. Und als Erasmus die Augen verdrehte: «Was kaufst du überhaupt solchen Schund?»

«Ich hab es von Ewers, die beiden sind noch in Kontakt.»

Richtig, an der Anstalt war er mit Ewers und dem älteren Mann-Sohn in einer Klasse gewesen.

«Du weißt genau, heimlich denken sie alle so!» Erasmus starrte ihn an, als würde er irgendwas erwarten.

Friedrich Lindhorst seufzte, zog stumm die Schultern hoch und ließ sie wieder sinken.

«Oh kluger Jekef!» Erasmus' Stimme verzerrt, als äffte er jemanden nach.

Das gottverdammte Heine-Gedicht. Auch wenn es nicht so gemeint war, wie sie es hinter vorgehaltener Hand benutzen. Dennoch. Der Junge nimmt es zu persönlich.

«Zeigst du dich getroffen, haben sie ihr Ziel erreicht. Und widersprichst du, fühlen sie sich nur bestätigt. Man würde sich ja nicht verteidigen, wenn an ihrem Gelüge nichts dran wäre.» Er hatte erneut mit den Achseln gezuckt. «Mein Vater hat gebrüllt, meine Mutter sich kleingemacht, beides hat nichts genützt. Drüberstehen, du musst lernen –»

Doch da war Erasmus bereits aus dem Arbeitszimmer gestürmt. Die Hefte hatte er liegen gelassen. Friedrich hatte sie in den Emailleeimer im Aktenraum geworfen, in dem sie Papier zum Anfeuern der Öfen sammelten.

Aber nicht deswegen ist der Brief an die Witwe Mann unangenehm, sondern er kann ihr nicht weiterhelfen. Doktor Todtendorf erfreut sich bester Gesundheit. Letzte Woche haben sie gemeinsam an einem Dinner teilgenommen, seine Kanzlei ist durchgehend geöffnet. Die ausbleibende Antwort wird andere Gründe haben. Wenn er sich richtig erinnert, neigt die Dame sowohl zu einer gewissen Weltfremdheit wie auch zu großer Hartnäckigkeit, eine bei Anwälten meist nicht sehr beliebte Kombination.

Jeden Augenblick wird einer der Ratsdiener ihm die Post aus dem Rathaus bringen, dem er die Briefe mitzugeben gedenkt. Friedrich ist noch nicht über *Sehr verehrte, gnädige Frau* hinaus, da poltert es in der Diele, so laut, als hämmerte jemand mit der Faust an die Schreibstubentür.

Es reicht. Friedrich fährt von seinem Stuhl auf.

4

Eigentlich wäre es Isenhagens Aufgabe gewesen, den Korrespondenzstapel, der sich im Lindhorst'schen Fach gesammelt hat, in die Königstraße zu bringen. Doch Isenhagen ist zurzeit abgelenkt. Aus zweierlei Gründen.

Zum einen hat eben einer der Ratsschreiber den Kopf durch den Türspalt gesteckt: «Senator Vanheeren benötigt das Rathaus-Exemplar.» Isenhagen verdreht die Augen. Die Bezeichnung *Rathaus-Exemplar* hat sich so schnell etabliert wie der *Volksbote* bei den Lesern. Bei seiner ersten Ausgabe war nicht einmal die Redaktion der *Blätter* beunruhigt, deren

Abonnentenkreis sich auch nicht erheblich verringert hat. Nur erscheint der *Volksbote* mittlerweile unter der Geschäftsführung von Theodor Schwartz – und in dreimal höherer Auflage als *Die Blätter*. Die meisten Senatoren weigern sich, «dafür auch noch zu bezahlen», weswegen Isenhagen einen Gutteil seiner Morgenstunden damit verbringt, dem Pflichtexemplar des Rathauses von Geschäftszimmer zu Geschäftszimmer hinterherzujagen. Alle wollen ihn lesen, nicht zuletzt der abgedruckten Streikaufrufe halber, deretwegen er neben politischen auch physischen Attacken ausgesetzt ist. Isenhagen hat bereits Stunden damit verbracht, Zeitungsfetzen zusammenzusetzen und so auf ein Papier zu leimen, dass die Zeilen lesbar sind.

Und außerdem: Trauermücken. Mittlerweile fliegen sie in Schwaden auf, wenn er die Pflanzen in der Küche wässert. Die üblichen Tricks: Streichholzköpfe in die Töpfe stecken, Kupfermünzen – hat er alles bereits hinter sich. Am Wochenende wird er umtopfen, die gesamte Erde auswechseln müssen. Was, in Anbetracht des Umfangs, den seine Sammlung angenommen hat, eine logistische Herausforderung darstellt.

Seit letztem Jahr ist Johann Gotthard Isenhagen der Gründer, Vorsitzende und einziges Mitglied des *Freundeskreises der Storchenschnabelgewächse*. Als solcher fühlt er sich verpflichtet, ein lebendiges Archiv sämtlicher oder vielmehr aller für ihn erreichbaren Sorten anzulegen. Und mit der Pflanzenpflege alleine ist es nicht getan, die Erweiterung der Sammlung erfordert genaue Recherche. Auf seinem Küchentisch stapeln sich Zeitungsartikel über Botanische Gärten, Kursbücher, Reiseführer, und letztens hat er beim Sattler den Prototyp einer selbstentworfenen Transporttasche bestellt. Mit acht Fächern und eingepassten verschließbaren Glasflaschen, in denen er die in feuchten Mull gewickelten Triebe heimzubringen gedenkt. (Im *Journal für Gartenfreunde*, das in der Buchhandlung Hansen ausliegt, hat er zwar spaltenweise Annoncen spezialisierter Händler entdeckt – und vielleicht fehlten die entsprechenden Seiten anschließend –, beim Durchgehen der ihm freundlich zugesandten Preislisten musste er jedoch einsehen, dass dieser Beschaffungsweg die finanziellen Möglichkeiten des *Freundeskreises* übersteigt.) Vor wenigen Tagen hat die Internationale Gartenausstellung in Hamburg eröffnet, und um Pfingsten herum plant er ein Wochenende in Berlin.

Friedrich Lindhorst wird sein Dienstmädchen nach der Post schicken, vergebens, und als der Senator darauf persönlich im Ratsdienerzimmer erscheint, hat Isenhagen seinen Dienst glücklicherweise bereits beendet und trägt einen Dreißig-Liter-Sack Blumenerde über der schmerzenden linken Schulter am St.-Petri-Kirchhof vorbei.

5 «Schau!» Eine Möwe, denkt Elisabeth Schilling zuerst. Sie ist hochgeschreckt, blinzelt wegen der unvermittelten Helligkeit der Sonne, lehnt sich gleich wieder in den Schatten des Strandkorbs zurück. Ihr Gesicht sehr warm, bis auf einen schmalen kalten Streifen vom Mundwinkel die Wange hinab. Speichel, sie muss eingedöst sein. Als sie die Hand hebt, um ihn abzuwischen, ruft Marie erneut: «Schau!»

Marie Lindhorst steht ein paar Meter vor dem Strandkorb im Sand, beschirmt mit einer Hand die Augen, die andere deutet auf den Anleger, ein schmaler Holzsteg, der gut zehn Meter in die Ostsee ragt. An seinem Ende versucht eine kleine Yacht mit eingeholtem Segel und heruntergelassenen Fendern beizudrehen.

«Ich kann Cord sehen!» Marie dreht sich zu ihr um, hält eine flatternde Haarsträhne zurück. Der Wind hat aufgefrischt. «Und Erasmus am Ruder.» Kurz stutzt sie. «Glaube ich.»

Ja, einer der Männer ist rotblond. Aber Cord ist schlanker, in Elisabeth Erinnerung, und der am Ruder trägt ein blaues Fischerhemd. Die Bediensteten von Lohmanns Hotel eilen über den Sand auf sie zu.

Die Armlehne des Strandkorbs ist unangenehm warm, der weiße Lack abgerieben, das freigelegte Holz von unzähligen Händen glattpoliert. Elisabeth schwitzt. Die Stiche jucken. Noch sind es harmlose, rote, flache Flecken, inmitten braungebrannter Haut und blondgebleichten Härchen, nur einer mit Schorfpunkt in der Mitte. Unzählige Male hat Elisabeth sich bereits die glatten, harten Kanten ihrer Fingernägel vorgestellt, wie sie über die Haut fahren, und würde man sie fragen, womit sie den Morgen verbracht hat, wäre ihre Antwort: Mich nicht zu kratzen.

Ein paar Tage, war vereinbart, sollte sie Marie Lindhorst in Timmendorf besuchen. Eine Woche vielleicht, hatte Elisabeth gedacht, wenn es gut läuft und Marie nicht gereizt und ungeduldig wird. Den Juli haben sie im Rhythmus *Badekarren um elf – Mittag um halb zwei – Ausruhen – Waldspaziergang – Abendessen – auf der Bank hinterm Haus sitzen* aufgelöst. Den halben August auch. «Bleib», sagt Marie jedes Mal, wenn sie ihre Abreise erwähnt.

Der Mann im Fischerhemd wirft Lohmanns Burschen das Seil zu. Der Rotblonde ist einer Dame beim Aufstehen behilflich und spannt einen hellgelben Schirm auf.

Auf die Waldspaziergänge könnte Elisabeth verzichten, gestern und heute hatte Marie ein Einsehen. Dreiundvierzig Mückenstiche waren es heute früh beim Waschen. Marie hat keinen einzigen. Beim Baden mischt das Ostseewasser ein leichtes Brennen ins Jucken, wenn Elisabeth einen Moment zum Trocknen in der Sonne sitzt, beginnen sie zu pulsieren.

Marie lässt sich neben ihr auf die Bank fallen. Die Strahlen schaffen es schon unter den Schirm, Lohmanns Burschen, die ihnen sonst den Korb aus der Sonne drehen, stehen knietief in der Brandung und helfen den Herrschaften über den Steg.

Marie erwartet ständig Besuch. Aus *Ich sehne mich nach der See* macht sie: Ich komme nächste Woche. *Wir sehen uns hoffentlich bald* reicht, damit sie Ida und eine lange Einkaufsliste mit Lohmanns Kutsche nach Scharbeutz schickt und nach dem Frühstück an einem Tischchen unterm Walnussbaum Einladungen schreibt, Boote, Kutschen, Billetts reserviert, «damit die Jungen sich mit uns nicht langweilen». Meist löste sich alles mit ein paar Telegrammen wieder auf, und würde Marie die Übersicht behalten, wen sie zur Ruderpartie auf den Hemmelsdorf See oder zum Promenadenkonzert in Niendorf eingeladen hat, um beizeiten wieder abzusagen, wäre alles kein Problem.

Irgendwann kam eine Karte von Friedrich Lindhorst, Ida hatte sie mit dem Text nach oben zwischen ihre Teller gelegt:

Meine liebe Frau, Ich verstehe nicht, warum Du Dich immer auf solche Dinge versteifst, Du könntest Dir viel Enttäuschung ersparen. Von Cord habe auch ich nichts gehört. Frieder kommt nächste Woche aus Bonn. Robert muss Samstag arbeiten, vielleicht fahren sie übernächstes Wochenende zu Dir nach Timmendorf raus. Die Kleinen kommen in den Hundsferien. Hoffe, die Hitze ist erträglich an der See, Dein Friedrich

Elisabeth kennt Friedrich Lindhorst kaum. Er grüßt freundlich, wenn sie sich in Maries Empfangszimmer begegnen. Dass er sie auf der Straße erkennen würde, bezweifelt sie. Bevor Friedrich in den Senat gewählt wurde, waren Konrad und sie einige Male bei ihnen zum Dinner eingeladen, meist recht kurzfristig, weil jemand abgesagt hatte. Seit Friedrich im Amt ist, sagt niemand mehr ab.

Marie blickt noch immer zum Wasser, beobachtet ein paar Mädchen, barfuß und in hell gewaschenen Kitteln, die lachend irgendwas in der Brandung aufklauben und in einen Eimer werfen. Immer wieder läuft eines ins Wasser, wirft sich in die Wellen, spritzt die anderen nass. Aufgeregt umringen sie den Bauern, als er mit dem Gespann am Zügel den Strand herunterkommt. Streicheln die Pferde, während er die beiden Braunen vor den Badekarren schirrt.

«Wann sind die Hundsferien?» Irgendwie hat Elisabeth die Übersicht über die Tage verloren, Jost und Marthe sollten kommen.

«Früh genug.» Marie macht eine wegwerfende Handbewegung.

Es muss fast vier sein. «Willst du noch einmal ins Wasser?»

Marie schüttelt den Kopf. Blickt weiter zum Strand.

«Wollen wir heim?», fragt Elisabeth.

Der Karren rollt langsam los, mit einigen Damen, die bei Lohmanns logieren.

«Meine Mutter war auch so.» Marie deutet mit dem Kinn in Richtung der Mädchen, die wieder in der Brandung tollen. «Als mein Vater sie das erste Mal gesehen hat. In Travemünde, nicht hier. Hat mit den anderen Kindern gebadet. Elf war sie, auch in so einem weißen Kittel.» Aber sie steht auf und beginnt, ihre Sachen einzupacken.

Strandblind. Auf dem Heimweg sind Elisabeths Sinne

stumpf vom feinen weißen Sandstaub und dem hell gleißenden Licht, dem vom Wind in Schüben herübergetragenen Geruch der Algen, Muscheln und skelettierten Möwenreste, die allmorgendlich von Lohmanns Bediensteten am Strand zusammengeharkt werden und später am Waldsaum auf einem Haufen fliegenumschwirrt in der Sonne rotten. Ein Dutzend Fischer- und Bauernkaten, ein halbes Dutzend Sommerhäuser, Lohmanns Hotel und die Waldschenke, aus mehr besteht Timmendorf nicht.

«Er hat ein Gedicht darüber geschrieben», sagt Marie, als sie die Straße erreichen. Elisabeth nickt, beschleunigt ihre Schritte. Bitte keinen Keitel-Vortrag, der Schweiß rinnt ihre Arme hinab. «*Aber ich sah sie zuerst elfjährig am Ufer des Meeres –*»

Einfach weitergehen.

Nach dem Abendessen sitzen sie hinterm Haus, der Himmel orangefarben, die Tage werden wieder kürzer. Das Holz der Bank noch warm. In den Rillen, die der Regen hineingewaschen hat, sammelt sich heller Sand, den der Wind mitbringt. Viel feiner als die groben gelben Körner, die am Strand an ihren Füßen kleben, zwischen den Zehen scheuern.

Theoretisch lesen sie, auch wenn keine sich mehr die Mühe macht, ein Buch mit hinauszunehmen. Marie neben ihr summt leise, hebt die Hand, um einen Nachtfalter zu verscheuchen, der taumelnd aus einer Ritze in der Hauswand in ihrem Rücken auffliegt. Hinter dem Garten beginnt der Wald. Die Ostsee nur zu hören, wenn es still ist.

Wenn sie alleine sind, ziehen sie sich vor dem Essen nicht um, nur saubere Strandkleider an. Elisabeth hat achtlos eines vom Bügel gezogen. Dreiviertelärmel, über dem Ellbogen abgesetzter, glockenförmiger Spitzensaum, stilisierte Margeriten. Und die sind das Problem: Ida hat es gut gemeint mit der Stärke, die Kante streift über die Stiche, der Juckreiz türmt sich zu einer Welle auf, so hoch, dass Elisabeth die Fingernägel in die Handballen presst und tief einatmet.

In ihrem Bierglas schwimmt ein Falter, sie hat es auf der Bank zwischen ihnen abgestellt. Möchte die Ärmel abreißen, als sie das Glas ein wenig kippt, bis das Insekt an der Wand Halt findet. Einen Moment bleibt der Falter betäubt sitzen, ehe er zum Rand krabbelt und davonfliegt. Kondenswassertropfen laufen über ihre Finger, ihre Handgelenke. Angenehm kühl, fast so gut wie Kratzen. Das Bier ist lau, und erst als sie zwei große Schlucke genommen hat, fällt ihr der Falter ein und dass sie sich hätte ekeln müssen, statt zu trinken.

Marie hat den Ellbogen auf die Banklehne gestützt, den Kopf in die Hand gelegt und summt wieder. Aus dem Schatten löst sich ein kleiner Klumpen, kriecht zielstrebig in Richtung Haus.

«Ein Igel», flüstert Marie neben ihr. Der Klumpen läuft auf ihre Bank zu, dreht kurz vor der Veranda ab und verschwindet die Hauswand entlang, Richtung Vorgarten.

Elisabeths Hände fühlen sich an wie mit einer dünnen Salzschicht überzogen, die sich nicht abwaschen lässt. Die Haut der Innenflächen ist ausgetrocknet, zieht sich zusammen, spannt unter den Fingernägeln, als wäre sie zu klein geworden, geschrumpft. Die Ostsee sei beinahe Süßwasser, sagt Konrad. Sie muss morgen endlich seinen Brief beantworten.

«Schal.» Marie hält ihr Bier hoch. «Ich hole uns neues aus der Küche.»

«Bald müssen wir uns wieder richtig anziehen», sagt sie im Weggehen. Sie erwartet, wie immer, mindestens einen ihrer Söhne zum Wochenende. Das Bier war erst für Friedrich junior bestimmt, dann für Erasmus. Und mehrfach für Cord.

Vor zwei Jahren gab es viel Gewese um Cord und London und seinen Contract mit der dortigen Filiale der Dresdner Bank. Marie war wochenlang mit Wäschesets, Anzugstoffen, Koffermodellen beschäftigt, selbst Friedrich ist zum Zurüsten mit nach Hamburg gefahren. Nachdem Cord gleich zum Correspondenten befördert wurde, war «Aus dem wird was!» fester Bestandteil der Dinnergespräche. Kurz darauf wechselte er das Zimmer, und Marie wurde unruhig. Sein neuer Vermieter war ein Geigenlehrer mit zarter Tochter, über deren Beethoven-Interpretationen Cord ganze Briefseiten füllte. Große Erleichterung, als er «elegantere Freunde» fand und sich eine neue Unterkunft suchte. Seine Rückkehr aus London im Frühjahr kam überraschend. Eine eigene Firma, hat Marie gesagt. Er baue jetzt in Hamburg eine Firma auf.

«Warmer Sekt? Bier ist aus.» Marie hält eine Flasche hoch.

Klong. Sie zucken zusammen. Das Geräusch kommt von der Seite des Hauses. Klong, wie Glas auf Stein. Nicht nach Fensterscheibensplittern, eher dumpf klingt es, wie eine volle Flasche, die umkippt – «Der Kirschlikör!», ruft Elisabeth. «Die Flaschen, auf dem Boden an der Hauswand. Das ist der Igel.»

Marie greift nach ihrem Arm. «Lass uns den probieren!»

«Ist der fertig? Das waren keine sechs Wochen.»

«Ich hol Gläser.» Marie ist schon wieder auf dem Weg ins Haus.

Den Likör hatten sie kurz nach Elisabeths Ankunft angesetzt. *Ich freue mich auf die Kirschen im Garten* hatte Cord geschrieben, und da Marie daraus schloss, er werde am Wochenende kommen, wurde sie unruhig, sie könnten bis dahin nicht reif sein. Stellte sich alle paar Stunden mit in den Nacken gelegtem Kopf unter den Baum und sagte: «Blassrosa.»

Als sie beim Waldspaziergang an einer Obstwiese vorbeikamen, bestellte Marie sicherheitshalber beim Bauern zwei Körbe zu Freitag. Am nächsten Tag hing im Fenster von Lohmanns Hotel eine Tafel *Kirschen abzugeben*, und weil Marie sicher war, der Bauer werde die Bestellung vergessen, kaufte sie dem Bediensteten, der ihnen den Strandkorb aus der Sohne drehte, weitere fünf Kilo ab. Als sie nach Hause kamen, empfing Ida sie nahezu beschwingt, der Baum sei reif.

Am nächsten Morgen, nachdem der Bauer und seine Körbe gleichzeitig mit dem Telegramm eingetroffen waren – *erinnere keine verabredung / leider unabkömmlich / fahre nach le hague / frühestens in 14 tagen / in liebe cord* –, sah die Speisekammer aus, als seien Lindhorsts in den Obsthandel eingestiegen.

Am Abend, nachdem sie serviert hatte, hatte Ida die Manschetten ihrer Bluse aufgeknöpft, die Ärmel hochgezogen, Marie ihren Arm hingehalten – erst die roten Striche auf der Haut der Innenseite: «Das ist vom Topfrand!», dann die tropfenförmigen auf der Außenseite: «Das sind die Spritzer. Ich bin Mädchen, keine Köchin, ich mach keine Marmelade mehr.»

«Dann müssen die Kirschen eben bis zum nächsten Wochenende halten», entgegnete Marie. Doch egal, wie sorgsam Ida die Früchte mit Tüchern abdeckte, und egal, wie viele Zeitungsfetzen sie in die Ritzen zwischen Gebälk und Mauern stopfte, hinter der Speisekammertür summte es, als wäre dort ein riesiges Insektennest. Selbst oben in den Schlafzimmern gut zu hören. Die Wespen hatten sich durch das Korbgeflecht gezwängt, in die Kirschen, die am Rand lagen, große Krater gefressen. Ida zeigte sie ihnen beim Frühstück.

«Kompott», schlug Elisabeth vor.

Marie winkte ab. «Schnaps vielleicht.»

Wahrscheinlich wäre es nichts als eine patzige Antwort geblieben, hätte Ida, die es bestimmt bereut, nicht eingeworfen: «Im Kochbuch steht ein Rezept für Kirschlikör.»

Elisabeth kennt es mittlerweile auswendig:

Für Kirsch-Liqueure werden schwarze Kirschen zerdrückt und nebst Zimmt, Nelken und Zucker in den Branntwein getan, unter öfterem Schütteln 6 Wochen in die Sonne gestellt, hernach filtriert und in Flaschen gefüllt.

Ida ist zu Lohmanns Hotel gegangen, sechs Flaschen Branntwein kaufen. Zuerst haben sie es mit dem Entkerner versucht. Eine Zange mit Dorn am Ende des einen Schenkels und eine Kelle mit Loch am anderen, in die sie die Kirschen legten, und einer rostigen Feder dazwischen, die so schwergängig war, dass ihre Hände bald schmerzten. Schließlich haben sie das Fruchtfleisch aufgeschnitten, mit sich rot-bläulich verfärbenden Fingernägeln die Kerne herausgegraben. Saft überall.

«Die Kleider können Sie wegschmeißen, das kriege ich nie wieder raus», hat Ida gesagt. Ist irgendwann mehr Branntwein kaufen gegangen.

Einige Flaschen liegen kreuz und quer, der Igel ist nirgends zu sehen. Elisabeth hat keine Lust, sich zu bücken, greift nach der ersten auf dem Fenstersims. Sieht nicht richtig hin, stößt mit den Fingerspitzen daneben, die Flasche kippt auf die nächste, und einen Moment sieht es aus, als würden beide herabstürzen. Elisabeths Hände schnellen vor, kriegen sie gerade noch zu fassen, schieben sie zurück und gegen die dritte Flasche, deren Hals mit leisem Klirren die Küchenfensterscheibe durchschlägt.

«Ich hab dein Haus kaputt gemacht!», ruft sie und muss kichern.

«Macht nichts.» Marie kommt um die Ecke. «Ist nicht mehr mein Haus.»

Einen Moment ist es still.

«Er hat es doch verkauft?»

Über ihnen poltert es, und mit einem Ruck schlägt der Fensterladen im ersten Stock gegen die Wand.

«Alles gut, Ida», ruft Marie hoch. «Keine Einbrecher. Nur zwei Trunkenbolde.» Und dann müssen sie wieder kichern.

«Hat Friedrich es doch verkauft?», fragt Elisabeth erneut, diesmal flüsternd.

«Zum ersten Oktober.» Marie greift an ihr vorbei, zieht die Flasche aus der Scheibe, hält sie hoch. «Unversehrt!»

Auf dem Weg zurück zur Bank zerrt sie am Korken. Es dauert, bis er nachgibt. Elisabeth hält ihr ein Glas hin. Als Marie eingießt, verstopfen die Kirschbröckchen sofort den Hals, nur ein dünnes Rinnsal läuft heraus.

«Ich sei selbstsüchtig, sagt Friedrich. Weil ich nicht wollte, dass er die Wahl annimmt.»

Elisabeth nickt stumm, bei dem Thema sind Einwände unerwünscht, hat sie gelernt. Marie schüttelt die Flasche, klopft ihren Boden auf die Bank, um den Pfropfen zu lösen. Mit einem Mal blickt sie prüfend zu Elisabeth. Zwinkert ihr zu, ehe sie die Öffnung an die Lippen legt, den Kopf in den Nacken, und saugt. Elisabeth kann es gluckern hören.

«So funktioniert's.» Marie strahlt. «Hol dir auch eine!»

Das erste Mal, ehe Elisabeth die Flasche ansetzt, dreht sie sich von Marie weg, ein wenig verlegen. Der Likör schmeckt erst süß, dann sauer, und dann kommt der Branntwein und kratzt im Hals. Elisabeth schüttelt sich. Aber nach einer Weile geht es.

Marie deutet zum Haus. «Es wird abgerissen werden. Zu klein.»

Stumm prosten sie einander zu.

«Jetzt, wo die Kinder erwachsen sind und weggehen, ist es einerlei –» Marie hebt die Schultern und lässt sie wieder sinken.

Sie sagt öfter solche Sachen. Und wenn Elisabeth erwidert, die Kleine sei doch erst sieben, hebt Marie nur erneut die Schultern. *Drollig* nennt Marie die Kleine manchmal und *aufgeweckt*, und als sie in Niendorf in einer Schaufensterauslage eine Reihe kleiner weißer englischer Porzellanpuppen liegen sieht, kauft sie eine für Marthe als Mitbringsel. Ihre Lieblingsnichte, könnte man meinen.

Süß, sauer, Brennen, Elisabeth schüttelt sich. Und weiß nicht, warum, aber mit einem Mal sieht sie die Tischdecke in Bad Kissingen wieder vor sich. Weiß und makellos gestärkt, die sich um das Monogramm *HS* – Hotel Senger – windenden gestickten gelben Ranken. Den halbgegessenen Paris-Brest auf ihrem Teller. Die zwischen den Teigringen hervorquellende hellbraune Buttercreme glänzt fettig in den Sonnenstrahlen, die es am Spätnachmittag unter den aufgespannten Schirm auf der Caféterrasse geschafft haben. Die Mandelsplitter, die sie mit der Fingerkuppe aufgestippt hat, während sie schwiegen. Während Henriette schwieg, vielmehr, Elisabeth sagte nur nichts. Hat den Geschmack der Nussstückchen wieder im Mund, ihrer dunkel verbrannten Spitzen. Im letzten Jahr war das gewesen.

«Du hattest doch alles», hatte sie zu ihrer Tochter gesagt – nur so dahin, Henriette hatte ihr von einer Bekannten erzählt, die unter der Stiefmutter litt. Statt zu antworten, hatte

Henriette zur Seite geblickt, auf die dreieckigen Serviettensegel des Nachbartischs. Die Zacken ihrer Gabel hingen in der Luft, wenige Millimeter über dem zartrosa Fondant des letzten Rests Biskuit auf ihrem Teller. Sie war im Begriff gewesen, es aufzuspießen.

«Möchtest du den Kuchen nicht mehr?» Henriette hatte nicht einmal den Kopf gewandt. «Was ist denn?» Und als Henriette sich weiterhin nicht rührte: «Wollen wir uns vor dem Essen ein wenig hinlegen?» Während Elisabeth das fragte, war ihr seltsam bewusst, dass Henriette für die Zimmer aufkam.

Dieses Jahr hat sie nur Ludwig nach Bad Kissingen eingeladen.

Elisabeth setzt die Flasche an die Lippen. Süß, sauer, Brennen, sie schüttelt sich. «Konrads Sohn war fast zwei, als wir uns kennenlernten, ich musste mich um ihn bemühen. Stell dir vor, Theo hätte mich abgelehnt.»

Marie nickt zwar, blickt dabei aber hinab auf ihre Schuhe. Nach Henriettes Erbschaft gab es Gerede unter den Damen, wie die Arme zu Hause behandelt worden sei, und mit einem Mal wird Elisabeth wütend. Sieht Henriette in Graphitgrau wieder vor den tannengrünen, preußischblauen, bordeauxfarbenen Seidenpolstern der Empfangszimmersessel sitzen, wenn sie Besuche machten. Ihr glasiger Blick, die sich vom unterdrückten Gähnen ständig weitenden Nasenflügel. Ein bisschen Mühe ist nicht viel verlangt. Henriettes lahmes Nicken, wenn sie ihr das sagte. Und beim nächsten Mal das gleiche sinnlose Rumstieren.

«Wie hätte mein Leben ausgesehen ohne Konrad? Und dann kam Ilse und gleich darauf Lotte. Und Ludwig.»

Marie ist aus ihren Pantoffeln geschlüpft, streckt die Knie durch, die nackten Füße von sich. «Die müssten eigentlich rund sein.» Sie wackelt mit den Zehen. «Heißt doch so, nach jedem Kind braucht es neue Schuh. Irgendwann waren es zu viele, um alle zu lieben, wie man soll.» Sie hebt ihre Flasche, prostet Elisabeth zu.

Elisabeth zögert, ehe sie nach ihrer greift. «Wir haben uns Mühe gegeben mit Henriette.»

Marie antwortet nicht, hebt nur erneut ihren Likör. Doch als Elisabeth ihre Flasche an die Lippen setzt und saugt: nicht der erwartete süß-saure Schwall, sondern überwiegend Kirschbröckchen. Leer, stellt sie fest.

Marie blickt sie weiter aufmerksam an.

Elisabeth legt den Kopf in den Nacken, tut, als würde sie trinken, schluckt ein wenig Luft, ehe sie die Flasche sinken lässt. Weiß gleißender Vollmond, der Himmel nicht schwarz, sondern tiefblau mit Sternen, als wäre er emailliert und mit Brillanten versehen.

Marie scheint Ähnliches zu denken. «Ein Fabergé-Himmel», sagt sie.

Elisabeth geht die nächste Likörflasche holen, ehe Marie anfangen kann, die Maiglöckchen-Brosche aus der Werkstatt des Juweliers zu beschreiben, die Friedrich ihr zur Silbernen Hochzeit geschenkt hat.

Marie blickt ihr entgegen, als sie wieder um die Hausecke biegt.

«Wie ist es mit Konrad für dich?»

Elisabeth lässt sich wieder auf die Bank fallen. «In einem erträglichen Maße enervierend.»

Marie kichert. «Stört es dich, dass –» Sie macht eine Pause. Hält ihre Flasche leicht schräg, betrachtet den rötlich braunen Rest, der um den Kirschstückehügel in der Mitte des Bodens läuft. «Wenn er andere hätte, Frauen, meine ich, würde es dir was ausmachen?»

«Natürlich!» Etwas an Maries Art zu fragen, ärgert sie. Aber erst als es bereits zu spät ist und sich die kleinen durchsichtigen Pfropfen wie Sandkörner unter ihren Fingernägeln festsetzen, merkt Elisabeth, dass ihre rechte Hand über ihren linken Oberarm fährt. Hoch, runter, hoch, runter, immer schneller, über die Stiche. Irgendwas in ihr entspannt sich, von dem sie bis eben nicht gewusst hat, dass es verkrampft war. Ihre Schulter knackt. Jetzt ist es auch egal, denkt sie.

«Ich hoffe, mit Werner ist alles in Ordnung», sagt Marie nach einer Weile.

Werner ist mit Pastor Grube in Kassel, die Afrika-Ausstellung besuchen. Pastor Grube ist ein entfernter Verwandter von Friedrich (im kleinsten Staat, dem er jeden Sonntag von der Pflicht eines Christenmenschen zur Seelenrettung predigt, K****** -Grube genannt) und Vorsitzender der örtlichen Kolonialgesellschaft.

«Der Junge ist so leicht zu beeinflussen», sagt Marie. Sie ist in ständiger Sorge, er könne sich mit einer der Grube'schen Töchter verloben.

Elisabeth muss aufstoßen. «Lass uns schlafen gehen», sagt sie. Und rührt sich nicht.

«Wir könnten einfach für immer hierbleiben.»

«Nächste Woche kommen Seelenbinders», wendet Elisabeth ein. Lottes Brief muss sie auch noch beantworten.

«Lade sie hierher ein.»

«Einen Monat lang?»

«Kann er sein Atelier denn so lange schließen?»

«Er hat Assistenten.» Klingt pikierter als beabsichtigt. «Und in Bayern einen sehr guten Ruf.» Setzt sie hinterher. Ärgert sich sogleich.

«Wir gehen in München immer zu Hanfstaengel», entgegnet Marie prompt.

Und dann trinken und schweigen sie beide.

Nicht dass Konrad – und Elisabeth vielleicht auch – keine Bedenken gehabt hätte. Albert Seelenbinder hatte einen Sommer lang in einem ehemaligen Krämerladen in Travemünde sein Photo-Atelier eingerichtet. Lotte lichtete er vor einem über die Ladentheke drapierten Fischernetz ab, in dem getrocknete Seesterne hingen, eine ausgestopfte Robbe zu ihren Füßen. Lotte strahlte auf den Fotos, trotz des Stillhaltens, so wie sie nur strahlt, wenn sie Albert anblickt.

Doch erst die dezent ins Gespräch eingeflochtenen Geschäftszahlen des väterlichen Ateliers in München, welches er übernehmen werde, und ein Album mit Angehörigen des bayerischen Adels, die sich dort porträtieren ließen, hatten Konrad umgestimmt.

«Aber ich sah sie zuerst elfjährig am Ufer des Meeres / Da sie vom Bad heimkam in der Gespielinnen Schwarm», sagt Marie mit einem Mal.

Nein, bitte, kein Gedicht – Elisabeth hebt die Flasche, anstoßen, Marie ablenken, das Thema wechseln. «Auf die Poesie!» Ihr fällt nichts Besseres ein.

Marie rührt sich nicht. «Muss seltsam ausgesehen haben», sagt sie nachdenklich. «Mein Vater in seinem dunklen Anzug. Er war ja schon über dreißig. Rennt einer Lütten im Kittel hinterher. Über ein Feld.» Sie greift nach ihrem dunklen Zopf, nimmt sein Ende zwischen ihre Finger. «Wegen der Haare ist sie ihm aufgefallen. Die anderen Mädchen waren alle blond.» Sie blickt auf, sieht Elisabeth unvermittelt ins Gesicht. So, als würde sie jede Regung darin beobachten. Als warte sie auf irgendwas.

Elisabeth würde gerne weggucken, vielleicht noch einen Schluck vom Likör nehmen. Doch als sie die Hand nach dem

Flaschenhals ausstreckt, schließt Marie die Augen, senkt die Lider über die Pupillen. Langsam und nachdrücklich. Elisabeth hält inne.

«Er hat ein Gedicht darüber geschrieben. Dann ist es wohl in Ordnung.» Mit einem Mal spricht sie lauter: «*Und wie Jünglinge sind, die blitzschnell jeder Empfindung / Folgen, beflügelten Schritts eilt' ich der Lieblichen nach ...*»

«Erinnerst du dich an sie?»

Marie schüttelt den Kopf. «*Und von hinten sie leis' an den zierlichen Schultern ergreifend / Lehnt' ich im Scherz ihr Haupt sacht an die Brust mir empor. / Aber sie machte sich los.*»

«Am Ende hat er sie ja geheiratet.» Tröstend, das Thema abschließend sollte es klingen, und doch geht Elisabeths Stimme mit jeder Silbe weiter hoch, als wäre es eine Frage. Sie sieht Ilse und Lotte vor sich, elf und zwölf Jahre alt, in Westerland am Strand: «Sieben Türme!», rufen sie mit sandbeschmierten Hüten, knien im Burggraben, den die Brandung füllen soll, wenn die Flut kommt. Buddeln mit beiden Händen, wollen ihn tiefer machen.

«*Wie in des Waidmanns Hand über verborgenem Quell / Plötzlich die Rute sich rührt –*»

Hätte einer, er müsste nicht einmal in seinen Dreißigern gewesen sein – Elisabeth hätte ihn erschlagen.

«Ein Privileg des Genies ist, über gewöhnliche Anstandsregeln erhaben zu sein.»

«Glaubst du das?»

«Sagt Friedrich.» Marie nimmt einen großen Schluck. «Nachdem Großmutter gestorben ist, meine Mutter war vierzehn, hat mein Vater sich ihrer angenommen. Sie waren Nachbarn damals. Mein Vater ist für ein Jahr Hilfslehrer an der Anstalt gewesen. Irgendwann gab es Gerede, und als Mutter sechzehn wurde, musste er sich mit ihr verloben. Doktor

Reiter hat Druck gemacht – der hatte kurz davor Tante Bertha geheiratet. Drei Jahre später war sie auch schon tot.»

Elisabeth nickt. Sie kennt das Ölportrait von Alma Keitel, es hängt in der Königstraße im roten Wohnzimmer. Schmal und blass, mit dunklen großen Augen, die Gesichtszüge ein wenig gröber als Maries. Ein Jugendbildnis, hat sie gedacht, war erstaunt gewesen, als jemand ihr erklärte, es sei das Totenbild.

«Seine große, tragische Liebe. So groß, dass er ihren Anblick nicht ertragen konnte – gelähmt, aber bei Verstand, mit aufgerissenen Augen und wundgelegenem Rücken –, dass er auf Reisen gehen musste. Mutter ist in der Wohnung in München geblieben mit den Bediensteten. Und mir natürlich. Fast ein Jahr hat es gedauert, einundzwanzig war sie. *Eine Erlösung*, schreiben die Biografen.»

«Woran –?»

«*Rückenmarkserweichung* steht im Totenschein.»

Marie spricht sonst nie von ihrer Kindheit, nur von ihren Kindern. Friedrich hatte es bei einem der Dinner erwähnt. Aber niemand solle glauben, der Dichter sei ein schlechter Vater gewesen, hatte er rasch hinterhergesetzt. Trotz anderer Einladungen sei er immer mit Marie alleine in die Sommerfrische gereist.

«Aber er ist jedes Jahr mit dir in die Ferien gefahren», sagt Elisabeth.

Unvermittelt beugt Marie sich nach vorne, so als habe sie irgendwas Interessantes im Dunkel am Waldsaum entdeckt, und erbricht. Einen großen Schwall aus weit geöffnetem Mund.

Elisabeth hört es prasseln, fühlt warme, feuchte Tröpfchen auf ihren Knöcheln. Sie zieht die Beine unter die Bank, streckt die Hand aus, streicht Marie über den Rücken. Fühlt, wie Maries Körper sich unter ihren Fingern zusammenzieht, krampft, und erneut prasselt es auf die Erde.

«Lass uns schlafen gehen», sagt sie.

Es klopft. Unablässig. Elisabeth sortiert Quittungen, groß wie Geschirrhandtücher, die sie, nach Farben sortiert, mit Holzklammern auf eine Leine hängt. Das Klopfen ungleichmäßig, als würde eine Hand auf Holz schlagen. Sie muss aufstoßen, säuerlich brennend steigt es in ihren Hals hoch. Warm ist es, das Laken unter ihr ist durchgeschwitzt. Die Quittungen sind verschwunden, sie liegt auf der Seite, das Klopfen noch da. Wird lauter. Schneller. Helles Dämmerlicht, zugezogene Vorhänge, an den Rändern grelles Leuchten, als scheine die Sonne direkt aufs Fenster. «Frau Doktor Schilling!» Ida. Elisabeths Decke ein Haufen auf dem Boden neben dem Bett.

«Was ist?»

«Die Kinder sind unten. Hundsferien. Und nichts ist vorbereitet!» Ida ist aufgebracht. «Die Schweinerei draußen hab ich weggemacht.»

Elisabeth nickt und schämt sich, sie hätte sich in der Nacht noch darum kümmern sollen.

Jost und Marthe sitzen im Esszimmer, der Tisch ist zum Frühstück eingedeckt. «Guten Morgen.» Elisabeth nimmt die Haube von der Kaffeekanne.

«Es ist halb eins.» Jost starrt weiter, Ellbogen auf den Tisch, Wange in die Handfläche gestützt, das Brötchen auf seinem Teller an. Die Kleine blickt aus dem Fenster, mit dem Finger in der Nase.

Als Elisabeth sich Kaffee eingießt, dampft er nicht einmal mehr. Sie mag Ida nicht bitten, ihn aufzuwärmen, kann sie in der kleinen Eingangsdiele kramen hören. Ihr Magen zieht sich beim ersten Schluck zusammen. Sie versucht unauffällig aufzustoßen.

«Wie war die Fahrt?»

«Die von Lohmanns Hotel haben uns mitgenommen. Vater sagte, ihr holt uns am Bahnhof in Niendorf ab.»

«Nu iss», sagt Ida im Vorbeigehen, zwei Daunenbetten im Arm. «Auch aufgewärmte Semmeln machen satt.»

Jost rührt sich nicht.

«Mein Sohn geht in deine Klasse», sagt Elisabeth schließlich.

Und tatsächlich, Josts Wange löst sich von seiner Handfläche. Er richtet sich auf. «Wer denn?»

«Ludwig Schilling.»

«Ach der. Mit seinen Vögeln.» Jost macht Geräusche, als würde er erbrechen.

«Ach der», äfft die Kleine ihn nach. Streckt die Zunge heraus, beginnt wirklich zu würgen, Tränen in den Augenwinkeln.

«Warum *Ach der*?»

Jost zuckt mit den Achseln. «Wo ist Mama?»

Marthe würgt noch immer. Elisabeth schiebt der Lütten das Wasserglas zu. «Trink.»

6 Zwanzig vor vier. Henriette legt die Taschenuhr zurück auf den Nachtschrank. Es klappert leise draußen im Flur, einer der Pagen stellt das Tablett mit ihrem Kaffee auf dem Tischchen neben der Tür ab. Sie zieht den Morgenmantel über, ihre Pantoffeln, lauscht, ob der Page sich entfernt hat, ehe sie das Kännchen hereinholt. Meist arbeitet sie morgens. Im Sommer gerne draußen.

Das Hotel hatte nur ein Zimmer im ersten Stock frei. Der Balkon ist kaum größer als ein Handtuch, wenige Meter über dem Boden, auf Höhe der unteren Äste der Linden, die in regelmäßigen Abständen auf beiden Seiten der Promenade in der Straßenmitte wachsen. Wenn sie nachts bei offenem Fenster liest, umkreisen Käfer brummend die Glasschirme der Lampen. Falter fliegen an der Decke in hektischem Zickzack. Der Klappstuhl lässt sich nur aufstellen, wenn sie die Balkontüren nicht schließt. Das Tischchen so rund, elegant und winzig, dass sie nur die Kaffeetasse darauf abstellt und zum Arbeiten das Reiseschreibpult auf die Knie nimmt. Die Brüstung dicht besetzt mit Tautröpfchen, feuchte Kühle in der Luft, und doch ist die gestrige Hitze in den Mauern noch zu spüren.

Ein Weilchen spitzt sie den Bleistift mit dem Federmesser, müsste eigentlich die letzte Seite noch einmal lesen, den Anschluss finden. Lehnt sich stattdessen auf dem Klappstuhl zurück, schmiegt die Schulterblätter an die lauwarme Wand. Betrachtet das diffuse hellorangene Licht hinter den Linden auf der anderen Seite der Promenade. Nimmt hin und wieder einen Schluck von ihrem Kaffee. Die Fenster des Hotels Russischer Hof beginnen zu leuchten. Zuerst reflektieren die Scheiben an der Ecke die Strahlen, dann kriecht der Sonnenaufgang weiter, Fensterzeile für Fensterzeile, über die Fassade.

Unter ihr auf der Straße ein paar Lieferkarren. Burschen, die mit weißen Tüchern bedeckte Körbe zu den Kücheneingängen tragen. Der breite Sandweg zwischen den Lindenstämmen verlassen, keine Spaziergänger. Die an Schlaflosigkeit Leidenden liegen noch mit electropathischen Gürteln um die Hüften im Bett.

Das Bronchienrasseln ist ihr so vertraut, dass es Henriette

zunächst nicht auffällt. Wie immer: erst Husten, dann Pauline, dann der Bauch. Als Bäckermeister Bannow zwischen den Linden stehen bleibt, beugt sie sich auf dem Stuhl vor, schließt die Augen, lauscht dem Knirschen der Bambusbeine und denkt: Jetzt ist es passiert. Jetzt bist du doch verrückt geworden.

Als sie die Lider wieder öffnet, hat es nicht aufgehört. Schwarz-weiß und schwanzwedelnd schnüffelt Pauline den Boden ab. Hebt den Kopf. Blickt zum Hoteleingang. Bellen Wahnvorstellungen? Und laufen neben den Lieferburschen her? Mit der Schnauze am Korbrand? Stellen sich auf die Hinterbeine, wenn der Bursche ihn vor Schreck hochreißt?

«Aus», ruft Bannow. «Aus!» Eilt mit entschiedenen Schritten über die Straße und entschwindet ihrem Blickfeld.

Als Mathilde, wie jeden Morgen um acht, an die Tür klopft, um Henriette zu erinnern, dass sie in spätestens einer halben Stunde zur Trinkkur aufbrechen müssen, sitzt Henriette noch immer auf dem Balkon. Das Reiseschreibpult noch immer auf ihren Knien. Bleistift noch immer in der Hand, ohne ihn benutzt zu haben. Noch immer nicht sicher, was sie gesehen hat.

«Ich komme sofort», ruft sie. Als sie aufstehen will, das Reiseschreibpult von den Knien hebt, fällt ihr Blick auf den letzten Satz, den sie notiert hat, vor einigen Tagen bereits: *«Aus!», rief Bäckermeister Brennow und lief der knurrenden Caroline hinterher.*

«Lass uns abreisen», sagt sie, als Mathilde das warme Wasser bringt.

«Es ist halb, wenn wir uns nicht beeilen, ist die Becherausgabe geschlossen, wenn wir in der Brunnenhalle anko– warum?»

Henriette zuckt mit den Schultern. «Warum nicht?»

Keine Antwort. Mathilde öffnet stattdessen den Schrank. «Für ein Kleid ist es zu spät, zwischen Trinken und Arme-Schwingen wird keine Zeit sein zum Umziehen.»

Die Gradir-Luft-Inhalationen hat Henriette nach einer Sitzung aufgegeben. Wenn sie sich langweilt, legt sie sich in eine der Wannen der Salinen-Badeanstalt. Nur zur schwedischen Heilgymnastik nach Ling geht sie regelmäßig, meist sogar pünktlich, zwei Vormittage die Woche.

«Lass uns in die Schweiz fahren. In die richtigen Berge.»

«Trikot und Hausmantel?»

Henriette nickt, gießt das Wasser in die Waschschüssel. Sie könnte darauf bestehen. «Pack unsere Sachen!» sagen. Aber so redet sie normalerweise nicht mit Mathilde. Normalerweise sind sie sich einig.

Vor drei Jahren hatte Theo ihr geschrieben. Flehentlich. Henriette brauche doch jemanden, *ein Mädchen, Gesellschafterin, nenne es, wie du möchtest*. Ein alter Freund suche für eine Bekannte dringend eine Stelle. Sie sei seit Kurzem verwitwet, arm, kinderlos, aber vertrauenswürdig. Theo schreibt eigentlich nie. Doch am selben Tag folgte eine weitere Karte:

Liebe Henriette, die Betreffende, Mathilde Weber, besteht darauf, dass ich Dir mitteile, dass sie die Witwe von Charlie Helms ist. Sie will Dir das nicht verheimlichen. (Helms ist wg. einer Verleumdung ins Gefängnis gekommen.) Dein Theo
PS schreib nach Hause besser nichts von der Verbindung zu H.

Natürlich erinnert Henriette sich an Charlie Helms und seine ewigen Besuchsfahrten und an Lottes *C. H.* im Taschentuch. Bei einem Diphtherie-Ausbruch im St.-Annen-Zuchthaus ist er gestorben, gleich nachdem er dorthin verlegt wurde. Aber davon erzählte Mathilde ihr erst, als sie bereits über ein Jahr gemeinsam in der Kur-Blase lebten, wie Mathilde es nennt. In Anbetracht des allmählich ins Drohende kippenden Tonfalls des Doktors *(Dein unbegleitetes Reisen erregt Anstoß! Zwing mich nicht, die notwendigen Maßnahmen zu ergreifen, um Schaden von Deinem, genauso wie von meinem! Namen fernzuhalten)* hatte sie ihrer Antwort an Theo das Zugbillett für Mathilde Weber gleich beigelegt. Ein paar Monate, hatte sie gedacht, bis der Doktor sich wieder beruhigt hat.

«Aber Ludwig kommt in ein paar Tagen.» Mathilde hält ihr die Trikothose hin.

«Wenn ich ihm schreibe, es geht stattdessen in die Schweiz, freut er sich auch.»

Mathilde hängt den Bügel mit dem Mantel außen an den Schrank, legt das Hemd bereit, den Stoffgürtel. Alles schweigend.

Doch erst als sie, über die Waschschüssel gebeugt, mit warmem Wasser ihre Achseln ausspült, dabei die Strümpfe durchnässt, fällt Henriette der Vortrag ein. Am dreiundzwanzigsten August im Palmenzimmer, nächste Woche, hier im Kurhaus. Mathildes Anliegen. Daher der Widerstand. Eine Weile schon hatte Mathilde darüber gesprochen, Doktor Lüttig in seiner Praxis in Berlin aufzusuchen. Als Henriette seinen Namen bei der Luft-Therapie im Kissinger Programmheft entdeckte, ist sie so eilig von der Liege gesprungen und über die Wiese ins Hotel gerannt, dass einige Damen bei ihrer Rückkehr mitfühlend «Zu viel Bitterwasser?» fragten.

«Schon gut», sagt Henriette. «Wir bleiben.»

In ihrer Freizeit – eine strengere Arbeitgeberin hätte sicherlich festgestellt, nicht nur dann – schreibt Mathilde Briefe, sammelt Spenden für Faltblätter, besucht Vorträge. *Die Entkriminalisierung der Liebe* nennt sie ihr Anliegen.

«Hast du schon gefrühstückt?»

Henriette schüttelt den Kopf.

«Ich besorge dir eine Semmel, die kannst du nach dem Trinken auf dem Weg zur Gymnastik essen.»

Henriette hat sich angewöhnt, am Tag nach der Ankunft ein Mal den Badearzt aufzusuchen, das Blatt mit den verschriebenen Anwendungen in die Hotel-Briefpapiermappe zu legen und dort zu vergessen. Die drei Kissinger Quellen trinkt sie einfach reihum, Rakoczy ist heute dran. In der ersten Woche hat sie auch Bockeleter Stahlwasser probiert. Nur: Dafür müssten sie morgens vor acht im Kurgarten sein. Um die Molke-Stände macht sie grundsätzlich einen Bogen.

Die Brunnenhalle leert sich bereits, die meisten Gäste sitzen schon in den Speisesälen. Henriette versucht, sich nicht bei jedem Hundebellen verstohlen umzublicken, so wird Bannow sie gewiss bemerken. Wenn er denn real ist. Was sie mittlerweile annimmt und inzwischen für die schlechtere der beiden Möglichkeiten hält.

Während der Gymnastik behält sie den Spazierpfad im Auge, der die Wiese einmal umrundet. Als sie danach mit Mathilde zum Frühstück im Café auf der Promenade sitzt, ist alles wie immer. Spatzen flattern zwischen blankpolierten Schuhspitzen umher und picken Krümel auf. Mathilde liest in einem ihrer Journale, das *Medicinische Wörterbuch* auf dem Schoß. Henriette tut, als würde sie arbeiten, und starrt die meiste Zeit in die Luft. Ein paar Jungen in Matrosenanzügen flitzen grölend um die Tische, die Söhne eines Baron Glasow, weswegen die Kellner nicht wagen, sie zurechtzuweisen.

«Wenn es nicht zu –» *spät ist, lass uns in die Badeanstalt* wollte sie sagen. Doch in dem Moment bekommt die Dame, die sich am Nebentisch mühevoll vom Stuhl hochgestemmt hat, ihren Gehstock zu fassen und macht ein paar hoppelnde Schritte zur Seite. Und da sitzt er: Bannow, am Tisch dahinter. Pauline liegt neben ihm auf dem Boden.

Hermann Heinrich Bannow scheint Henriette nicht zu bemerken, er liest, keine Tageszeitung, sondern in einem Büchlein, das neben seinem Teller auf dem Tischtuch liegt.

«Wir müssen los», sagt Henriette, traut sich aber nicht aufzustehen.

Mathilde buttert weiter ihren Toast. «Du hast noch Kaffee.»

Und genau in dem Augenblick blickt Bannow auf und lächelt Henriette zu. Und grüßt mit einem Kopfnicken.

Henriette nickt zurück. «Siehst du ihn auch?», fragt sie sicherheitshalber.

«Wen?» Mathilde blickt suchend in die falsche Richtung.

Bevor Henriette antworten kann, nimmt Bannow sein Buch, hält es hoch, sodass sie den Umschlag sehen kann. Dabei wäre das gar nicht nötig. Sie hat den Einband auch so erkannt: die schwarze Silhouette einer Bulldogge mit einem roten Briefumschlag im Maul auf hellblauem Grund. *Bäckermeister Brennows erstes Mysterium*. Zweifelsohne: *Der traurige Soldat.*

Aufstehen. Wegrennen. Geht nicht.

Bannow schiebt seinen Stuhl zurück, nimmt die Schlaufe von Paulines Leine von der Armlehne und, oh ja, er kommt auf ihren Tisch zu.

Angefangen hatte es eigentlich damit, dass sie Ludwig etwas Interessanteres schreiben wollte als *Vom Wassertreten habe ich juckenden Ausschlag zwischen den Zehen*. Ihn zum Lachen bringen wollte. Vielleicht auf eine eigenhändige Antwort gehofft hat, jedenfalls auf mehr als: *Ludwig bedankt sich für deinen Brief und grüßt dich herzlich*. Angefangen hat es an einem regnerischen Tag am Starnberger See. Sie saß alleine im Wintergarten. Draußen, jenseits der Scheiben, nichts außer die mit der Lehne gegen die Tischplatten gekippten Gartenstühle auf der Terrasse und kurzgemähter Rasen. Der Himmel unterschiedslos hellgrau. Also hatte sie sich einen Geist ausgedacht. Ein junger Mann in Uniform aus bläulichem Licht, der über ihrem Tisch schwebte und dabei leise – und natürlich unheimlich – weinte.

Und tatsächlich; Ludwig schrieb unten auf Lottes Karte: *War der Geist böse? Und was hast du dann gemacht?*

Ausführlich malte sie ihm aus, wie sie in Panik in den Garten gerannt sei, bis zum See hinunter, dort sei ein seltsames Tier gewesen, kastanienbraun mit gelben Zähnen – was Besseres ist ihr nicht eingefallen. Und ein Hund sei auf sie zugeschossen. Danach hatte sie den Bäckermeister beschrieben – *So wie unser Nachbar?*, hatte Ludwig gefragt. So ähnlich, hatte sie geantwortet –, der sie zurück in den Wintergarten begleitet habe und als Einziger das bläulich leuchtende Wesen ebenfalls sehen konnte.

Von dort an ist alles recht schnell eskaliert. Irgendwann hatte Henriette begonnen, die Seiten den Kindern im Kaminzimmer vorzulesen, in erster Linie, damit sie aufhörten zu lärmen, und bald setzte sich ein älterer Herr vom Nebentisch zu ihr und fragte, ob sie sich vorstellen könne, ein kleines Büchlein daraus zu machen. Falls sie sich entschließen könnte, die männliche Hauptfigur ins Zentrum zu rücken, würde er es gerne verlegen.

«Welche männliche Hauptfigur?», hatte Henriette gefragt.

Na, den Bäckermeister. Der habe etwas Bodenständiges, ein netter Kontrast zum Hokuspokus.

Als Bannow ihren Tisch erreicht, verneigt er sich höflich,

er wolle sich nicht aufdrängen. Henriette nickt, lächelt, deutet auf den freien Stuhl, was soll sie sonst tun.

Das Prinzip ist in allen drei Bänden gleich: Bäckermeister Brennow, der sich mit seiner Bulldogge Caroline in einem namenlosen Kurort, mal an der See, mal in den Bergen gelegen – was niemanden zu stören scheint –, zur Ruhe gesetzt hat, kann aus ungeklärten Gründen übernatürliche Wesen sehen. Immer erscheint einem Gast, der zur Kur weilt, ein Phantasma, es ängstigt sie oder ihn «zu Tode», aber mit Brennows Hilfe wird die Erscheinung als Botschaft eines verstorbenen Angehörigen entschlüsselt, der dem Kurgast versichert, ihn trotz allem, was geschehen sei, immer geliebt zu haben. Als Verfasser der Geschichten zeichnet ein Henrik Schiller verantwortlich.

Bannow hält erneut das Buch hoch. «Wunderbar», sagt er und lächelt wieder. «Ich lese es zum dritten Mal und lache mir jedes Mal einen Schluckauf. Ich habe Ihren Namen in der Kurliste gesehen und entschieden, länger zu bleiben und Sie ausfindig zu machen.»

«Vielleicht sollte ich mich um die –» Mathilde erhebt sich.

«Bleib!» Sie ignoriert Mathildes Blick, während Bannow sich setzt. Caroline, nein, Pauline, schnüffelt an ihren Schuhen. «Fast blind, lang macht sie's nicht mehr.» Bannow zieht die Bulldogge vorsichtig weg. Einen Moment herrscht Schweigen, bis Mathilde ihm Kaffee anbietet.

«Ich bin mir nicht sicher, ob ich die Details rund um das Backen richtig hinbekommen habe», sagt Henriette schließlich.

«Ich auch nicht.» Bannow lacht. «Ich habe noch nie im Leben gebacken. Mein Vater war Bäcker, mein Großvater. Ich habe als Hotel-Page angefangen, am Ende haben mir zwei Häuser der ersten Kategorie gehört. Über siebenhundert

Betten zusammen. Als meine Frau starb, habe ich gedacht, wofür das Nachtswachgeliege wegen Problemchen? Also habe ich verkauft.»

Nach dem Frühstück begleitet er sie und Mathilde beim Spazierengehen. Abends, bei der Aufführung im Kursaal, lacht er an den richtigen Stellen. Er interessiert sich für Henriettes Arbeit, diskutiert mit Mathilde über Politik, liest sogar die Artikel in den medizinischen Journalen, die sie ihm leiht. Am dreiundzwanzigsten August ist er so freundlich – Henriette muss beim Tee ständig gähnen, sie hat den Nachmittag in der Salinen-Badeanstalt verbracht –, Mathilde zu dem Vortrag zu begleiten, sodass Henriette sich zu den um die Lampe kreiselnden Käfern zurückziehen kann.

7 Tomy hat gefrühstückt, sich angekleidet, kann die Rasierseife noch riechen. In seinem Rücken das gemachte Bett, keine Ränder in der Waschschale, sauberes Wasser im Krug. Die Wirtin hat, während er unten gefrühstückt hat, ihre Arbeit verrichtet. Und auch der Karren unten auf dem Largo di Torre Argentina ist nicht laut genug, als dass er ihn verantwortlich machen könnte.

Unter ihm quietscht das Rohr des Korbstuhls, als er sich vorbeugt, um das Datum – *1897* und *Oktober* – in die linke obere Ecke der Notizbuchseite zu schreiben. Draußen vor dem Fenster Nieselregen, nicht stahlgrau und entschieden durchnässend wie morgens auf der Burgtorbrücke, sondern kreiselnd in weichem, gelbem Licht, auf den Schindeln der Nachbardächer hellgrüner Flaum.

Im Sommer, in den Bergen, war ihm alles so einleuchtend erschienen. Hatte ein Gedanke mühelos an den anderen gepasst, nur mitschreiben bräuchte er, hatte er gemeint. Wenn nur der sanfte Dunst am Morgen, das gelbe Hitzeflirren danach, die blauschwarze Nachtkühle seine Hand mit dem Füller nicht so schwer werden ließen. Der Ausblick in seiner unerträglichen Ansammlung all dessen, was an Italien bedeutsam ist – Zypressenreihen, Aleppokiefern und die Ruinen eines römischen Tempels waren aufs Anmutigste in dem sich unter ihm weitenden Tal verteilt –, war auch nicht hilfreich. Meist hatte er mit seinem Notizbuch auf den Stufen, die einmal Sitzreihen eines Amphitheaters gewesen waren, vor dem Palazzo Barberini gesessen und nichts getan, außer hinabzustarren. Eine Satire sollte es werden, eine Posse über seine Heimatstadt, unterhaltsam und leicht, hatte er sich vorgenommen. Das Aneinandergedrängte des Dorfes, die vom eigenen Gewicht und der Zeit bauchig gedrückten Mauern, dazwischen Gänge, die alle paar Meter jäh die Richtung änderten, hatten ihn an zu Hause erinnert, denn so nannte er den kleinsten Staat des Deutschen Reichs nach wie vor: *zu Hause*. Auch wenn die Mauern eine ganz andere Farbe hatten, staubiges Ocker statt Backsteinrot. Und menschenleer war das Dorf, das Einzige, was sich schnell bewegte, waren die kleinen schwarzen Skorpione, die er morgens aus seinen Schuhen schüttelte. Sie rannten im Zickzack über den Boden, mit erhobenen Stacheln, sodass er die Füße auf den Stuhl ziehen musste.

Er hatte gedacht, in Rom, wenn die warmhelle Blödigkeit wieder aus ihm heraus wäre, würde es einfacher sein. Doch seit Wochen folgt eine meteorologische Depression auf die andere, und mehr als ein paar Skizzen, die im Nirgendwo enden, hat er nicht beisammen. Die Schindeln der Dächer gegenüber glänzen feucht und rötlich, als hätte das Wasser den Staub abgewaschen. Doch kaum sind sie getrocknet, sind sie wieder matt, die Staubschicht unsichtbar, aber immer da.

Er kann keinen Geistlichen beschreiben, ohne dass der alte Jähn vor ihm aufsteigt. Nimmt er sich vor, einfach immer das Gegenteil zu benutzen – was hell war an ihm, dunkel zu machen, die Rundungen eckig, das Langgezogene kurz –, bemerkt er, wenn er fertig ist am Abend und unten zufrieden auf sein Essen wartet – er hatte die Seiten nur noch mal überfliegen, sich der Größe des Ganzen, der Eleganz der Formulierungen versichern wollen –, dass ihn unvermittelt, Haare, Kleidung, Bart, Pastor Jähn aus dem Text anblickte.

Aus dem Wassernebel draußen sind Tropfen geworden, sie laufen die Lamellen der Fensterläden hinab und fallen mit leisem Tapp-Tapp auf das Gesims, das unterhalb seiner Fenster sich einmal rund um das Gebäude zieht.

Hier, hatte er Otto nach Hause geschrieben, *hier ist alles so weit weg und längst vergangen*.

Und eigentlich denkt er nicht mehr daran. Eigentlich hat er sie alle vergessen. Eigentlich sind es nicht seine Erinnerungen – *Poeta di Monaco*, Poet aus München, sagt er, wenn jemand fragt, aber in Rom fragt niemand, schreibt es in die paar Gästebücher, die ihm, seit er in Italien ist, vorgelegt wurden –, sondern die Erinnerungen eines anderen. Den er zugegebenermaßen in- und auswendig kennt. Eines leicht übergewichtigen Gymnasiasten aus Norddeutschland. Eines gescheiterten, leicht übergewichtigen Gymnasiasten aus Norddeutschland, wie damals sofort jeder erkannte. Anderthalb Köpfe größer als seine Mitschüler, mit um eine Oktave zu tiefer Stimme und um eine halbe Pubertät zu breitem Kreuz. Ein Hilfslehrer, hätte man annehmen können, wäre nicht die Schuluniform gewesen, die über Bauch und Schenkeln spannte. *Pfau* haben sie ihn damals genannt. Und zwischen dem gescheiterten Gymnasiasten und dem Poeten aus München liegen eigentlich noch ein unentschlossener Berliner Student und ein Münchner Flaneur, der gelernt hat, die Haare so zu frisieren, dass sein Gesicht weniger rundlich, sondern vornehm langgezogen wirkt, wie er allmorgendlich im Spiegel befindet.

Aber jedes Mal, wenn er sich an den Schreibtisch setzt, ist es, als würde er alte Briefe öffnen, und aus allen Umschlägen bröseln, wie Beigelegtes, bereits ein wenig Eingetrocknetes, Sätze heraus. Figuren. Cord Lindhorst, dessen Hefte Kandidat Lübke immer hochhielt, allen zum Vorbild, weil sie so ordentlich seien. In der Vorschule bei Doktor Bussenius war das noch. Rotblond und stämmig, im Ringen unbesiegbar. *Cord sei in London* ist das Letzte, was er gehört hat. Bei einer Bank. Natürlich. *Bobby.* Der Name kam von nirgendwoher, auf einmal war er da, schrieb seine Rechte ihn aufs Papier. London. *Bobby* passt irgendwie.

8 Für einen beinahe Toten – und so hat Cord Lindhorst sich die Fahrt nach Dresden über still selbst genannt, jedes Mal aus dem Zugfenster blicken müssen, bis seine Augen wieder in Ordnung waren –, für einen beinahe Toten hat Cord erstaunliche Schwierigkeiten, die Prager Straße zu überqueren. Eigentlich könnte es ihm recht sein, von der elektrifizierten Roten mitgeschleift zu werden, die gerade ihren Bremsweg zur Haltestelle Böhmischer Bahnhof beginnt. Cord bleibt jedoch zwischen einem Dienstmädchen und einem verkaterten Tischlerburschen in der Straßenmitte stehen, der Träger mit dem Gepäck dicht hinter ihm, und macht so lange einen Schritt vor, einen zurück, bis er die langsam Richtung Wiener Platz abbiegenden, pferdegezogenen Wagen der Linie 21 durchlassen muss.

Die Straßenbahn morgen nach Radebeul fährt ebenfalls dort. Sieben Haltestellen, der Schaffner hatte für ihn im Kursbuch nachgesehen, um Viertel vor zwölf muss er da sein. *Doktor von Lingen hat fünfzehn Minuten für Sie reserviert* steht in der Nachricht. Spezialist, diskret, so war er Cord empfohlen worden. Der klar abgegrenzte Zeitraum der Konsultation irgendwie beruhigend, findet er. Fünfzehn Minuten sind kurz für Tragödien.

Der Gepäckträger stellt den nicht mehr ganz vollständigen Satz Mädler Patentkoffer neben sich auf den Asphalt und schüttelt den Kopf. Die Koffer, vor drei Jahren mit den Eltern in der Hamburger Niederlassung des Herstellers gekauft, sind in der mittelgroßen Ausfertigung in einer Pfandleihe 74 RM wert, wie Cord gestern festgestellt hat.

Er war schon einmal hier, vor Jahren, mit Mutter im Sommer. Kästen mit roten Blumen hingen an den Hotelfenstern. Sein Brustkorb hebt sich verdächtig, zieht Luft ein, wie der Balg eines Instruments – halt! Er hat gelernt, sich zu beherrschen. Wie ein Dirigent, der mit einer hochfahrenden Hand das sich bereits in Bewegung setzende Orchester wieder stoppt. Außerdem stößt ihm der Gepäckträger eine Ecke der kleinsten Ausführung des Mädler Patentkoffers in den Rücken, weil die Prager Straße vor ihm nun frei ist.

Für stille Einkehr mit vereinzelten Tränen hat er Chopin. Für Strömen und Beben und Schluchzen und Rotz überall, den er schließlich ins Hemd schnaubt, denn alles ist einerlei, das *Reiterlied*. Beide gestattet er sich nur noch in abgewogenen Dosen, zur Belohnung. Das *Reiterlied* strophenweise. Wenn er es, zum Beispiel, über die Prager Straße und hinein in Sendig's Hotel Europäischer Hof schafft und ohne Zwischenfall den Gepäckträger entlohnt, gibt es eine Strophe; und wenn der Rezeptionist ohne tastende Fragen, im Tausch für ein Viertel Mädler Patentkoffer, den Pagen herbeiruft und ihm Cords Schlüssel reicht, eine weitere. Aber erst auf dem Zimmer.

Doch oben im Zimmer wird er sich, nachdem es ihm gelungen ist, dem Pagen so selbstverständlich Trinkgeld zu geben, als würden ihm fünfzig Pfennig nichts ausmachen, aufs Bett setzen, die Kissen im Rücken. Eine Weile ausprobieren, ob der Hut, den er am Fußende abgelegt hat, immer auf dem Deckel landet, wenn er den großen Zeh unter die Krempe schiebt und ihn in die Luft stößt. Für einen beinahe Toten recht behände, wie er findet.

Das Unheil auf seinem Rücken: still. Noch immer kein Jucken, kein Schmerz, als er, um sich zu vergewissern, mit den Fingerkuppen sanft auf die sich uneben anfühlenden Stellen drückt.

Wenn er es dreimal hintereinander schafft, dass der Hut sich in der Luft komplett um die eigene Achse dreht und wieder richtig herum auf der roten Steppdecke landet, wird er es auch schaffen, essen zu gehen, ohne herauszufinden, was sich mit einem halben Mädler Patentkoffer und einem Satz Karten in einem Dresdener Hinterzimmer anfangen lässt.

Besser als das *Sie hat mich geliebt–sie hat mich nicht geliebt*-Spiel, bei dem er sich gestern Abend in der Bierhalle mit einem Kronkorken die Zeit vertrieben hat. Monatelang hat er nicht an Louise gedacht und in den letzten Tagen: ständig.

Sein erstes Zimmer in London hatte er bei einer aus Franken stammenden Witwe gemietet, die Bank, bei der er arbeitete, war zwei Straßen weiter. Beständig drang das Tak-Tak-Tak-Tak-Tak-Tak-Tak einer Nähmaschine durch die Wand. Nebenan wohnte ein Schneider.

Am ersten Wochenende hatte er sich schwankend, auf einem der Dachsitze der Omnibus-Droschken, im unablässig klappernden Strom der Gefährte, die in beiden Richtungen dreireihig nebeneinanderher zuckelten, die Stadt angesehen. Sonniger Frühherbst, die Frauen trugen noch Strohhüte, ständig musste er den Krempen der vor ihm Sitzenden ausweichen, die Bäume fingen erst an, sich zu verfärben. Abends versuchte er, mit der Violine das Tak-Tak-Tak zu übertönen, dagegenzuhalten, bis die Wirtin rief, er solle aufhören, Krach zu machen. Bei der Teegesellschaft, zu der Grunaus ihn einluden, beklagte er sich darüber, woraufhin eine der Grunau'schen Töchter einwarf, Mr. Westgate, ihr Geigenlehrer, habe ein Zimmer frei.

Louise öffnete ihm die Tür. Blond, graue Augen, Schwanenhals, sechzehn, mit Geige in der Hand. Sutherland Avenue war viel zu weit zur Arbeit, fast eine Dreiviertelstunde mit seinem neu gekauften *bicycle*. Manchmal nahm er morgens dennoch die längere Route über die sanft unter den Rädern knirschenden Sandwege des Hyde Parks. Im November, während die Sonne aufging, über weißen Raureifwiesen, im Dezember noch in der Dämmerung.

Die Bank befand sich am billigeren Ende der Old Broad Street in der Nähe der Börse. Vier Stockwerke mit unzähligen Bogenfenstern und ebenso vielen Gesimsen aus ockerfarbenem Sandstein. Nach neuer Zeit und Zukunft sahen sie aus. Am ersten Morgen empfing Grunau ihn in seinem Arbeitszimmer.

«Es gibt reichlich Theorien, worin sich der Charakter eines Menschen offenbart. Ich bin überzeugt, es ist die Handschrift.» Während Grunau sprach, hielt er einen Bogen Büttenpapier hoch, den Cord als seinen Bewerbungsbrief erkannte. «Zierlich und elegant, weiblich, könnte man meinen, wäre da nicht der feste entschiedene Strich, das Klare und Präzise der Schwünge. Äußerst vielversprechend.»

Ich werde im correspondence department eingesetzt hat er nach Hause geschrieben.

Das *correspondence department* war in einem saalartigen Raum im ersten Stock untergebracht. Sein Tisch – so neu, dass er noch nach frischem Holz roch, die grüne Filzauflage fleckenlos und ohne Druckstellen, die Niederlassung gerade erst eröffnet – stand an einem der großen Bogenfenster, wegen des Lichts.

Er kopierte. Fertigte Abschriften von Verträgen, Absichtserklärungen, Mahnungen. Grundzüge des Bankwesens werde er sich dabei wie von selbst aneignen, hatte Grunau gesagt. Der Platz neben ihm gehörte Mrs. Collins, einer Witwe, die stundenweise kam und ebenfalls Abschriften fertigte. Mr. Firch, der *office manager*, dem er unterstellt war, trug dunkelgraue Ärmelschoner, hatte einen Backenbart und war Temperenzler. «Ich dulde nichts und rieche alles», sagte er. Überhaupt trugen alle einen Backenbart. Die Hälfte der Arbeitsplätze blieb unbesetzt. Die Correspondenten kümmerten sich um die Finanzierung von Eisenbahn-Projekten und grüßten ihn nicht. Legten nur schweigend die Originale in den flachen Drahtkorb an der rechten Ecke seines Tischs und nahmen die Abschriften aus dem an der linken.

Anfangs studierte er die Briefe, machte sich Notizen. Ließ sich einen Backenbart wachsen. Versuchte, Fehler zu finden, um seine Konzentration, Geistesgegenwart, seinen Einsatz zu beweisen. Nachdem er einen Zahlendreher entdeckt hatte, klopfte sein Herz, als hätte er beim *Vingt-et-un* Ass und König gezogen. Firch sah nicht auf, nickte nur kurz, nachdem er ihn angehört hatte. Auf dem Weg zurück zu seinem Platz, seine Schritte sehr laut auf dem dunkelgrünen Linoleum, bemerkte Cord, dass er zitterte, und als er seinen Stuhl an der Lehne ein Stück zurückziehen wollte, glitt sie ihm aus der Hand, und der Stuhl schlug polternd zu Boden. Firch starrte zu ihm herüber: «Quiet please!»

Donnerwetter! schrieb Vater zurück. *Dass Du gleich correspondierst! Grunau muss große Stücke auf dich halten! Das ist viel mehr Verantwortung, als der dicke Fritz in der Bremer Filiale hatte, sagt Onkel Heinrich.* Dabei hatte Cord das nie behauptet. Vielleicht nicht korrigiert, aber auch nie behauptet. Am Anfang gedacht, er werde ohnehin bald an einen Tisch in der Saalmitte umziehen.

Und in jedem folgenden Brief von zu Hause die Frage, welche Projekte er denn betreue. Nachdem er eingesehen hatte, dass die Antwort darauf *auf absehbare Zeit: keine* lauten würde, kannte er bei der Arbeit nur noch zwei Zustände: Benommen vom ewigen *Please-allow-me* und den auf Höhe seines Fensters hypnotisierend langsam vorbeischaukelnden Dachsitzen der Omnibus-Droschken oder so unruhig, dass er die Füße unterm Stuhl verschränken musste, damit sie nicht tappten, und erst nach einer Weile begriff: Das leise, ihn nervende Rascheln kam von seinen permanent aneinanderreibenden Knöcheln.

In London ist jetzt *closing hour*. Sein Brustkorb hebt sich, die Gesichtsmuskeln ziehen an seinen Mundwinkeln, er presst die Lippen aufeinander – er hat noch zwei Strophen *Reiterlied* gut, von vorhin. Aber da landet der Hut endlich zum dritten Mal hintereinander auf dem Deckel, und er lacht auf, und mit einem Mal ist er zu hungrig für Tränen und Beben und Strömen. Geht stattdessen mit einem zwölftel Mädler Patentkoffer mittlerer Ausführung in der Tasche auf die Prager Straße hinaus. Zwanzig Reichsmark, der Rest von Schmitz' Wechsel, hat er in Hamburg in einem zugeklebten

Umschlag in den Waschbeutel getan, für Doktor von Lingen morgen. Das Unheil auf seinem Rücken: still.

Es ist bereits dunkel, er läuft eine Weile, bis er eine Trinkhalle findet mit *Keine Kartenspiele!* neben der Tür. Ein Korn, ein Bier bestellt er und *Fettbemmen*, die sich als Schmalzbrote entpuppen. Beißt bei jedem *Eigentlich brauchst du nur 100 RM und einen guten Abend* in seinen Gedanken von ihnen ab, konzentriert sich auf: salzig, die Fettschicht auf seiner Zunge, kaut, bis es wieder geht.

Am ersten Wochenende bei Westgates hat er versucht, Louise mit Mendelssohns Violinkonzert in e-Moll zu beeindrucken, ging äußerst zufrieden mit sich ins Bett. Als *ausdrucksstark* hätte er seinen Vortrag bezeichnet. Schämte sich zutiefst, als er Louise spielen hörte. Anfangs erlaubte Mrs. Westgate ihnen, in den Hydepark zu gehen, solange sie sich von den elektrischen Kutschen fernhielten, die beim Crystal Palace vorgeführt wurden. Gestritten haben sie sich nie. «Du hörst mir gar nicht zu, du starrst mich nur an», warf Louise ihm einmal vor und hatte natürlich recht. Er tat empört, versuchte, zumindest einen Halbsatz zu erinnern, den er wiederholen könnte, es ging wie immer um BieBie, wie sie Elisabeth Barret Browning nannte. «Trotzdem zu gefühlig», entgegnete er. Das funktionierte immer. Sofort begann sie zu diskutieren, Textstellen zu zitieren, und er konnte sie wieder in Ruhe anschauen. Dass er ihr *Vingt-et-un* beibrachte, sah Mrs. Westgate weniger gerne, merkte er. Weihnachten gingen sie Schlitten fahren, und er fand den Sixpence in seinem Puddingstück. Wohlstand, bedeute das, erklärte Louise ihm, und in einem stillen Moment in der Küche wischte er ihr zwei Haarsträhnen aus dem Gesicht und hinter die Ohren und fühlte, wie sie unter seinen Fingern erschauerte.

Nach Neujahr lernte er Heitmann, Tietz und Touvainen

kennen, begann, mit ihnen nach der Arbeit zu trinken. «Was meinst du, wie gut sie erst mit gebrochenem Herzen spielt. Das verleiht einem Mädchen Tiefe», hatte einer von ihnen gesagt. Als sie am folgenden Samstag im Wohnzimmer saßen und Mrs. Westgate in den Flur gerufen wurde, hatte er Louises Hand genommen. Die Hornhaut an ihren Kuppen unter seinen gefühlt, sie vorsichtig angehoben. Das Blut rauschte in seinen Ohren, während er ihre Finger an den Mund führte. Innehielt, denn Louise blickte zur Seite und hinab auf den Teppich, zog ihre Hand aber nicht weg – da kehrte Mrs. Westgate zurück.

Danach war er nie wieder mit ihr alleine. Nicht nur, weil Mrs. Westgate aufpasste. Die wenigen Male, in denen er sie ohne Gesellschaft antraf, entschuldigte Louise sich und eilte, ohne ihn auch nur anzusehen, hinaus. Kurz darauf ist er mit Heitmann zusammengezogen. Manchmal stellt er sich vor – Aber vermutlich war da auch schon alles hin.

Sprühregen, als er zum Hotel zurückgeht, die Prager Straße leer und stumm, die Straßenbeleuchtung schon abgeschaltet. Ein einzelner Karren steht am Bürgersteig, Kohlelieferung, ein paar Männer mit brikettgefüllten Holzgevierten auf den Rücken.

Der Nachtportier ist misstrauisch. Öffnet erst, als Cord seinen Daumen so fest auf den Messingknopf neben der Tür presst, dass er sich verkeilt. Name? Zimmernummer? Und nachdem Cord ihm beides genannt hat: «Heimadresse, bitte.» Er hat die in Hamburg angegeben, bis zum Ersten sind die Zimmer bezahlt. Zwei Tage noch. Die Wirtin wird seine Sachen packen, sie den Eltern schicken, vermutlich. Dabei den Tiegel in der linken Schublade des Waschtischs entdecken mit einem Rest *Grauer Salbe*. Die Seife hat er mitgenommen, die Salbe benutzt er nicht mehr. Sie ist ihm erst wieder eingefallen, als er bereits in Berlin in der Trinkhalle saß. Vielleicht kennt die Wirtin den Tiegel auch schon, weil sie heimlich in seinen Sachen wühlt. Vielleicht wirft sie ihn weg. Vielleicht schickt sie ihn mit. Vielleicht ist es einerlei.

Der Nachtportier nimmt den Schlüssel vom Haken und legt den Messinganhänger widerwillig in Cords Hand. Folgt ihm bis zum Fuß der Treppe, «Du machst Ärger» in seinem Blick. Er ist nicht betrunken genug für die Uhrzeit, und auf die falsche Art niedergeschlagen für Karten. Die schlimmste Sorte Ärger. Die die Mädchen dann mit Salz und kaltem Wasser aus Polstern und Wäsche, Vorhängen und Teppichen und Matratzen waschen müssen, braun Geronnenes in ihren Schlüsseln. Nie ist einer so rücksichtsvoll und geht ins Bad.

Als Cord aufwacht, ist er erst nicht sicher, ob er aufgewacht ist oder noch in der Morgendämmerung auf Schlaf wartet. Liegt still, mit belegter Zunge und Ziehen im Becken, Harndrang vielleicht, fest entschlossen, nicht aufzustehen. Liegt auf der Seite, mit angewinkelten Knien, eine Hand flach unter dem Kopfkissen. Die Dunkelheit unverändert, glaubt er, bis er das Gesicht dreht. Hellgraue Linien zwischen den Vorhängen, bei Licht hellroten Vorhängen, hinter denen die Prager Straße bereits in Bewegung ist. Hufe, als er hinhört, Stimmen, und in alles fährt unvermittelt das scharfe Singen der Straßenbahnbremsen. Es ist zweifelsohne nicht mehr früh, und Cord schließt die Lider. Versucht, ins Dreieck Bettdecke, Kopfkissen, Schlaf zurückzukriechen, sich tiefer in die verbliebene Wärme zwischen den Stoffen zu drängen, seine Blase nicht zu fühlen. Er muss zweifelsohne pinkeln, nach dem Unheil auf seinem Rücken sehen.

Neben ihm auf dem Nachtschrank setzt sich mit leisem Klacken die Automatik seiner Taschenuhr in Bewegung, ihr hohes, flaches Ting-Ting den tieferen Tönen der anhebenden Kirchen draußen hinter den Vorhängen um einige Sekunden voraus. Unvermeidbar spürt er das Vibrieren der Bronzeglocken von St. Jakobi in seiner Bauchdecke. Wie früher jeden Morgen beim Aufstehen, jeden Mittag, jeden Abend, nachts beim Einschlafen teilten sie die Stunden in erträgliche Viertel.

Zehnmal – er zählt mit und will es gar nicht – läutet es jenseits des Hotelfensters. In spätestens einer halben Stunde werden die Zimmermädchen an die Tür klopfen. Cord rührt sich nicht. *Die bange Nacht ist nun herum, wir reiten still, wir reiten stumm und reiten ins Verderben.* Er hat noch zwei Strophen *Reiterlied* gut, von gestern. In Hamburg müssten sie mittlerweile gemerkt haben, dass etwas nicht stimmt.

Er versucht, sich zu erinnern, wo er in der Nacht das Wasserglas abgestellt hat. Und den Pisspott. Wenn er auf der Seite liegt, nur im Hemd ohne Unterhose, sodass auch die Decke den Rücken nicht berührt, spürt er es fast gar nicht. Ein leichtes Ziehen vielleicht, oder er bildet es sich nur ein. Kein Puckern, kein Jucken, kein Schmerz.

Wo er es sich geholt haben könnte? In Berlin vermutlich, als er den Einjährigen ableistete. Auf dem Weg von der Kaserne zum *Großen Feld* – dem Exerzierplatz zwischen Rixdorf und Tempelhof – sind sie durch die gewaltigen Arbeiterquartiere marschiert, die zwischen den Wiesen entlang der Landstraße aus dem Boden wuchsen. Vierstöckige, gleichförmige, grauverputzte Blöcke, die Fahrbahn irgendwann ungepflastert. Aus den Eingängen stieg feuchter Mörtelgeruch, die Türen von Feldsteinen oder schuttgefüllten Eimern offen gehalten. Irgendwann franste die Bebauung aus. Mit Gestrüpp überwachsene Brachen zwischen den Häusern, vereinzelt noch Apfelbäume, kleine Birken. Abends, auf dem Heimweg sind sie oft am Hohenzollernplatz hängengeblieben, nicht mehr als die Kreuzung dreier Landstraßen, ein paar heruntergetretene Grasnarben dazwischen. Die Trinkhalle war in einem Eckhaus: lang und eng, alle lehnten an Stehtischen, alle schwitzten, alle schrien, alle scherten sich um nichts. Dunkelgrün geflieste Wände, große beschlagene Bogenfenster, sodass man nur durch die klaren Streifen der herabrinnenden Kondenswassertropfen hinausblicken konnte. Einmal haben sie sich verlaufen, standen plötzlich in der Morgendämmerung auf einem Dorfplatz mit einer schmalen dunklen Holzkirche am Ende, Kastanien davor, Dunst zwischen ihren Stämmen, einer Bank, auf die sie sich setzten, um kurz auszuruhen. Die einstöckigen, traufständigen Häuschen erinnerten ihn an die Dörfer bei Karlsbad. Still war es. Amseln huschten über den Rasen, die Welt ist nie so schön wie im Sommer, morgens, um kurz nach vier. Als ein paar Arbeiterinnen auf dem Weg zur Schicht vorbeikamen, hatte von Plessing sie gefragt, ob sie ihnen für dreißig Groschen im Gebüsch einen blasen würden.

Wo er es sich geholt haben könnte? In einem der Hauseingänge, abwechselnd die geriffelte Glasscheibe in der Hoftür und die in der Haustür im Blick. Oder mit zusammengepressten Lippen keuchend in einem Wohnungsflur, einem hastig von den übrigen Bewohnern geleerten Zimmer.

Eigentlich müsste er aufstehen, im Spiegel nach seinen Haaren sehen. Sich vergewissern, dass die Stirn nicht höher geworden ist, den Abstand zwischen Brauen und Haaransatz kontrollieren. Zur Sicherheit anschließend das Kopfkissen absuchen. *Wie weht so scharf der Morgenwind! Frau Wirtin, noch ein Glas geschwind, vorm Sterben, vorm Stääääerben.*

Waschen, hat er erst gedacht, als es zwischen seinen Beinen zu jucken anfing. Vor anderthalb Jahren im Mai, bei einer Übung auf dem *Großen Feld.* Die Lerchen standen zwitschernd in der Luft über ihren Nestern, von den vorbeimarschierenden Stiefeln aufgeschreckt. Der erste Sonnenbrand des Jahres, so ein Tag ist es gewesen. Das Jucken hörte nicht auf, das Schuppern der Uniformhose auf der Haut beim Marschieren war angenehm, brachte kurz Erleichterung. Als sie nach der Übung im schmalen Schatten der Pappeln im Gras lagen, hatte er unauffällig versucht, sich zu kratzen. Ein Mückenstich, gedacht. Auf dem Weg zurück zur Chausseestraße in die Kaserne war das Jucken entschiedener geworden, dem Reiben des Stoffes ein zartes Brennen beigemischt.

Kein Stich, hatte er später im Waschraum festgestellt, seinen Penis abgesucht im Dämmerlicht der Milchglasfenster, schließlich die Vorhaut zurückgeschoben. Drei kleine weiße Punkte in der Rille zwischen Eichel und Schaft, nicht gelblich und eitrig, sondern weiß und winzig. Das gibt sich, hatte er gedacht, sich sicherheitshalber gewaschen.

«Brennt's beim Pissen?»

«Nein.»

«Dann ist alles in Ordnung.»

Ein Pickel, eine entzündete Haarwurzel, hoffte er, auch wenn er tagelang nicht wusste, wie er sich hinstellen sollte. Und dann verheilte es wieder. Das Fieber kam Wochen später. Eine Erkältung, dachte er erst. Später: Influenza. Als er wegen des Schüttelfrosts Namen und Dienstgrad nicht mehr zwischen den klappernden Zähnen hindurchkriegte, verlegte der Stabsarzt ihn ins Krankenhaus. Vater kam, saß zwei Tage an seinem Bett, erzählte ihm die Krankenschwester. Aber alle waren sich sicher, es sei eine Lungengeschichte.

Draußen rumpelt der Wäschewagen, der hinter den doppelten weißlackierten Türen, im Reich der Korridore und roten Läufer, vorbeigeschoben wird. Der Wagen stößt gegen etwas, die Konsole mit der Vase, an der die Blüten mittlerweile schlaff herunterhängen müssten, Cord hatte sie auffangen können, als er nachts auf dem Weg zurück in sein Zimmer ebenfalls an einem der geschwungenen Holzbeine hängengeblieben war. Der längliche Wasserfleck auf dem Teppich dürfte getrocknet sein. Hinter den doppelten Türen ein scharfes «Schhht» nach einem Augenblick Stille und vorsichtiges Wiederzurechtrücken des Möbels.

Das Pensionszimmer in Hamburg, in dem er nach seiner Rückkehr aus London gewohnt hatte, war nicht viel breiter als das Fenster gewesen, die mit verblichenem einst blauen *Fleur de Lis*-Muster tapezierten Wände zu eng, um nachzudenken, Briefe zu schreiben, selbst zum Atmen, nachts, wenn er wachlag. Bettwanzen, hat er gedacht, als er morgens im Spiegel die roten Flecken auf seinem Rücken entdeckte. Ein halbes Dutzend Pusteln, dicht beieinander, eine Handbreit über dem Steiß. Die Wirtin hatte empört die Matratze hochgehoben: «Zeig mir die Viecher!» Ihm trotzdem frisches Bettzeug gegeben.

In der folgenden Nacht konnte er nicht schlafen. Lag auf dem Rücken, damit die Wanzen ihn dort nicht beißen konnten. Stellte sich vor, wie sie über seine Beine liefen, seine Lenden, flink und lautlos, auf seinen Bauch. Immer wieder hatte er Licht angemacht, die Wand hinterm Kopfteil, neben der Matratze abgesucht. Ist im Schneidersitz sitzen geblieben, das blauverblichene *Fleur de Lis*-Muster fest im Blick. Immer wieder hat er das Laken glattgezogen, aus Angst, sie hätten es in eine der Falten geschafft. Am nächsten Morgen waren trotzdem weitere Pusteln dazugekommen. An dem Tag traf das Angebot von Schmitz aus Le Hague ein, er suche einen Agenten in Hamburg, und Cord hatte das Zimmer gekündigt und war nach Frankreich gereist.

Stimmen draußen auf dem Hotelflur, ein Mann lacht, holt immer wieder schnorchelnd Luft. *Bis um elf erbitten wir Ihre Abreise* steht auf einem Schild neben der Tür. Am liebsten würde Cord bis zur letzten Sekunde warten – und sei es nur für den Nachtportier. Aber dann wäre er zu spät in Radebeul.

Wenn sie aus Le Hague kein Telegramm geschickt haben und Antwort erwarten, werden sie erst etwas merken, wenn die Maschine heute Vormittag nicht ankommt. Als er von Schmitz mit dem neu unterschriebenen Contract nach Hamburg zurückgekehrt war, ist er euphorisch gewesen. Ein paar Tage hat er im Hotel Schadendorf am Steindamm gewohnt, schließlich bei einer Majorswitwe zwei Zimmer gemietet, ein großes mit Erker und ein kleineres, das Schlafzimmer. Die Möbel zu schwer und mit zu wenig Schrammen für seine Einkünfte, zu feste Bettfedern, zu glatte Laken und seidenbespannte Sesselpolster, und trotzdem war in den neuen Zimmern die von Pusteln bedeckte Hautfläche binnen Tagen größer als seine Hand. Er bekam Fieber. Schüttelfrost.

Als es wieder ging, versuchte er nachts, Halbsätze zu erinnern, Gesprächsfetzen, studierte heimlich die medicinischen Annoncen hinten in der Zeitung. Blätterte in Gesundheitsjournalen, Kurprospekten, doch sicher war er nicht. Bis die Blonde anfing zu weinen. Sie waren fertig gewesen, lagen noch nebeneinander. Sommersprossen hatte sie, drängelte bereits. Draußen wurde gegen die Tür gehämmert. Er hatte seine Zigarette ausdrücken wollen, sich über sie gebeugt, nach dem Aschenbecher gegriffen, der auf ihrer Seite des Betts auf einem Tischchen stand. Unvermittelt hatte sie ihn gepackt, mit beiden Händen an den Schultern festgehalten. Als er sich lachend unter ihren kalten Fingern wand, wurde ihr Griff so fest, dass ihre Nägel sich in seine Haut bohrten. Er drehte sich nach ihr um, verstand erst nicht, warum sie sein Steißbein anstarrte – er hatte es vergessen, kurz nur. Ein paar Pickel, hatte er versucht, sie zu beruhigen. Doch als sie ihn von sich wegstieß, weinte sie bereits. Setzte sich auf die Waschschüssel, versuchte schluchzend, sich auszuwaschen. Er wagte nicht, ihr erneut den Rücken zuzuwenden, während er sich anzog. Schämte sich. Hatte ihr schließlich das Doppelte gegeben.

Wahrscheinlich ist auch nichts. Haarwurzelentzündung, Lungengeschichte, Katarrh vom Londoner Klima, Hautausschlag – Zipperlein.

Der Speisesaal ist nur halb besetzt. Die großen bunten Glasfenster leuchten seltsam sakral, als würde draußen die Sonne scheinen und zwar augustblauer-Himmel-flirrende-Luft-grell, nicht matt novemberblass. Doppelkastenfenster und zwischen den Rahmen Gasleuchten, stellt er fest, als er sich an einen der leeren Tische setzt, direkt unter einen Ritter mit rotem Helmbusch. Frühstücksei und Kaffeegeruch.

Der Nachtzug aus Hamburg dürfte in Stuttgart angekommen sein. Zwei, vielleicht drei Tage könnte er Schmitz wohl noch beschäftigen mit: Die Kiste mit der Maschine muss unterwegs verlorengegangen sein. Mittlerweile werden sie aus Stuttgart ein Telegramm nach Hamburg geschickt haben, es dürfte in der silbernen Schale mit dem Eichenlaub-Rand auf der Kommode liegen, wo die Wirtin seine Post sammelt. Auf einem Brief von Vater vermutlich – wie die Geschäfte laufen, er suche vergeblich nach Cords Firmeneintrag im Generalanzeiger.

Ich darf getrost sagen, dass Dir unser Name nicht im Wege stehen wird, hatte er letztens geschrieben. *Freilich verpflichtet er Dich auch zu doppeltem Fleiß, zu verdoppelter Sorgfalt und Solidität, damit der Name von Schaden behütet wird. Matt*, schreibt er über Erasmus, *er versucht es ja, kann aber nicht dagegen an*. Und: *Wäre er doch ein besserer Financier.*

Trouvainen und Tietz hatte er zufällig kennengelernt, in London, auf der Old Broad Street, beim Rauchen. An einem Erste-Sonne-seit-Wochen-Morgen, Cord hatte nicht gleich an den Schreibtisch gehen wollen, auch wenn es nur eine hell leuchtende Scheibe hinter Milchglas war. Die Luft gelblich, aber auf den Sandsteinsimsen und Fensterbögen glitzerte Raureif. Die beiden neben ihm unterhielten sich auf Deutsch – Trouvainen mit finnischem Akzent – über einen Geschäftsabschluss: Getreide, Schweden. Bei Onkel Heinrich hatte Cord nichts anderes gemacht, so waren sie ins Gespräch gekommen, und Tietz lud ihn ein, abends in den Pub mitzukommen. Beide Ende zwanzig, beide makelten, Rohstoffe, landwirtschaftliche Erzeugnisse – noch. Sie waren auf der Suche nach Kapital, um ein Consortium für Industrie-Investitionen zu gründen. Meist drehten sich ihre Unterhaltungen um *weekends* auf dem Land, zu denen sie hofften, eingeladen zu werden, um neue Geldgeber zu finden. Eine Zeitlang sprachen sie davon, Cord gut gebrauchen zu können.

Trouvainen hatte ihm die ersten zweitausend Pfund geliehen, Cord solle gucken, was er daraus machen könne. Hartmann traf er bei einer Gesellschaft, zu der sie ihn mitgenommen hatten, bei den Filztischen im Nebenzimmer. *Vingt-et-un*. Auch er bei einer Bank, Kaufmannssohn aus Hamburg. Sie nahmen sich eine Wohnung zusammen. Euphorische Monate, in denen er überzeugt war, das perfekte System gefunden zu haben. Am Spieltisch setzte er nur die Gewinne ein, die er an der Börse erzielt hatte, immer noch Getreide. In seiner besten Woche machte er über dreitausend Pfund in vier Tagen. Mehr als sein Jahresverdienst und sein monatlicher Wechsel zusammen.

Vater war wütend gewesen, dass er per Brief gekündigt hatte, nicht bei Grunau vorstellig geworden war, um sich persönlich zu erklären. Als es das erste Mal schiefging, hatte er Trouvainen breitschlagen können, ihm erneut Kredit zu geben. Hartmann blieb er bald die Miete schuldig – und noch einiges. Kurz nachdem er nach Hamburg zurückgegangen war, hatte Hartmann gedroht, Vater zu schreiben. Dank Schmitz' Wechsel konnte Cord ihn auszahlen. Ein guter Abend und hundert Reichsmark, hatte er gedacht, und alles kommt wieder in Ordnung.

Vom Nebentisch erhobene Stimmen, zwei Ehepaare. «37 Messerstiche!», wiederholt einer der Männer ständig. Noch immer die Besetzung der Küste von Kautschu – oder Klautschu? Ganz sicher ist man sich nicht – durch von Diedrichs. Robert geht nach Asien, hat Vater letzten Monat geschrieben. Japan vermutlich, nicht China. In Hamburg auf der Konsole im Flur dürfte ein Brief von Mutter liegen, in dem sie sich darüber beklagt. Und einer von Trouvainen vermutlich, falls der sich überhaupt noch die Mühe macht.

Er könnte natürlich nach Hause fahren. «Ich habe ein Problem» sagen. Vater um eine Unterredung bitten. Ihm alles schildern. Und dann? Weiterleben wie ein Vernichteter? Der erbärmlich inmitten alter Landkarten haust, nur um sich dann doch aufzuhängen? Ohne Landkarten natürlich, in seinem Fall. Er ist nie in der Grautoff'schen Wohnung vor dem Tor gewesen, kennt sie nur aus Erzählungen. Vater hatte ihm die Gestalt des Buchhändlers gezeigt, der nachts, weil er hoffte, niemandem zu begegnen, Blick stets auf Kopfsteinpflaster gerichtet, durch die Straßen des kleinsten Staates schlich.

«Das Hemd bitte», sagt von Lingen, und nachdem Cord es aufgeknöpft hat, deutet er auf einen Hocker. «Bitte.»

Kalt ist es im Behandlungszimmer, der Schweiß unter seinen Achseln kühlt aus. Vorher hatte er gar nicht gemerkt, dass er schwitzt. Als von Lingen hinter ihn tritt, senkt Cord den Kopf, als wäre der dem Arzt im Weg. Gänsehaut im Nacken, die sich über die Schulterblätter hinab ausbreitet. Von Lingen schweigt, doch als Cord sich nach ihm umwendet, pressen sich zwei Fingerkuppen in die Haut zwischen Hüfte und Wirbelsäule, auf der linken Seite, dort, wo die Pusteln am dichtesten sind.

«Schmerzt das?»

Cord schüttelt den Kopf, erleichtert, dass der Arzt dies ebenfalls für erheblich hält. Wenn es nicht wehtut, ist es nicht schlimm.

«Juckreiz?»

«Nein», sagt er. «Was ist es?»

Die Antwort kommt ohne Zögern. Ohne Zweifel in der Stimme. Ohne Abwägen. Ohne *vermutlich*, *wahrscheinlich*, nicht einmal: *Ganz sicher könne man nie sein, aber ...*

Lues, Maselsucht, harter Schanker, *maladie française*. Spanische Krankheit, polnische Krankheit, gallische Krankheit, deutsche Krankheit. Syphilis.

X

WATTE UMS HERZ

September 1899

Fast ist alles vorbei, ehe es beginnt: Der Absatz von Idas rechtem Schuh verfehlt die zweite Stufe, sie rutscht mit der Hacke die Kante hinab, kann sich gerade noch am Geländer abfangen. Während ihre Fingerknöchel das Holz umklammern, weiß werden, sieht Ida vor sich, wie sie stürzt, die Stufen hinabkullert, von Ausrufen begleitet. Hände, die sie vergeblich zu halten versuchen. Friedrich Lindhorst, der aufblickt und ihre sich um die trudelnden Beine wickelnden Röcke entdeckt. Auf der Bahnhofstreppe. An einem Mittwochvormittag.

Sie hat ihn gerade noch rechtzeitig gesehen, als sie aus der Halle zum Bahnsteig hinunterlaufen wollte. Zylinder, marineblauer Mantel, daneben ein Gepäckträger mit dem braunen Lederkoffer, den sie gestern Abend gepackt hat. Zweifelsohne der Gnädige, der am Fuß der Treppe, wo die erste Klasse hält, seine Taschenuhr mit der des Bahnhofs abgleicht und den Kopf schüttelt. Er sieht dem Zug entgegen, glücklicherweise Richtung Büchen, der auf der anderen Seite der Plattform hält. Sie ist sicher, hat mehrfach bei Alma nachgefragt, dass er den um neun Uhr früh nehmen wollte.

Für den Hinweg nach Altona hat sie ein Dritte-Klasse-Billett gekauft. Zurück, falls es gutgeht, wieder dritte, sonst Stehklasse. Sie muss nach hinten, zum Ende des Steigs, wenn sein Zug nach ihrem einfährt, wird sie hinter seinem Rücken vorbeischleichen müssen. Schon bei dem Gedanken kann sie spüren, wie Schweiß auf ihrer Stirn und Oberlippe aus den Poren tritt.

Ida zieht sich in die Halle, in die Schlange am Zeitungskiosk, zurück. Sollte er die Treppe heraufkommen, kann sie behaupten, Marthe habe sie geschickt. «Ein Arztbesuch», hat sie Alma gesagt am Sonntagabend, als sie an der Schwelle des braunen Wohnzimmers die kommende Woche durchsprachen.

Ein Grollen, fern noch, doch glücklicherweise ist es die Büchener Seite, die sich nach Taschen bückt, Kinder herbeiruft, auf die Kante zubewegt. Und erst nachdem Friedrich Lindhorst in seinem Abteil verschwunden ist, wird *Altona* ausgerufen.

Der Wagen voll, erst fürchtet sie, auch die Hinfahrt mit der Hand an einer Lederschlaufe hängend zu verbringen, ehe sie am Gang Platz findet. Der Zug ruckt an, sie sitzt gegen die Fahrtrichtung, stellt sie fest, und mit jedem Meter, den sie sich fortbewegt, breitet sich, in ihrer Brust zunächst und dann in sämtlichen Gliedern, wie dicker weißer Wasserdampf Angst in ihr aus. Irgendetwas ist falsch, irgendwas hat sie verloren. Das Billett! Der Handtaschenverschluss, zwei runde Messingkugeln, klemmt im ersten Moment, das tut er sonst nie, aber als Ida sie aufklappt, steckt die Fahrkarte in der Seitentasche. Sie atmet tief ein, berührt den Umschlag mit der Fingerkuppe. *Frl. Ida Stuermann, postlagernd* steht auf der Vorderseite. Selbst die ausgeschnittene Annonce hat sie dabei. *Bureauhilfe (weibl.) in Altona gesucht.* Ohne Altersangabe. Gewöhnlich heißt es: *Junge Dame für ...* Der Briefkopf sehr modern, sehr symmetrisch, mit einem Zackenmuster und eckiger Schrift. *Marmorwaren Kühne Dampffertigung – Lager – Import.* Am liebsten hätte sie das Blatt herausgeholt, erneut gelesen, auch wenn sie es auswendig kennt.

Sehr geehrtes Fräulein Stuermann, wir danken für Ihr Bewerbungsschreiben. Bitte stellen Sie sich am 27. September, um halb drei, persönlich in unseren Räumen vor.

Ihr Hals beginnt zu jucken, hinten in der Kehle, Ida versucht, sich zu räuspern. Ihr Mund ist trocken, sie wird husten müssen, so, dass sie nicht wieder aufhören kann, mit Tränen in den Augen und Rotz überall. Und die aus Versehen geschluckte Luft wird sich später wieder mit unanständigen Geräuschen den Weg durch ihre Kehle nach oben bahnen. Wenn ihr das in Altona – Ida atmet tief ein, tastet in der Handtasche nach der Dose mit den Karamellen. Die klappert überraschend leise und ist verdächtig leicht. Als Ida sie öffnet, sind nur zwei Bonbons übrig. Daran hätte sie denken sollen, statt ständig im Kopf «Guten Tag, Ida Stuermann, die Stenographin, die –» zu wiederholen. Sie muss sich vorbeugen, um aus dem Fenster zu schauen, versucht, sich auf die vorbeiziehende Böschung zu konzentrieren, ehe ihre Gedanken wieder das Gespräch beginnen. Ihr Hals juckt noch immer.

Braune, abgeerntete Felder, Weiden voller Schwarzbunter. Silbrige Streifen im Grün, wo der Wind die Halme niedergedrückt hat. Dazwischen die geraden Linien der Knicks. Das Land hügeliger als in ihrer Erinnerung, in den Senken schilfbewachsene Tümpel. Sie weiß, es ist lang her, dass sie den kleinsten Staat verlassen hat. Doch als sie nachrechnet, erschrickt sie: fast zehn Jahre. Mit Hedda zusammen, in Schwerin. Sie sind morgens um fünf aufgebrochen, haben in einem Café in der Nähe des Schlosses heiße Schokolade getrunken. Hedda ist nach Greifswald gezogen, ihre Schwester hat dort einen Wirt geheiratet, bei dem sie jetzt kocht. Hin und wieder schickt sie Postkarten mit Bildern des *Krugs* vorne drauf.

Seit Idas Abschlussprüfung – Fehler: 2, Geschwindigkeit: gut, Lesbarkeit: sehr gut – geht sie ab und an zum offenen Übungszirkel der Roller-Gesellschaft. Immer noch heimlich und, seit die Treffen nicht mehr in der Volksschule stattfinden, sondern im Vereinshaus des Arbeiterbildungsvereins, mit noch schlechterem Gewissen. Oft rollert sie zur Übung beim Fegen, Polieren, Bürsten, Wischen. Überträgt im Kopf die Konversation im Empfangszimmer, das Geschimpfe der Köchin, die Diktate des Gnädigen, wenn er erregt genug ist, dass seine Stimme durch die Schreibzimmertür dringt. Geschäftsbriefe, Mahnschreiben, Widersprüche, Anfragen.

«Jetzt?» Almas Hand ist durch die Luft gefahren, als Ida ihr am Sonntagabend von dem Arztbesuch berichtete. Unbestimmt in Richtung der Notenregale, Konsolen, Tischchen, Vitrinen, der Vasen, Lampen, Figurinen, die in Papier gewickelt und in mit Stroh ausgelegten Kisten verstaut werden müssen. Nach dem Unglück vor zwei Jahren ist die Gnädige zusammen mit einer Hilfe in die Luisenstraße gezogen, in die alte Lindhorst'sche Sommerresidenz, die der Konsul geerbt hat. Vor einigen Wochen hat Friedrich Lindhorst sämtliche Dienstboten und Kinder im Arbeitszimmer zusammengerufen: Vom ersten Januar an sei das Haus in der Königstraße an die Hanse-Bank vermietet, er habe soeben mit Senator Steinbrück aus dem Vorstand den Vertrag unterschrieben. Dass der Gnädige nicht dauerhaft zwei Haushalte unterhalten würde, war klar gewesen, nur sind alle davon ausgegangen, dass er den kleineren in den größeren zurückverlegen würde, nicht umgekehrt. Von dreiundzwanzig Zimmern – und einigen spinnwebenverhangenen, halb vergessenen Kammern – auf neun.

Nicht dass es keine Anzeichen gab. Eines Freitags kam die Köchin außer sich vom Fleischer zurück: Er habe ihr den bestellten Lammrücken und die Filets fürs morgige Dinner verweigert, solange der Gnädige seine Rechnungen nicht begleiche. Vor Scham habe sie den Korb stehen lassen, und als sie es gemerkt habe und zurück sei, habe die Ladengehilfin ihr schon an der Tür zugerufen, ob sie das Geld bringe. «Vor allen Kunden!», schimpfte die Köchin, während Ida ihr ein Glas aus der Dessert-Sherry-Flasche eingoss. Seit einigen Jahren fährt Friedrich Lindhorst im Sommer nicht mehr auf den Riggi, sondern nur noch in den Harz. Und die Wäscherin stand eines Morgens mit verschränkten Armen unten in der Waschküche, von jetzt an wolle sie im Voraus ihren Lohn.

Das Sommerhaus muss erst renoviert werden. Bisher sind nur drei Räume in Benutzung, das Gartenzimmer, in dem Marie Lindhorst meist auch speist, und eines der Schlafzimmer. Der Rest: feuchtbröselnder Putz, zerschrammte Dielen, sich an den Stoßkanten wellende, weiß-blaue Tapeten.

Und Motten überall, die Hilfe scheint den Kampf aufgegeben zu haben. Die Küche befindet sich im Keller, ebenso das Badezimmer und die Dienstbotenkammer. Die nichts anderes ist als das mit einer Tür verschlossene Ende eines engen Flurs. Eine Pritsche, kein Fenster, nicht einmal Platz für einen Stuhl, bloß ein Regalbrett an der Wand und ein paar Haken.

Doch das ist es nicht alleine, es ist nicht einmal der Hauptgrund dafür, dass Ida gerade langsam durch ein Kiefernwäldchen zuckelt (der Zug bremst bereits vor der Station Oldesloe), dafür, dass sie in Gedanken erneut das Gespräch durchgeht. Unzählige Male hat sie es bereits vorm Einschlafen geführt. Mit immer anderen Ausgängen, aber selten guten. Meist sieht Herr Petersen, der ihren Brief beantwortet hat, Hupmann ähnlich, und nicht wenige ihrer Einschlafgespräche enden damit, dass Herr Petersen ihr das Wort abschneidet und «Ruhe!» brüllt. Zweimal hat sie geträumt, er diktiere ihr zur Probe: Einmal brach die Bleistiftspitze ab, und sie wagte nicht, ihn zu unterbrechen; das andere Mal fiel ihr kein Steno-Kürzel ein, und als sie verzweifelt aufblickte, sagte Herr Petersen mit zwei Strichen zwischen den Brauen: «Aufhören, das ziept!»

Was Ida will? Ein Zimmer. Für das sie bezahlt, nicht eines, mit dem sie bezahlt wird. Mit einer Tür, die sie niemandem öffnen muss. An die niemand klopft. Durch die kein «Ida!» dringt. Keine Tränen mehr, bissigen Bemerkungen, Schelte, weil jemand auf ganz anderes wütend ist. Ihre Ruhe.

Sie ist schon zu lange bei Lindhorsts, um nicht zu ahnen, wie alles enden wird. Die Gnädige freute sich zunächst über den Umzug. Einige Tage lang war bei Tisch von nichts anderem die Rede als davon, wie gut Mütterchen die Veränderung bekomme. Doch dann wurde sie immer enthusiastischer, entwarf für jedes Zimmer eine neue Einrichtung, jedes in einer anderen Farbe. Lief einige Tage mit dem Zollstock herum, zeichnete maßstabsgetreu jeden Raum auf, malte alles – Möbel, Vorhänge, Tapeten – in Aquarell, damit ihr Mann es sich besser vorstellen könne. Änderte beständig ihre Meinung, weswegen sie immer wieder Ausschnitte des Interieurs neu tuschte.

Gemein ist allen Vorschlägen, dass sie sich in der kurzen Zeit nicht verwirklichen lassen. Und Almas genervtes «Was jetzt, Mutter?» lässt die Gnädige nur insistieren. Nachdem bordeauxrote Wildseide für fast sechshundert Reichsmark geliefert wurde – die Esszimmervorhänge –, wies Friedrich Lindhorst die Tuchhandlung Stenzel an, Aufträge nur mehr von ihm oder seiner Tochter entgegenzunehmen. Am Tag, als die Gnädige vorübergehend wieder in die Königstraße übersiedelte, weil im Erdgeschoss der Luisenstraße das Parkett verlegt werden sollte, sprach sie mit beiden kein Wort. Begann stattdessen, sich auf Erasmus' Verlobungsfeier zu konzentrieren. Diese Bemühungen endeten im *Watte-ums-Herz*-Drama. Oder anders ausgedrückt: Seit letzter Woche müssen sie ohne Köchin auskommen.

Immer weniger Grün, immer mehr Häuser ziehen am Zugfenster vorbei, und obwohl sich sonst niemand rührt, springt Ida auf und wartet bei der Tür. Pünktlich fahren sie in den Altonaer Bahnhof ein. Obwohl sie anderthalb Stunden Zeit hat, hastet sie, bald atemlos, die Bahnhofstraße hinunter, die hellgrauen Wolken am Himmel fest im Blick, sie hat ihren Schirm vergessen.

Die Adresse ist in Hafennähe, Ida findet sie auf Anhieb. Ein vierstöckiges Haus aus neuen, sauberen Backsteinen, mit Erkern und Türmchen. *Marmorwaren Kühne 1. Obergeschoss* steht auf einem Schild. Unterwegs ist sie an einer Apotheke vorbeigekommen, dorthin geht sie zurück, Bonbons kaufen. Sie lässt ihr Portemonnaie fallen beim Bezahlen, muss auf allen vieren die Münzen einsammeln. Glücklicherweise ist sie die einzige Kundin.

Wollmäuse hängen an ihrem Rock, stellt sie auf der Straße fest. Ehe noch etwas Schlimmeres passiert, das sich nicht abklopfen lässt, eilt sie zur Adresse zurück, verbirgt sich beim Warten im Hauseingang gegenüber.

Räumen müssen sie die Königstraße schon zum ersten Dezember, wegen der Umbauarbeiten. Und obwohl Ida die Galerie verflucht, wenn sie deren Dielen schrubbt, bohnert, mit weichen Tüchern poliert, kennt sie doch jedes Brett, jede Maserung, jedes dunkle Astloch, jede tiefe Schramme (bei einigen auch deren Ursprung) und hat eine Karte aller nicht entfernbaren Flecken im Kopf.

Neuerdings streicht sie im Vorbeigehen sanft mit der

Hand über das Geländer. Die Galerie wird abgerissen, stattdessen eine neue Treppe vom Esszimmer ins braune Wohnzimmer gebaut. Irgendwo zwischen Aktenraum und kleinem Lager kommt ein begehbarer Tresor hin, aus Beton und groß wie eine Kammer. In nicht ganz fünf Wochen müssen selbst die Keller und «der Blohm'sche Mist vom Speicher», wie der Gnädige es ausdrückt, geleert und besenrein zum Übergeben sein. Ein Teil der Einrichtung wird versteigert, ein Teil eingelagert – noch weiß niemand, wo –, und der kleinste Teil wird in die Luisenstraße verfrachtet.

Möglich ist der Umzug nur, weil das Arbeitszimmer mit Hupmann und sämtlichen Akten – trotz Marie Lindhorsts Opposition – ins Steuerbureau in der Fleischhauerstraße verlegt wird. Werner – trotz Marie Lindhorsts Opposition – in Richtung Durban abreist. Und Erasmus – zunächst trotz Marie Lindhorsts Opposition – sich verlobt hat und bis zur Hochzeit im Frühjahr ein Zimmer in der Innenstadt bezieht.

Freda, die Braut: braunhaarig, sehr hübsch und rotwangig. Wie Erasmus läuft sie überall mit einem Photographen-Kasten herum. «Bleib so!», als Ida sich gerade vorbeugt, um mit Besen und Kehrschaufel die getrockneten Lehmbrocken aufzunehmen, die von den Wanderschuhen der beiden in der Diele zurückgeblieben sind. «Nicht bewegen!», als sie ihren Rücken aufrichten will, «bis ich Bescheid gebe. Sonst wird es unscharf.» Im Keller des neuen Hauses wird ein Photographie-Labor eingebaut, worüber sich der Gnädige gerne aufregt.

Der Empfang zur Verlobung musste noch in der Königstraße stattfinden. Obwohl die Schränke und Regale in den oberen Stockwerken bereits halb geleert waren, sich statt der Bilder nur hellere Vierecke auf den Tapeten abzeichneten und jede Übersicht verloren war, welche Bücherkiste aus welchem Zimmer stammt, haben sie die vorletzte Woche damit verbracht, das Erdgeschoss für ein 60-Personen-Bankett herzurichten. Im ersten war nur das braune Wohnzimmer noch unberührt, es diente den Damen als Puderraum.

Die *Watte-ums-Herz*-Sache hat harmlos angefangen. Frau Doktor Schilling erzählte der Gnädigen von dem Dessert, sehr ausgiebig, ihre exzentrische Tochter hatte sie in ein elegantes Hotel nach Baden-Baden eingeladen. Ida ist überzeugt, vor allem der Name hatte es Marie Lindhorst angetan.

«Watte ums Herz», wiederholte sie ständig.

«Ist bloß in Eischnee gezogene rote Grütze, mit geschlagener Sahne drum herum», stellte die Köchin fest, nachdem eine ihrer Bekannten das Rezept in einem Kochbuch aufgetrieben hatte.

Nachdem die Grütze gekocht war und bereits hellrosa mit dem Schnee vermischt – die Köchin war bereits mit dem Filet Wellington beschäftigt –, entschied die Gnädige, sie müssten für jeden zwei Portionen Nachtisch vorhalten, die doppelte Menge. Deswegen gab es Geschrei, und Ida rannte durch die halbe Stadt, um genügend rote Beeren aufzutreiben, und niemand achtete aufs Fleisch. Die ausgestochenen Eichenblätter, mit denen die Kruste dekoriert war, wurden schwarz. Und das führte zu noch mehr Geschrei, und kaum war der letzte Gang aufgetragen, kündigte die Köchin.

Die Treppe ins erste Obergeschoss hinaufsteigen genügt, damit Ida außer Atem ist. Keine massive Holztür vor *Marmorwaren Kühne*, sondern eine mit bunten Glasscheiben, rote und gelbe Blüten, grüne Stängel. Ein gutes Zeichen, beschließt Ida, während sie eintritt. Der Raum getäfelt, von einem langen Empfangstresen geteilt, hinter dem ein Sekretär sitzt.

«Sie wünschen?» Er ist jung, Anfang zwanzig, blickt kaum auf, hakt weiter mit Bleistift in einem Kassenbuch Zeilen ab.

«Ida Stuermann.» Und als er sich nicht rührt: «Ich sollte mich vorstellen, ich hatte geschr – Ich habe einen Brief von Ihnen bekommen.» Sie öffnet den Verschluss ihrer Handtasche, um den Umschlag herauszunehmen. Hör auf zu flattern!, denkt sie, *Geschwindigkeit: gut, Lesbarkeit: sehr gut*.

Sie drückt die beiden Messingkugeln entschieden zusammen und richtet sich auf: «Ich habe einen Termin.» Und als der Bleistift stoisch eine weitere Zeile abhakt: «Bei Herrn Petersen. Fräulein Stuermann, die Stenographin.»

Er legt den Stift beiseite, deutet schweigend hinter sie, auf eine Stuhlreihe an der Wand. Es dauert einen Moment, bis sie begreift: Sie soll warten.

Ida hat das Gefühl, dass er ihr mit den Augen folgt, während sie hinübergeht, er abwägt, wie mit ihr zu verfahren ist. Und richtig: Als sie sich umwendet, starrt er sie an, und erst als der Stuhl unter ihrem Gewicht knarrt, sieht er weg. Schließlich steht er auf, öffnet eine Tür, und einen Moment lang kann Ida in einen großen hellen Korridor sehen, mit Fenstern auf der einen Seite und einer Reihe gleich aussehender Holztüren auf der anderen. Gedämpftes Hämmern ist zu hören. Sie dachte, die Fertigung wäre anderswo untergebracht. Das Gebäude wirkt, als bestünde es aus Bureaus.

Der Sekretär kehrt mit einem älteren Herrn zurück, rundlich, mit grauem Haarkranz, Hupmann kein bisschen ähnlich. Sie erhebt sich, als die beiden auf sie zusteuern.

«Petersen», sagt er ohne ein «Guten Tag». Ida ist noch dabei, ihren Namen zu murmeln, zu überlegen, ob sie ihm die Hand hinhalten soll. «Steno, ja?»

Sie nickt.

«Welches System denn?»

Sie atmet tief ein. «Roller.»

Er macht eine wegwerfende Handbewegung.

«Ich kann auch Einheitsschrift. Ich habe sie mir selber beigebracht.»

«Wie geschwind sind Sie denn an der Maschine?» Er klingt ungeduldig.

Was für eine Maschine?, hätte Ida beinahe gefragt, besinnt sich gerade noch. «Ich lerne schnell», antwortet sie.

«Wie viele Anschläge pro Minute?» Mittlerweile klingt er genervt.

«Anschläge», wiederholt Ida, ist kurz versucht, einfach «drei» zu sagen. Drei klingt nach einer vernünftigen Anzahl.

«Am Typographen. Sie haben keine Ahnung, was ein Typograph ist, oder?»

Stumm schüttelt Ida den Kopf, wohl wissend, dass sie verloren hat.

«Kommen Sie mal.» Er steuert auf die Tür zu, und als er sie aufreißt, erneut das gedämpfte Hämmern. Sobald er linker Hand die nächste öffnet, klingt es wie eine Herde wild galoppierender Pferdehufe: Zwei Sekretäre sitzen dort, vor ihnen auf den Tischen schwarze Maschinen, ihre Finger drücken blitzschnell kleine runde Tasten mit Buchstaben herab.

Herr Petersen verabschiedet sich nicht. Er geht ohne ein weiteres Wort den Flur hinunter.

XI
THE BLUFF

Sommer 1903

1 Nicht eine Wolke am Himmel über den Klippen, *the bluff* von Yokohama, nach denen der auf dem Hochplateau dahinter erbaute *foreigner district* benannt ist. Die rote Linie des Thermometers neben dem Office-Fenster hat den braunen Stockfleck auf dem Pappstreifen mit der Skala erreicht, unter dem, wenn Robert dicht genug an die Glastür des Wetterkastens herangeht, in ausgeblichener schwarzer Tinte *90° Fahrenheit* geschrieben steht. Es ist Anfang Juni, kurz vor fünf.

Nach Robert Lindhorsts persönlichem meteorologischen Kalender wären eigentlich, nach den Stockschnupfen-und-tränende-Augen-Monaten und vor dem großen Regen, einige angenehm temperierte Laue-Brise-Wochen Frühsommer dran. Die große Hitze beginnt erst im August, den er gewöhnlich in den Bergen verbringt, wo es kühler ist, in der Nähe von wo auch immer die Mandelsons, Paynes und Gardiners in den Ferien logieren.

Es ist sein siebenter Sommer hier. Auch wenn er manchmal noch immer morgens im ersten Stock der Königstraße aufwacht. Im Bett mit dem geschwungenen Fußteil, über ihm das Fenster mit dem braun-weiß gestreiften Rollo und hinter dem Rollo die Zweige des Walnussbaums. Glaubt Werner zu hören, der sich auf der anderen Seite des Zimmers in seinem Bett bewegt, wenn einer der Dienstboten im Flur ein Geräusch macht. Muss dann immer erst sortieren: Er befindet sich in *the bluff #54*. Werner ist in Durban. Erasmus Vater. Frieder in Paris. Und Mutter in Ilten. Jost wird Pastor. Die Lütte ist dreizehn und *sehr ansehnlich*, schreiben Freunde, die zu Besuch waren.

Das Zimmer im ersten Stock des Flügels ist jetzt Teil einer Bankfiliale. Es ist nicht leicht, sich dort ein Bureau vorzustellen: Schreibtisch, Ablagefächer, Garderobe, Besucherstuhl – geht doch. Das Bett und sein geschwungenes Fußteil sind, zusammen mit dem überzähligen Haushalt, versteigert. Vermutlich, er hat nicht nachgefragt. Mutter hat ihm die neuen Räume beschrieben. Briefeweise Tapetenmuster, Gardinenfarben, die Position einzelner Möbel, hat mit Bleistift einen Plan an den Rand gezeichnet, das Gästezimmer mit einem Stern markiert, das seines würde, sobald er heimkehrt.

Ab und an fällt ihm ein Bild ein, eine Lampe – er hat Alice Mandelson vom Wäscheschrank auf der Galerie erzählt, groß wie ein kleiner Flur – «Das Holz so dick wie meine Hand breit!» – und bestimmt eine halbe Tonne schwer. Während er sprach, fiel ihm auf, dass der Schrank gewiss nicht mit umgezogen ist.

Vor dem Fenster flimmert die Luft über der sandigen Fahrbahn, das Office, *the bluff #54*, liegt in einer ungepflasterten Seitenstraße in der Nähe der 1000 Stufen. Die Geige hat er nach dem Mittag aus der Wohnung über dem Office mit hinuntergebracht. Aus Sorge, später werde Ralf wach sein, ihn zu Mandelsons begleiten wollen.

Er sitzt alleine in dem größeren der beiden vorderen Büroräume. In dem kleineren arbeiten die *office clerks*, die japanischen Angestellten. Wittke, ihr Buchhalter, ist wegen Rheuma auf Kur zu den Quellen bei Beppu gefahren, und Ralf sitzt allenfalls abends ein, zwei Stunden an seinem Schreibtisch. Selbst das Zimmer zu seiner Linken ist leer, Koops ist beim

Konsulat in Nagasaki. Robert kann kommen und gehen, wann er will. Seit der alte Callies im April nach Hamburg zurückgekehrt ist und Carl, sein älterer Sohn, die Filiale in Tokyo übernommen hat, leitet Koops die Niederlassung in Yokohama. Hessenthal, mit dem Robert sich die letzten Jahre die Wohnung über dem Office geteilt hatte, ist mit nach Tokyo gegangen, und Ralf, der jüngere Callies-Sohn, ist aus dem Hamburger Stammhaus herübergewechselt.

Robert gähnt. Wenn er morgens reitet, ist er am späten Nachmittag müde. Das größte Zimmer der #54 gehört aus Sicherheitsgründen dem japanischen Repräsentanten, Mr. Hirano, der seit dem Ende der Vertragshäfen vor vier Jahren der offizielle Eigentümer von *Callies & Söhnen* ist. In den letzten Monaten häufen sich die unangemeldeten Kontrollen oben auf dem *bluff*.

Es ist nicht weit vom Office zu #69, dem Haus der Mandelsons. Mit Rikscha keine drei Minuten, zu Fuß, Griff des Geigenkastens in der einen, Zigarette in der anderen Hand, sind es vielleicht fünf. Die Kunst besteht darin, das Zeitfenster abzupassen, in dem Besuch noch statthaft ist, er aber nicht mehr Gefahr läuft, zu Mrs. M. geführt zu werden. Die knappe Dreiviertelstunde, bevor Alice sich fürs Dinner umzieht.

Die Frühlingssonate üben sie gerade. Aber ausnahmsweise ist ihm Beethoven egal, es geht um die Viertelstunde – zwanzig Minuten, wenn er äußerst amüsant ist –, die er mit Alice alleine auf der Veranda im sachten Luftzug sitzen wird. Bis Alice aufsteht, durch die geöffnete Tür ins Empfangszimmer geht und, während er ihr folgt, den dort stehenden Flügel aufklappt. Meist lässt er sich so lange Zeit beim Spannen und Kolophonieren, bis sie ungeduldig wird. Wenn er die Geige auf die Schulter legt, seine Wange zum Kinnhalter beugt, den Bogen hebt, ist es vorbei. Dann hat er verloren. Alice fragt nicht, Alice schlägt einfach die ersten Akkorde an, und wenn er das Stück nicht gleich erkennt, den Einsatz verpasst, nennt sie ihn «Maestro». Und wenn er einwendet, sie solle nicht *silly* sein, sagt sie, er sei selbst schuld, nach den Vorträgen, die er ihr über Schumann gehalten habe, und spielt einfach weiter.

Robert schüttelt den Kopf, als einer der Clerks den bei den 1000 Stufen wartenden Rikschafahrern winkt. Zu Fuß lässt sich die Ankunft flexibler gestalten. *The bluff #69* ist eines der wenigen japanischen Häuser im *foreigner district*. Die Reispapierwände im Inneren sind durch Holz und Putz ersetzt, die Engawa, die um das Haus herum verlaufende hölzerne Galerie, ist mit Glasschiebefenstern verschlossen. Hinten, auf der Gartenseite, öffnet sie sich zur Veranda.

Einer der Dienstboten empfängt ihn, bedeutet Robert, er möge ihm folgen. «Zu Miss Alice», sagt Robert sicherheitshalber, hält den Geigenkasten hoch.

Für letzte oder vorletzte Woche hatte Nora, eine von Alice' Schwestern, ihn erneut zur Versammlung der *bird society* eingeladen, und Robert ist erneut nicht hingegangen. Der Verein bekämpft die Verwendung von Federn für Hüte und Putz, deretwegen die «luftigsten Schöpfungen Gottes», wie Nora sie nennt, bis zum Aussterben gejagt werden.

Ihr Sussex-Spaniel, klein, fett und leberbraun, schläft auf einem der Verandasessel. Schießt hoch, als Robert mit dem Fuß gegen eines der Rattanbeine stößt, springt kläffend und keuchend auf dem Sitzkissen hin und her. «Schscht», macht Robert, und das Bellen wird wütender. Lauter.

Robert ist selbst überrascht, als seine Hand vorschießt, zupackt und mit einem Griff die Hundeschnauze zuhält. Aus Angst tut sie es, vor Miss Nora und ihren Vögeln, Angst um seine fünfzehn Minuten – zwanzig, wenn er äußerst amüsant ist – mit Alice alleine im sachten Luftzug auf der Veranda. Hätte er vorher auch nur eine Sekunde darüber nachgedacht, das Manöver wäre ihm nicht gelungen. Aber jetzt steht er da, das nach rechts und links ruckende Maul in der Hand, und weiß nicht, wie weiter. Der Rest des Hundes, die Hinterbeine hüpfen nach wie vor auf dem Sessel hin und her. Robert spürt die sich gegen seine Finger stemmenden Kiefer, die hochgezogenen Lefzen eingeklemmt, die Zähne wie kleine Perlen, sehr fest und glatt an seiner Handfläche, von der Geifer tropft. Und nun?

Die Atemzüge in seiner Hand werden röchelnd. Bekommen Hunde Herzinfarkte? Die Vorstellung, Alice während ihrer Viertelstunde einen Kadaver erklären zu müssen, lockert seinen Griff, und beinahe wäre ihm das Tier entwischt. Als Robert wieder zupackt, hält der Spaniel kurz inne, blickt mit hervortretenden Augen, aber die treten immer hervor, zu ihm auf. Robert führt den Zeigefinger der Linken an seine Lippen. «Schschsch», macht er wieder und hofft, der Hund werde verstehen. Vorsichtig löst er den Griff – und wirklich: Der Spaniel knurrt zwar grollend, zieht sich aber zusammengekrümmt in die hinterste Ecke des Sessels zurück. Er pumpt wie eine der Maschinen, die keine zwei Kilometer entfernt im Hafen entladen werden, scheint aber in Ordnung zu sein.

Robert setzt sich auf den Sessel neben das kleine Tischchen. Mit dem guten Ohr zur Tür. Im Haus nach wie vor keine Bewegung. Der Luftzug auf der Veranda so angenehm, wie er es sich vorgestellt hat. Die gefiederten Blätter der chinesischen Palmfarne, *livistona chinensis*, wippen sacht. Er schließt die Augen, fühlt, wie der Schweiß auf seiner Oberlippe auskühlt, auf seiner Stirn. Das Hundehecheln wird langsamer, Robert muss gähnen.

Seit Pfingsten lässt er sich morgens um fünf Uhr wecken und geht reiten. In erster Linie, um eine Ausrede zu haben, wenn Ralf abends aufbricht und will, dass er mitkommt. Er kriege Rückenschmerzen ohne Frühsport, behauptet er.

Ralf and his halfwits, hatte Alice am Tag nach Pfingsten gesagt, als Robert, die meiste Zeit damit beschäftigt, nicht aufzustoßen, mit Kopfschmerzen neben ihr auf der Veranda saß. Bis heute ist er sich nicht sicher, ob dies ihre elegante englische oder amerikanische oder Alice'sche Art war, ihn wissen zu lassen, dass sie sein Verhalten missbilligt, oder ob sie ihn tatsächlich am Vorabend im United Club nicht unter den *halfwits* bemerkt hatte. Er hatte in einer Ecke gesessen, neben einem Straußenfederbouquet in einer Messingvase, das irgendwann verschwand, von zwei behandschuhten Händen gehoben, nachdem sich einige der braunen Gefiederspitzen unter der Glut seiner Zigarre zusammengekräuselt hatten und es nach verbranntem Horn stank. Aber das war später. Die Damen – wenn er recht überlegt, könnte es ein Treffen von Miss Noras *bird society* gewesen sein –, die Damen, unter denen er im Nachhinein Alice vermutet, denn gesehen hat er sie nicht, waren da bereits gegangen.

Hofft er zumindest. An irgendeinem Punkt des Abends hatte er ein, wenn er sich richtig erinnert, äußerst geistreiches Gespräch mit jemandem über das letzte Konzert der *Beethoven society* geführt. Manchmal, in den guten Momenten, ist er überzeugt, dass dies der Augenblick war, an dem die Damen auf dem Weg vom Lesesaal zum Ausgang an ihnen vorbeikamen. Denn wenig später wäre Ralf bereits bei der *Entente Cordiale* angelangt gewesen und bei *Er lebe hoch, hoch, hoch* und *Heil dir im Siegerkranz*. Robert ist in seiner Ecke neben den Federn sitzen geblieben. Hofft er. Noch etwas später war irgendwas mit einer Wette und einem Spucknapf, und jemand hat sich auf das Sitzpolster seines Sessels gestellt und das Gleichgewicht verloren, und am nächsten Morgen war Roberts Arm zerkratzt und das Glas seiner Taschenuhr auch.

Das Pony, einen Fuchs mit blonder Mähne, hatte er ein paar Wochen zuvor gekauft, mit Hessenthal zusammen, wenige Tage bevor Hessenthal nach Tokyo versetzt wurde und sein Pony wieder verkaufen musste. Hessenthal war es auch, der ihn im Frühjahr mit zum *race course* genommen hatte, um beim Morgentraining zuzuschauen. Sie sind mit der Rikscha hingefahren, haben rauchend am Geländer gelehnt, sich mit den Engländerinnen und Amerikanerinnen unterhalten, die auf ihren Ponys am Rande der Bahn warteten, bis das Training vorbei war, um dann selber ein paar Runden zu reiten.

Erst war es nur ein Scherz. Und vielleicht haben sie nach dem Lunch im United Club Bourbon getrunken oder statt Lunch im United Club Bourbon getrunken, und vielleicht haben sie irgendwann gerufen: «Wir sind die Kavallerie.» Und irgendjemand hat zurückgerufen: «You don't even have horses!» Ab da hat sich die Sache dann irgendwie verselbstständigt. Auf dem Weg zum Stall hat Robert sich in der Rikscha erbrochen, sich rechtzeitig zur Seite gelehnt, aber die Reifen getroffen. Einige Brocken sind zwischen den Metallspeichen hängengeblieben, ein intaktes Stück gelbe Paprika, zum Beispiel, das bei jeder Erschütterung wippte wie sein Magen. Und mehr erinnert er eigentlich nicht.

Als der Stallbursche mit dem gesattelten und gezäumten Pony am nächsten Tag vor der Office-Tür stand, hat es eine Weile gedauert, bis ihm die Sache wieder einfiel. Ein Jux. So hat er den kleinen Fuchs genannt. *Jux*.

Irgendwo in der Tiefe des Hauses hinter ihm eine Männerstimme, die sich verabschiedet. Schottischer Akzent,

McGhee, wenn er sich nicht irrt, wohl geschäftlich bei Mrs. Mandelson. McGhee ist bei der *India & China Chartered Bank, the bluff #52*, neben *Callies & Söhne*. Nachdem die Haustür sich hinter ihm geschlossen hat, herrscht wieder Stille. Selbst das Hecheln des Hundes hat aufgehört. Dennoch kann Robert sich des Gefühls nicht erwehren, der Spaniel starre ihn an.

Erst ein dezentes Tack, als irgendetwas vorsichtig neben ihm abgestellt wird, lässt ihn die Augen wieder öffnen. Der Diener deutet auf das unvermeidliche schwarze Lacktablett mit dem unvermeidlichen Krug Limonade auf dem Tischchen, verbeugt sich im Weggehen, als Robert nickt.

Nur ein Glas, stellt er fest, nicht zwei, Alice hat es eilig. Während er sich eingießt, bedauert er erstmals seit langem die Abwesenheit von Ralfs Flachmann, kaum handtellergroß und mit Gin gefüllt.

Rotwangig, dunkle Haarsträhnen überall, als wäre sie gelaufen, ganz in Weiß und Lila gekleidet, selbst Brosche, Knöpfe, Manschetten, die komplette Garnitur: Achat und Amethysten, eingerahmt von Bergkristall. *Green, white and violet, gwv, give women votes!* heiße das, hat sie ihm erklärt.

«Verzeih», sagt Alice. «Lass uns spielen, ich muss mich gleich umziehen.»

Er fühlt den Regen, ehe er ihn hört, diffuse kühle Feuchtigkeit, die sich im Raum ausbreitet, ihn frösteln lässt, während Alice' Finger die ersten Takte der Frühlingssonate anschlagen.

Als Robert die Stufen von #69 wieder hinabgeht, fallen die Tropfen bereits dicht. Das erste Stück der Straße nur leicht ansteigend, der Wind kommt vom Meer, noch bieten die Kronen der hinter den Gartenmauern rauschenden Bäume

Deckung. Das Wasser fließt in den Rinnen rechts und links der Fahrbahn an ihm vorbei. Kurz ist er versucht, sich umzudrehen, auszuprobieren, ob er schneller wäre als die Luftblasen, die von den Tropfen aus den überhängenden Zweigen auf den Strom gesetzt werden. Wie früher in der Königstraße.

Im ersten Sommer hier sind seine Schuhe verschimmelt. Er hatte sie wie zu Hause auf einen Haufen unter den Schrank geschoben. Die Wirbel der Geige, die er über Nacht auf dem Tisch hatte liegen lassen, sind aufgequollen, haben sich festgesetzt. Als er es schaffte, sie zu drehen, gab das Holz einen quäkenden Laut von sich. Unstimmbar.

Ralf ist bei Gardiners zum Dinner, informiert ihn der Clerk, der noch Dienst hat, für den Fall, dass ein Telegramm aus Hamburg eintrifft. Robert nimmt den gefüllten Teller und eine halbe Flasche Gin mit in den Clubsessel im Wohnzimmer. Wieder scharfes Gulasch mit Reis – seine englischen Bekannten nennen es *curry*. Drei Diener und einen Koch haben sie in #54, noch vom alten Callies eingestellt.

Das bedeutet nicht das Gleiche, hatte er Vater geschrieben, *wie zu Hause*. Diener und Ponys und Skiferien und *garden parties* und essen gehen im Club. Ralf lässt sich eine Yacht bauen. Sieht vielleicht gleich aus, aber hier ist alles nur *als ob*. Als ob die Clerks wirklich Respekt vor ihm hätten, wenn sie sich tief vor ihm verneigen, beispielsweise. Als ob er wirklich das Gulasch essen würde und nicht nur den Gin trinken.

Die Tropfen klatschen auf die Blätter der Bäume, und er müsste eigentlich aufstehen, ein, zwei Schritte zum Fenster gehen und das gottverdammte *sash window* schließen. Das Spritzwasser bedeckt die Wand neben dem Rahmen mit feuchten dunklen Punkten.

Morgen ist *mail day*.

Es gibt diejenigen, die wirklich hier leben. Bleiben wollen. Die Menschen hier mögen. Japanisch lernen. Und es gibt diejenigen, die ein wenig hier sind. Und ein wenig noch im Vorher, aber gedanklich schon im Danach, einer Zukunft, die beginnt, wenn die wachsenden Zahlenreihen auf seinen Kontoabrechnungen von der *India & China Chartered Bank* groß genug geworden sind.

Manchmal kann er sie fühlen, die Zahlen, wenn er im Office sitzt oder einem Kunden die Vorteile des preußischen Form-9-Schienenprofils gegenüber dem britischen *bullhead rail* darlegt. Wie angenehme, emsige kleine Wesen sind sie, die er großzieht, nährt, und alles andere ist gleichgültig. Veranda mit Alice nicht. Aber der Rest. Ralf, der immer noch nicht von Gardiners zurück ist (die Robert nicht eingeladen haben). Der Clerk, dessen Stuhlbeine unten über die Fliesen schrammen, weil der Klopfer an die Tür schlägt, 9 Uhr 22, Telegramm aus Hamburg.

Der Wind hat nachgelassen. Er ist schneller als die Luftblasen, stellt Robert fest. Meist geht er in eines der westlichen Häuser, wo die Mädchen etwas Englisch sprechen und die Betten Beine haben. In manchen Zimmern steht ein Stuhl. Wie immer hört er, wenn er den Vorraum betritt: *«Dann schiebt der Mann seinen Schniedel da rein.» – «Nein!?!» – «Doch!»* Sieben oder acht muss er gewesen sein, als Cord ihm erklärt hat, wie es funktioniert. Auf den noch warmen Ziegeln zwischen den beiden Dächern über der Königstraße haben sie gesessen. Spät war es, Sommer, sie hatten schon im Bett gelegen, sich an den Dienstbotenkammern vorbei zur Luke geschlichen. Es war noch hell, aber ein durchsichtiger Beinahe-Vollmond stand am sich orange färbenden Himmel.

Lues, Maselsucht, harter Schanker, *maladie française*. Spanische Krankheit, polnische Krankheit, gallische Krankheit, deutsche Krankheit. Syphilis.

Robert hat alles ausprobiert, zwischen den Brüsten, Achselhöhlen, Kniekehlen. «I am healthy», versichern sie ihm jedes Mal. Einfach mit der Hand – wie früher mit Schweighofers Fabrikmädchen auf einer Decke im kniehohen Unkraut an der Wakenitz, während seine Augen zu tränen begannen und Mücken ihn in den verschwitzten Rücken stachen – ist zwar nostalgisch, aber langweilig.

Das Mädchen kennt ihn bereits, oder eine der anderen hat es ihr erklärt. Schweigend kniet sie sich aufs Bett. Ihre Haare gleiten zu beiden Seiten ihres Halses nach unten, geben ihren Nacken frei. Als er seinen Schwanz zwischen ihren Oberschenkeln durchschiebt, fühlt er, wie sie die Muskeln anspannt, die Beine zusammenpresst. Ihre Schamhaare kitzeln ihn am Schaft, sie langt mit der Hand unter sich nach hinten, verliert kurz das Gleichgewicht, dann umschließen ihre Finger seine Eichel, und er beginnt zu stoßen.

2 Zwei Tage später, als Robert erneut mit der Geige bei Mandelsons vorspricht, erwartet Alice ihn bereits auf der Veranda. Streckt ihm die Hände entgegen. Und als er erfreut seine hebt, drückt sie ihm sanft die Finger. Sieht ihn dabei nicht an, sondern knapp an ihm vorbei, als wenn sie verlegen wäre, und Alice ist nie verlegen. Fragt nach den Geschäften, nach Ralf sogar, beobachtet die unter den fallenden Tropfen zitternden Blätter im Garten, nickt bei jeder seiner Antworten zustimmend. Und hört nicht zu.

Als Robert seine Geige hochnimmt, an der Wange anlegt, ist er sicher, irgendwas stimmt nicht. Während sie ihm zunickt, um den Einsatz zu geben, blickt sie aus dem Fenster. Er hebt den Bogen – F-Dur, F-Dur, d-Moll – zu spät. Er lässt ihn wieder sinken.

Alice sieht nicht zu ihm herüber, sondern hinab auf ihre Finger, die erneut die ersten Takte spielen. Ohne kleines Lächeln, ohne hochzuckende Augenbraue, ohne «Maestro», weil er den Einsatz verpasst hat. Weswegen er ihn noch mal verpasst, die Geige gar nicht mehr anhebt, stattdessen «Was ist?» fragt.

Keine Antwort. F-Dur, F-Dur, d-Moll, die ersten Takte, sie spielt weiter, blickt nicht auf, bis sie eine falsche Oktave erwischt. Ihre Finger bleiben auf den Tasten liegen. Still ist es, ihre Schultern sinken herab. Sie wendet sich nicht um.

Irgendetwas bedrückt sie, entscheidet Robert. Macht einen Schritt auf sie zu, überlegt, eine Hand auf ihren Rücken zu legen, ihren Nacken vielleicht. Vielleicht sich hinabzubeugen, ihre Haare küssen –

«Eigentlich wollten wir bis morgen warten, wenn alle beisammen sind wegen Mutters Geburtstag.» Alice atmet ein, tief und in Schüben, und aus. Es klingt – sie schluchzt, glaubt er einen Moment. Bis sie sich umdreht, mit Schwung den ganzen Körper auf dem Klavierhocker in seine Richtung dreht, mit schwingendem Rock und ihre Beine übereinanderschlägt. Sich sehr aufrecht hinsetzt und räuspert. Ihre Haare kräuseln sich mehr als sonst, der Regen vermutlich, kastanienbraune Löckchen rings um ihr Gesicht, gerötete Wangen. Ihre Wimpern dicht und dunkel, vollkommen tränenfrei, ihre Augen: strahlend.

«Ich muss mit dir reden.» Alice deutet auf einen hellgelben Sessel. «Setz dich. Es ist komisch, wenn du so dastehst.»

Er legt die Geige in den Kasten auf dem Flügel, sehr sorgfältig tut er das. Als das Rosshaar des Sesselpolsters unter seinem Gewicht knirscht, ist ihm noch immer nichts eingefallen, um das es gehen könnte.

«John hat mich gefragt, ob ich ihn heiraten will.»

«John?»

«McGhee.»

Vor Erleichterung lacht er auf.

«Ich hab Ja gesagt.»

Was?! Aber der spielt nicht einmal ein Instrument, ist alles, was Robert dazu einfällt. Und er sagt es wohl auch laut, denn Alice wendet sich ab, macht eine Vierteldrehung auf dem Klavierhocker, als wolle sie aufstehen, bleibt jedoch sitzen. Mit dem Rücken zu ihm, zwei dunkle feuchte Flecken auf dem hellblauen Musselin ihres Kleides, auf beiden Seiten unter ihren Achseln.

McGhee.

«Verzeih», sagt Robert.

Ihr Hinterkopf, der braune Haarknoten nickt.

«Ich wünsche euch alles –» Er ist selber erstaunt, wie wütend er klingt.

«Kann es nicht anders sein?» Sie wendet sich nach ihm um.

«Wie denn?»

Und dann ist es still.

«Ich gehe besser», sagt er schließlich. Und steht nicht auf und rührt sich auch sonst nicht.

«Ich habe ein Geschenk für dich», sagt sie nach einer Weile leise und sanft. «Falls du es haben möchtest.»

Und er nickt, auch wenn *leise und sanft* ihn erneut wütend machen.

Alice sieht ihn nicht an, als sie aufsteht, zur Konsole geht. Sie muss das Geschenk vorher dort bereitgelegt haben, und auch das macht ihn wütend, und er weiß nicht, wieso. In hellgrünes Papier gewickelt mit blauem Band, flach und rund.

Sie trägt es auf den Handflächen vor sich her, wie ein Tablett, als sie zum Sessel zurückkehrt.

«Ich möchte kein Geschenk», er springt auf, verschränkt die Arme, «ich–»

Die Grammophonplatte, unvermittelt versteht er. Flach, rund. Natürlich, die Grammophonplatte. *Folgerichtig*, ein hässliches Wort, sperrig, Koops verwendet es ständig, und dennoch: *folgerichtig*, so fühlt es sich an. Er streckt die Hand aus, und als er das Paket nimmt, tut er es, als hätte sie schon immer ihm gehört. Alice' rechte Augenbraue fährt nach oben.

«Danke.» Ihm ist auf einmal nicht mehr nach Streiten. Zu spät merkt er, dass er das Paket an seine Brust presst, die Arme über der Platte verschränkt, als wolle er sie schützen, und dass Alice' Hand auf dem Weg zu seinem Oberarm ist, seiner Schulter. Um ihn zu trösten, vermutlich. Robert macht einen Schritt rückwärts. Ist erleichtert, als Hundebellen ertönt und hohes Jaulen und das trockene Kratzen zu langer Krallen auf den Dielen.

Alice blickt zur Tür. «Nora ist zurück.»

«Auf Wiedersehen», sagt er. Leise und eindringlich. Hofft er zumindest.

«Bis morgen», entgegnet Alice trocken.

«Morgen?»

«Mamas Geburtstag.»

Richtig. Er nickt. Eigentlich will er unbedingt noch etwas sagen, nur fällt ihm nicht ein, was. (Zwanzig Jahre, zwei Monate, drei Tage und zwei Ehen später wird er wissen, dass es wohl «Ich liebe dich» war.)

Das Paket hält er noch immer im Arm, als er die Haustür erreicht. Keiner der Bediensteten steht bereit, Robert lässt sich selber hinaus. Es ist kurz nach sieben und beinahe dunkel. Auf den Stufen hinab zur Straße, als die Regentropfen schon ein dunkelgrünes Punktemuster auf das Einwickelpapier getropft haben, fällt ihm die Geige ein. Sie liegt, mitsamt dem Kasten, noch auf dem Flügel.

Er ahnt, wo er Ralf finden wird, geht die Straße hinab in Richtung Küste. Das Restaurant im ersten Stock der Yokohama Railway Station serviert dicke deutsche Bratenscheiben mit Kartoffeln. Importiertes Bier. Und hat ein meterlanges Bourbonregal.

Das Pony kennt den Weg. Das regelmäßige Tapp-Tapp der Hufe, die gleichmäßigen Bewegungen des Tiers unter ihm, beruhigend. Er hat keine zwei Stunden geschlafen – als der Diener zum Wecken kam, lag er schon wieder wach. Der Regen hat aufgehört. In den Kiefernnadeln hängen noch Tropfen, glitzern in der aufgehenden Sonne und sind ihm vollkommen egal. McGhee. Diesen Buchhalter.

Die Straße führt leicht bergan, weg vom Meer. Er reitet immer zur Rennbahn – beim Morgentraining zusehen, rauchen, sich mit Miss Payne und Miss Gardiner unterhalten – und zurück. Sein Kopf wird schwerer. Er muss ständig aufstoßen. Hat vergessen, die Zähne zu putzen, nicht einmal den Mund ausgespült, fällt ihm auf.

Jux schlägt mit dem Kopf, stemmt die Hufe in den Boden, als Robert wenden will. Das fuchsfarbene Fell schweißnass, als er es tätschelt. Jux schüttelt den Hals, schüttelt die Hand ab. Robert presst die Beine gegen den Ponyleib, treibt mit den Hacken. Doch Jux bricht seitlich aus, ein, zwei Schritte nur, und bleibt erneut stehen.

Eigentlich müsste er sich durchsetzen, die Gerte einmal über die Ponyflanke ziehen. Stattdessen lässt Robert die Hände sinken. Fühlt, wie das Leder durch seine Finger gleitet, als Jux in die Gebissstange der Trense beißt. Eine Weile stehen sie einfach da. Reglos. Weiße Schmetterlinge tanzen über dem Unkraut neben der Straße. Vor ihnen beschreibt sie eine Kurve. Ein Windstoß fährt durch die Kiefern, Tröpfchen rieseln aus den Nadeln herab, durchnässen die Jacke an seinen Schultern. Roberts Kopf schmerzt, wenn er ihn nach vorne beugt. Irgendwann steigt er ab und führt Jux am Zügel nach Hause.

In seinem Zimmer, auf dem frischgemachten Bett, sehr grün auf der Decke, rund, flach, das Geschenk. Das Papier zerknittert, mittlerweile trocken, stellt er fest, als er es auf dem Weg in die Badewanne in die Nachtschrankschublade tut. Trinkt den letzten Schluck Bourbon im warmen Wasser liegend. Danach geht es.

Das Problem: Er kann sich Alice nirgendwo anders vorstellen. Nur hier. Nicht zu Hause im kleinsten Staat und nicht in Hamburg, das der nächste logische Schritt wäre. Nicht in Berlin, nicht einmal in London. Und sich selbst nicht in Chicago.

Nach dem Mittag schickt er einen der Clerks zur #69, mit Glückwünschen an Mrs. M. und: *to my utmost regret, I'm coming down with a cold.*

Als Ralf um fünf zum United Club aufbricht, geht er mit. Und am nächsten Tag auch. Weil Koops aus Nagasaki zurück ist, sitzt er zwar morgens um halb neun am Schreibtisch. Arbeit gibt es aber glücklicherweise keine im Moment.

Seine Geige bringt einer der Mandelson'schen Diener. *Gute Besserung* steht auf der Vorderseite der Karte in Mrs. Mandelsons Schrift. *Don't be so stupid* auf der Rückseite in Alice'.

Und dann ist die Yacht fertig, und Ralf versucht vergeblich, eine Champagnerflasche an der Reling zu zerschlagen. *Sedan* tauft er sie. Kaum sind sie aus dem Hafen rausgeschippert, wird Robert mulmig. Als wenn irgendetwas in ihm runterfällt, so fühlt es sich an, jedes Mal, wenn die Wellen den Kiel anheben, der Schwerpunkt des Boots nach vorne kippt. Als hätte er eine Kugel im Bauch, die über eine Kante rollt, im freien Fall hinabstürzt, bis das Deck sich unter ihm wieder hebt.

«Herr Lofotenfahrer», nennt Ralf ihn seitdem. Robert hatte – vielleicht einmal zu oft – erwähnt, dass einer seiner Vorfahren deren Eldermann gewesen sei.

Am nächsten Tag hat er keine Lust, Ralf zu begleiten. Keine Lust zu reiten. Keine Lust zu essen. Schickt stattdessen einen der Diener Gin kaufen. Die Platte sieht unversehrt aus, als er sie aus der Schublade holt. Ralfs Grammophon steht im Wohnzimmer.

Wenn der Himmel wenigstens richtig dunkel würde, bläulich grau aufleuchten, wenn kurz die Sonne durch eine Lücke in den aufgetürmten Wolken fällt. Nicht dieses unentwegte Geströme aus dichtem Weiß, allenfalls mit hellgrauen Nuancen. Mit jedem Tag wird es wärmer.

Das Gerät surrt, es knackt, als er den Tonarm auf die Scheibe legt. Die ersten Takte einer der Grands Études von Sauret erklingen.

Der Schweiß verdampft nicht, kühlt nicht, trocknet nicht, vermischt sich mit dem Gin, der an seinem Mundwinkel vorbei den Hals hinabläuft, als er die Flasche ansetzt. Ein Glas zu benutzen, hat er aufgegeben. Selbst trockene Hitze wäre ihm lieber. Dreißig Grad und blauer Himmel, und auf den Wegen stiebt Staub bei jedem Schritt, das Gras schlaff, allenfalls ein paar Amseln, die mit ausgebreiteten Flügeln und aufgesperrten Schnäbeln im Schatten auf dem Rasen hocken.

Der Klang ist furchtbar. Robert ist ein entschiedener Gegner aufgenommener Musik. «Diese wirst du dir trotzdem anhören müssen», hatte Alice damals gesagt. Ziemlich am Anfang ist das gewesen, in irgendeinem Frühsommer, ein Strömender-Regen-Nachmittag. So wie heute.

«Wer ist der Interpret?»

«Die Interpretin!»

«Bei dem Rauschen hört man keinen Unterschied.»

«Auch ohne Rauschen hört man keinen Unterschied.» Alice klang wütend. Blick-auf-die-Uhr-So-spät-schon?-wütend.

«In Ordnung.» Robert hatte die Hände gehoben. «Wie heißt *sie*?»

«Louise Westgate.»

«Was?»

«Loui-se West-gate. Warum?»

Und Robert rührte sich nicht, denn er wartete, dass ihm irgendwas einfiele, ein Witz, und wenn kein Witz, dann irgendetwas Patziges, um sich zu streiten, ein wenig nur, bis Alice sein «Was?» vergessen hätte. Doch selbst sein Schulterzucken kam verzögert.

«Komm schon!»

«Ich hätte nur nicht erwartet, den Namen noch einmal zu hören.»

«Du kennst sie?»

Er schüttelte den Kopf.

«Erzähl.»

Als er den Mund öffnete, um zu antworten, wurde der Regen lauter. Nicht stärker oder dichter, und vermutlich machten die Tropfen nicht mehr Lärm auf den Blättern als eben, nur sind sie mit einem Mal sehr gut zu hören. Robert atmet ein, seine Zunge wird trocken, wartet noch immer auf ein Wort. Die Tropfen laufen erst langsam, dann immer schneller die grünen Palmen hinab, bleiben einen Moment an den Blattspitzen hängen, werden bauchiger, ehe sie auf den hölzernen Verandaboden fallen. Alice sieht ihn erwartungsvoll an, sein Mund steht offen, und der nächste Tropfen fällt auf die Veranda. Robert blickt hinab auf seine Hände.

«Ich kannte jemanden, der sie kannte.»

«Wen? Je weniger du erzählst, desto mehr will ich es wissen.»

«Cord.»

«Wer ist Cord?» Alice klingt belustigt.

Robert kann ihr Gesicht nicht sehen, Robert sieht nichts als seine Handgelenke und ein Stück des Teppichs, weiße Blüten auf blauem Grund, weiß nicht, wann er den Kopf in die Hände gestützt hat, aber so sitzt er da, Stirn in den Handflächen, Ellbogen auf den Oberschenkeln. Rührt sich auch nicht, als er ihre Schritte hört, sie kommen auf ihn zu. Ihr Knie knackt, als sie sich vor ihn hinhockt.

Er fühlt etwas Weiches, sehr Warmes, auf seinen Schultern. Ihre Daumen streichen sanft über den Stoff seiner Jacke, die Haut darunter.

«Bruder.»

Ihre Finger halten einen Augenblick inne. Von allen anderen Geschwistern hatte er ihr erzählt.

«Was ist mit ihm?» Sie flüstert ebenfalls.

Er schüttelt stumm den Kopf. Wagt nicht, sich zu rühren, fürchtet, sie könnte ihre Hände zurückziehen. Erst als sie sich schwankend wieder aufrichtet – «Mein Bein schläft ein» –, hebt er die Stirn aus den Handflächen.

«*Shot wound to the head.*» So stand es in der Sterbeurkunde. «In London, vor einigen Jahren.»

«Selbst?»

Robert nickt, und als er sich aufrichtet, geht es wieder so

weit, dass er darauf achtet, sich mit dem guten Ohr in ihre Richtung zu drehen.

«Ihretwegen?» Alice nahm die Schallplattenhülle vom Tisch.

«Mein Vater glaubt das. Oder muss es glauben.»

«Warum?»

«Weil Mutter glaubt, es sei seine Schuld.» Robert zieht die Schultern hoch. «Cord hat sich nicht heimgetraut. Er hatte was verbockt. Schulden gemacht, mit fremdem Geld, sein Kredit wurde nicht verlängert. Aber keine – Alles nichts *shotwound to the head*-schlimm. Vater hat immer ein großes Gewese um Cord gemacht, *aus dem gleichen Material wie mein Bruder Heinrich*, bla, bla. Mein reicher Onkel. Ich glaube, ich habe dir von ihm erzählt.»

«Und was hat sie damit zu tun?» Alice deutet in Richtung des Grammophons.

«Cord ist vorher zu ihr gefahren.» – Beinahe hätte er ihr auch von Radebeul und dem Arzt erzählt. Von Lues, Maselsucht, harter Schanker, *maladie française*.

«Kennengelernt hatte er sie im Jahr davor, er hatte ein Zimmer bei ihren Eltern gemietet. Weil er noch einmal Liebe empfinden wollte, ehe er sterben muss, hat er geschrieben.»

«Hat er sie noch einmal gesehen?»

«Kurz wohl. Er muss alle aus dem Bett geklingelt haben. Die Eltern ließen ihn über Nacht bleiben, aber nach dem Frühstück haben sie darauf bestanden, dass er geht. Westgates sagen, er hatte einen Koffer und Handgepäck. Im Grand Hotel kam er nur mit einer Hutschachtel an. Den Rest muss er versetzt und mehrere Flaschen Brandy gekauft haben, sie lagen leer im Zimmer. Und die Waffe. Für zwei Nächte hatte er bezahlt, für mehr hat es nicht gereicht.»

«Es hätte günstigere Hotels gegeben.»

Robert zuckte mit den Achseln. «Zehn Uhr fünfzig, steht im Polizeibericht. Die Zimmermädchen im Flur haben den Knall gehört. Cord hat gewartet, so lange es ging, um elf hätte er abreisen müssen. Er wollte nicht sterben, er hat sich nur zu sehr geschämt zum Weiterleben.»

Als das erste Telegramm am frühen Nachmittag ankam, hatte sein Vater nicht einmal besorgt ausgesehen. *Fürchte cord hat im hiesigen grand hotel einen unfall erlitten / begebe mich dorthin* hatte Grunau gekabelt. Eine Verwechslung, haben sie sich schnell geeinigt. Das zweite Kabel kam keine Stunde später. *Gott sei seiner seele gnädig / erbitte anweisungen.*

«Als sie nach London aufgebrochen sind, haben wir immer noch gedacht, es wäre ein Irrtum. Onkel Heinrich hat uns abgeholt, als klar war – Vater hatte ihn gebeten, uns Kinder zu sich zu nehmen.»

Erasmus wollte erst nicht mitkommen, saß mit verschränkten Armen im Gartenzimmer, weil Vater nicht ihm als Ältestem Bescheid gegeben hatte. Jost wollte sich lieber mit Freunden auf dem Wall treffen. Es dauerte, bis alle wirklich verstanden hatten, was passiert war.

«Dann haben wir gemerkt, dass die Lütte fehlt. Erasmus und ich sind nach Hause zurück. Die Dienstboten waren in der Kirche. Beten.»

Leer hatte sich das Haus angefühlt, entschieden leer, obwohl es keine Stunde her war, dass sie aufgebrochen waren. In der Schwärze der Diele sind sie stehen geblieben. Dicht nebeneinander, er konnte Erasmus atmen hören. Bis sie gleichzeitig, als hätten sie es verabredet, «Marthe» brüllten. Lauschten. Das Haus nie still, irgendein Holz knarrt immer. Und erneut: «Marthe!» Ihre Stimmen verklangen. Bis Erasmus sich räusperte, als wolle er etwas sagen. Stattdessen setzte er sich in Bewegung, Robert hörte ihn tasten.

Das Gaslicht flammte auf, die jähe Helligkeit ließ sie blinzeln. Erasmus ging in die Schreibstube, Robert konnte ihn im Arbeitszimmer, im Aktenraum nach der Lütten rufen hören. «Guck du oben!», sagte Erasmus, als er aus dem kleinen Lager wieder in die Diele trat.

Robert war die Treppe hochgelaufen, jedoch in der Galerie wieder stehen geblieben. Vor der Tür des Elternschlafzimmers stand der Schrankkoffer, den sie doch nicht mitgenommen hatten. Ansonsten alles wie immer. Er hörte Erasmus' Schritte hinter sich auf den Stufen. «Hast du unter den Betten nachgesehen?»

Robert schüttelte den Kopf. Folgte dem Bruder in den Flügel, sah zu, wie er die Schränke öffnete, hinter die Vorhänge schaute. Erst als Erasmus ihn gereizt ansah, hatte er sich beteiligt und den zweiten Stock abgesucht. Gemeinsam liefen sie frierend durch den Garten zur Toilette, eine frostige, sternenklare Nacht, wenig Mond, eine schmale Sichel über den Ästen des Walnussbaums. Nachdem sie in der Küche eine Petroleumlampe gefunden hatten, hinauf auf den Speicher.

«Und wo war sie?»

Erasmus, der im Esszimmer eine Besteckschublade nach der anderen öffnet, leises Klirren, wenn er sie wieder zuschiebt.

«Kennst du das, wenn du etwas suchst, lange suchst, und mit einem Mal fühlst du, es ist weg? Bist ganz sicher, es ist nicht mehr da, trotzdem suchst du weiter? Immer hastiger? An immer dümmeren Orten, wo es gar nicht sein kann? Du weißt, es ist weg, aber kannst nicht aufhören?»

«War sie denn wirklich weg?»

«Die Lütte? Nein, Ida, unser Mädchen hat sie sofort gefunden.»

Ida war, als sie mit den anderen Dienstboten aus der Kirche kam, schnurstracks ins kleine Lager gegangen, hatte zwei alte Stühle, die Sitzfläche auf Sitzfläche dort standen, beiseite geschoben. Marthe kroch aus dem untersten Fach des Wandregals, dort hatte sie die ganze Zeit gesessen, mit der weißen Porzellanpuppe von Mutter.

«Sie mussten ihn alleine beerdigen, bei Schneeregen im Londoner Morgengrauen. Nicht einmal Grunaus, unsere Verwandten, haben sie begleitet. Es war, als brächten sie ihn zum Rand der Welt, sagt Vater. Aber er liegt unter einem Baum. Vater glaubt, eine Buche, sicher ist er nicht. Dezember, er hatte ja keine Blätter. Mutter habe die ganze Rückfahrt geschrien, sie könnten ihn doch nicht dort zurücklassen. Er hatte sie festhalten müssen, sagt Vater.»

Irgendwann war Alice aufgestanden und hatte die Platte erneut aufgelegt. Während es knackte, die ersten Töne erklangen, kam sie zurück, setzte sich nicht auf einen der Sessel, sondern neben ihn. Nahm seine Hand. Und dann saßen sie schweigend nebeneinander.

«Meine Mutter war furchtbar wütend. Auf jeden, der noch geatmet hat, wenn du verstehst, was ich meine. Weil wir am Leben waren und Cord nicht. Am schlimmsten wurde es mit Alma. Aber da war ich schon hier.»

XII

DAS SPIEL DER SAISON

Mai 1903

Ihre erste gemeinsame Bahnfahrt ist zufälliger und – zumindest von Friedrichs Seite – äußerst unfreiwilliger Natur. Er ist auf dem Weg nach Ilten. Nicht einfach nur Marie im Sanatorium besuchen, sondern um «einen weiteren Baustein ins Fundament unserer Zukunft» zu legen. So zumindest hat Friedrich Lindhorst die Reise seinem Bruder gegenüber beschrieben. Ein wenig pathetisch, wie er selbst findet. Ein neuer Anfang. Es noch einmal versuchen, draußen vor der Stadt, im Grünen. Bei den Galgenbrookwiesen – trotz des Geredes der Dienstboten nichts weiter als ein versandeter Arm der Wakenitz, die Hinrichtungsstätte befand sich weiter oben an der Israelsdorfer Allee. Gartenbaudirektor Maasz hat ein Gutachten vorgelegt. Auf dem problematischen Teil des Terrains soll nächstes Frühjahr der Stadtpark angelegt werden. Kein Rosarium, wie Friedrich angeregt hatte (er hätte Marie gern eine Freude gemacht): die Bodennässe. Maasz hatte ausgiebig über Sternruß- und Mehltau referiert. Ein englischer Landschaftsgarten, lautete der Kompromiss. Das neue Heim am Kaiser-Ferdinand-Platz – neoklassizistisch zweistöckig, elf Zimmer, bedauerlich wenig Garten – ist fürs Erste nur gemietet.

Beim Umsteigen in Büchen in den Zug nach Hannover kommt Friedrich der graue Mantel vor ihm seltsam bekannt vor. Doch erst als es bereits zu spät ist, sie sich im selben Abteil befinden, beide ihre Taschen auf die Gepäckauflage hieven, erkennt er ihn. Friedrich nickt zum Gruß. Theodor Schwartz lupft den Hut, senkt den Kopf übertrieben tief.

Ihre Plätze liegen einander schräg gegenüber. Eigentlich wollte Friedrich dösen. So nimmt er den Bericht der Wirtschaftskommission aus der Aktentasche. Bereits durchgearbeitet. Mit Notizen. Die Auslastung des Kanals noch immer katastrophal, ein Bruchteil der früheren Prognosen. Der Roman steckt in seinem Koffer – «Du musst sie vorbereiten», hatte Erasmus gesagt –, sonst hat er nichts zu lesen dabei. Die Anweisungen des Arztes, mit dem er korrespondiert hatte, waren sehr spezifisch gewesen hinsichtlich des Gepäcks. Nicht Doktor Wahrendorf, der Klinikleiter, ein Assistent, wie Friedrich irritiert festgestellt hatte, ein Doktor Brandt.

Obwohl Theodor Schwartz jedes Mal aus dem Fenster sieht, wenn Friedrich aufblickt, ist Friedrich sicher, dass Schwartz ihn beobachtet. Und wie immer die Frage: Hat er das Buch gelesen? Allein die Vorstellung reicht, damit Friedrich den Mund schließt, die Lippen aufeinanderpresst, seine Zähne verbirgt. Seit Monaten kann er sich des Gefühls nicht erwehren, die Menschen starrten auf seinen Mund, wenn er redet. Lacht. Gähnt.

Am meisten ärgert ihn, dass er geplant hatte, einen früheren Zug zu nehmen, und stattdessen im Bureau sitzen geblieben ist. Er hat nicht einmal gearbeitet, nur dem Ticken der Schreibtischuhr zugehört. Die hellgrünen, hellgelben und zartlila Sonnenflecken beobachtet, die durch die Buntglasscheiben auf die Wand neben der Tür fielen und langsam Richtung Boden wanderten. Sein Vorzimmer hatte er angewiesen, alle abzuwimmeln, die nach ihm fragten. *Ich würde das Thema London aussparen. Neben der Trauer gibt es andere Schwierigkeiten, über die Sie reden sollten,* hat Doktor Brandt geschrieben.

Eigentlich hatte sich nach dem Umzug alles wie erhofft entwickelt: Die reduzierten Kosten in der Luisenstraße und die Mieteinnahmen der Königstraße haben die Konten wieder balanciert. Nur hat er abends im Bureau oft noch stundenlang am Fenster gestanden, auf die leer und dunkel daliegende Fleischhauerstraße gestarrt. Manchmal erwogen, sich für die Nacht ein Zimmer im Hamburger Hof zu nehmen. In der Luisenstraße wartete meist Alma mit: «Mutter hat –» Und oben im Schlafzimmer: Marie, die Alma, die Dienstboten, Marthe und, wenn er ihr widersprach, auch ihn bezichtigte, sich gegen sie zu verbünden. Ihr Böses zu wollen. Am Ende, ehe sie ins Sanatorium nach Ilten abgereist war, weigerte Marie sich zu essen, was in der Küche zubereitet worden war. Ihre Mahlzeiten, selbst den Kaffee mussten sie vom Pockenhof, dem Gasthaus an der Israelsdorfer Allee, holen. «Du wärst doch auch froh, wenn ich nicht mehr da wäre», warf sie ihm vor.

Es noch einmal versuchen. In einem vernünftigen Haus. Nichts Neumodisches, ohne die seltsamen Bögen und Rundungen, als wären die Linien und Kanten aus Wachs und hätten zu lange in der Sonne gelegen. Ein Unding, was Erasmus sich ein Stück die Straße runter hat bauen lassen. Der Kaiser-Ferdinand-Platz war sein Vorschlag gewesen. Friedrich hatte in dem kleinen Villenviertel vor dem Mühlentor gesucht.

«Ich besuche Mütterchen jeden Abend. Wenn sie sich versteigt, rede ich es ihr aus», hat Erasmus versprochen.

Als kurz vor dem Hannoverschen Central-Bahnhof der hohe Ton der Bremsen anhebt, stellt Friedrich aus dem Augenwinkel fest, dass Schwartz ebenfalls aufsteht. Friedrich verabschiedet sich mit einem Kopfnicken, übergibt dem Träger seinen Gepäckschein. Während er auf den Koffer wartet, sieht er erleichtert den grauen Mantel langsam die Treppe hinaufsteigen. Die Halle so überfüllt, dass er Sorge hat, den Träger zu verlieren.

Der Vorplatz größer als im kleinsten Staat, mit Reiterstandbild in der Mitte. Rechts und links plätschern zwei Springbrunnen, in einigen Beetdreiecken blühen, rot und weiß, die letzten Tulpen. Jeden Vorschlag zur Gestaltung des neuen Bahnhofs daheim schmettert die Finanzkommission mit Hinweis auf die Kosten und die ausbleibenden Einnahmen des Kanals ab.

Die Straßenbahn fährt linker Hand, und als Friedrich bei dem Wagen der Linie 15 anlangt, ist er erleichtert, sie nicht verpasst zu haben. Bis er den wohlbekannten grauen Mantel ein Stück weiter vorne unter den Einsteigenden entdeckt. Friedrich setzt sich in die letzte Reihe, die graue Mantelschulter schräg vor sich nicht aus den Augen lassend. Als Schwartz den Kopf wendet, blickt er rasch hinab, als würde er lesen.

16 Sitzplätze – 14 Stehplätze steht am Dach über der Einstiegsplattform. Doch schon nach wenigen Stationen sind nur noch zwei Sitze belegt. Schwartz sieht zu ihm herüber, ist Friedrich überzeugt, und dieses Mal hat er recht. Als er aufblickt, lächelt Schwartz ihn an.

«Ich vermute, wir haben dasselbe Ziel», sagt Schwartz. «Wahrendorff'sche Anstalt?»

Friedrich nickt, was soll er sonst tun.

Eine einzelne Droschke steht gegenüber der Haltestelle im Schatten einer blühenden Kastanie. «Zum Sanatorium.» Friedrich ist, als ob der Kutscher, der gemächlich von seinem Bock steigt, um den Türschlag zu öffnen, ihn mustern würde, seinen Blick einmal über Hut, Mantel, Schuhspitzen schweifen ließe. «Zu Besuch», setzt er hinterher und ärgert sich sogleich.

«Pensionat vermutlich?»

«Verzeihung?»

«Na, die Staatlichen sind alle draußen in Köthenwald auf dem Gut untergebracht. Die Privaten im Pensionat, so heißt der Klinikteil hier in Ilten.»

«Pensionat.» Als Friedrich sich nach Theodor Schwartz umwendet, sieht der zum ersten Mal, seit Friedrich ihn kennt, verlegen aus. Weicht seinem Blick aus, während er ebenfalls nickt.

«Das können Sie laufen.» Der Kutscher schlägt den Kutschenschlag wieder zu. «Sind keine fünfhundert Meter, bei der Kirche.» Er zeigt auf ein niedriges Turmdach zwischen den Baumkronen.

«Und mein Gepäck?» Friedrich deutet auf seinen Koffer.

«Ich helfe Ihnen.» Schwartz bückt sich nach dem Griff, ehe Friedrich protestieren kann. «Zusammen tragen oder immer abwechselnd?»

Friedrich zieht es vor, das Angebot zu ignorieren, wendet sich erneut dem Kutscher zu. Doch der sitzt bereits wieder auf seinem Bock und greift nach der Zeitung.

«Hör mal!», ruft Friedrich halb so laut, wie er es sonst täte, und dass er sich vor Schwartz mäßigt, ärgert ihn noch mehr. Der Kutscher blickt nicht einmal auf, und als Friedrich sich nach Schwartz umdreht, steht er nicht mehr neben ihm, sondern hat sich mit dem Koffer bereits in Bewegung gesetzt. Er beeilt sich, zu ihm aufzuschließen, das Kopfsteinpflaster uneben, seine glatten Ledersohlen rutschen in die ausgespülten Rinnen zwischen den Steinen. Er muss achtgeben, nicht zu stolpern. Stellt befriedigt fest, dass Schwartz ebenfalls zu schwitzen beginnt, nicht protestiert, als er die Hand nach dem Griff ausstreckt. Er lässt ihn aber auch nicht los, und so legen sie die nächsten Meter mit dem Koffer zwischen sich zurück.

«Sie haben vor zu bleiben?»

«Übers Wochenende. Auf Wunsch der Ärzte. Meine Frau kommt bald nach Hause.»

Isoliertherapie nennt es der Arzt, mit dem er korrespondiert hat. *In der Sie 48 Stunden – auch wenn ich dringend 72 anraten würde – vollkommen frei von beruflichen, häuslichen, familiären oder sonstigen Einflüssen miteinander verbringen werden.* Die beigefügte Liste hatte beinahe eine Seite umfasst: keine Akten, geschäftliche Unterlagen, Schreibzeug, Bücher, Zeitungen, Magazine. Briefe nur *in Absprache mit dem betreuenden Arzt.* Keine Spielkarten, Musikinstrumente, Handarbeiten oder Malsachen. Keine Bilder, deren Betrachtung der Unterhaltung diene, Photos der Familie nur *nach Genehmigung*. Die Mahlzeiten werden über eine Durchreiche bereitgestellt – 1/4 Liter Wein pro Person, Zigarren wegen der begrenzten Räumlichkeiten nur in rücksichtsvollem Maße! *Auf die gewöhnlich in den Therapiezimmern bereitliegende Bibel werden wir in Ihrem Fall verzichten,* hatte Dr. J. Brandt geschrieben. *Ihre bisherigen Versuche, durch das Lesen von Psalmen Konflikte zu schlichten, werden von Ihrer Frau als Provokation aufgefasst.*

Ich wiederum fasse Ihren letzten Satz als Provokation auf hatte er zurückschreiben wollen. *Als Ehemann weiß ich* – er hatte den Bogen zusammengeknüllt, in den Papierkorb geworfen.

Ein neuer Anfang.

«Die Kinder», sagt Friedrich, denn das sagt er immer. «Es waren zu viele für ihre Nerven.»

Schwartz nickt. «Meine grämt sich, weil wir keins bekommen haben.»

Nun ist es an Friedrich zu nicken. Die Schwartz'sche Kinderlosigkeit ist seit Jahren Gegenstand zahlreicher Gerüchte im Senat, die einander widersprechen und die keiner glaubt, schon weil jeder der Herren mindestens eines davon selbst in die Welt gesetzt hat.

«Ich fahre abends zurück», sagt Schwartz. «Und morgen früh nach Berlin. Der Wahlausschuss unterrichtet den Reichstag über das Untersuchungsergebnis.»

«Ich war gegen die Beschwerde.»

Schwartz blickt ihm ins Gesicht, und Friedrich blickt zurück. Zuerst hatte er sich von der fiebrigen Hochstimmung anstecken lassen, die im Senat aufkam, als zwei Tage nach der desaströsen Reichstagswahl aus dem Polizeiamt drang, es gebe Anhaltspunkte für Wahlbetrug seitens der Sozialdemokratie. Die erste Seite des Ermittlungsberichts las sich wunderbar, doch kaum hatte er zur angehängten Liste vorgeblättert, sank Friedrich Lindhorsts Laune wieder. Denn in der Spalte *Beruf* stand 67 Mal das gleiche Wort: *Tischler*. Und auch die fünf *Bureau-Angestellten* am Ende passten: Es waren die beim Streik auf der Tietjen'schen Werft Ausgesperrten, die sich auswärts hatten Arbeit suchen müssen und am Wochenende zu ihren Familien zurückkehrten. Alle im kleinsten Staat wahlberechtigt, auch wenn sie woanders in den Lohnlisten standen. Dennoch hatten die Freisinnigen Beschwerde gegen Schwartz' Wiederwahl eingelegt.

«Die Sozialdemokratie wird nicht verschwinden.»

«Abwarten.» Und weil Schwartz weiter lächelt, ergänzt Friedrich Lindhorst: «In der Bürgerschaft ist sie vollkommen unbedeutend.»

«Wie viele Änderungen der Verfassung waren dafür notwendig?»

Einige, lautet die Antwort, die er gewiss nicht geben wird. Die Einführung des Zensuswahlrechts hatte er unterstützt.

«Wie viele Sitze wählt die erste Steuerklasse in der aktuellen Verfassung?»

Ein Rotkehlchen, eine hellgrüne, sich windende Raupe im Schnabel, hüpft neben ihnen her auf dem Zaun, und beinahe hätte er Schwartz auf den Vogel hingewiesen. Nur: Irgendwie erscheint ihm das Ganze allegorisch, wie das Bild für irgendwas (und für gewiss nichts Gutes).

«Und wie viele Bürger befinden sich in der ersten Steuerklasse?»

Als ihre Blicke sich kreuzen, zieht Friedrich die Schultern hoch, als wüsste er es nicht.

«Das wird die Steuererhebung zeigen», antwortet er schließlich.

«Pusselt, ihr Schwager Hahnke, Buchenb–»

«Senator Pusselt», korrigiert Friedrich. Mehr lässt sich leider gegen das Gesagte nicht einwenden.

Nicht dass er Pusselts Wahl begrüßt hätte, er hat gegen ihn gestimmt. Pusselt stiftet Unfrieden im Senat, zurzeit fordert er Zuschüsse für das Hochofenwerk, dass er bei Herrenwyk bauen möchte – trotz der angespannten fiskalischen Lage. Es werde die Auslastung des Kanals erhöhen, ist Pusselts Argument.

«Dort ist es schon.» Schwartz deutet auf ein Türmchen zwischen den hellgrünen Lindenwipfeln.

«Ich muss nicht ins Hauptgebäude», entgegnet Friedrich, erleichtert, dass der gemeinsame Weg ein Ende findet. *Unsere speziell für die Behandlung von Ehepaaren konzipierten Räume finden Sie in Pavillon II. Ein angenehm hell eingerichtetes Wohnzimmer, daneben ein einfaches Schlafzimmer.*

Hinterm Tor bleibt Friedrich stehen. Kein Hinweisschild, mehrere Nebengebäude, keines erinnert an einen Pavillon. Doch sie werden erwartet. Zwei Schwestern und ein Herr, der sich als Doktor Brandt vorstellt – Halbglatze, aber jünger, als Friedrich erwartet hat –, kommen ihnen entgegen.

«Koffer und Aktentasche, bitte.» Doktor Brandt streckt die Hand aus. Nicht *Ihr Gepäck, mein Herr*, sondern fordernd. Friedrich übergibt beides einer der Schwestern.

«Ich wünsche Ihnen und Ihrer Frau – Möge sich alles zum Guten wenden.»

Schwartz klingt aufrichtig, und Friedrich fühlt, wie Schwartz' Hand kurz und sanft seine Schulter drückt. Dann folgt er Dr. Brandt über einen sehr ordentlichen Sandweg zwischen kurzgemähten Rasenflächen. Patienten sind keine zu sehen.

«Seien Sie geduldig», sagt Doktor Brandt. Und als Friedrich nicht antwortet: «Die meisten Menschen wollen einfach verstanden werden.»

«Ich habe immer Verständnis», entgegnet er.

Der Pavillon ist ein weißer zweistöckiger Neubau mit Fledermausgauben. Das Zimmer, in dem Doktor Brandt ihn bittet, einen Augenblick zu warten, ist, bis auf eine Reihe weiß lackierter Stühle an der Wand, leer. Und gerade als Friedrich sich zu ärgern beginnt, weil er nichts zum Arbeiten dabeihat, sondern *mit Mantel und Zylinder* – niemand hat ihn gebeten abzulegen, eine Garderobe kann er nirgends entdecken – auf einem harten Holzstuhl herumsitzt, kehrt Doktor Brandt schon zurück.

«Das hier», Doktor Brandt hält das Buch hoch, «werde ich verwahren.»

«Ich habe es nicht zum Lesen dabei.» Friedrich hört selber, wie dumm das klingt.

«Mantel und Hut können Sie mir geben.»

Doktor Brandt deutet auf eine Tür. «Sehen Sie es einfach als Möglichkeit.»

Der Raum mittelgroß und wie ein Wohnzimmer eingerichtet. Nichts ist dunkel und wuchtig, hellgelbe Tapeten, die Möbel zierlich und sanft geschwungen, in neumodischen Farben gehalten, hellblau, lindgrün, weiß.

Marie steht von einem der Sesselchen auf. Hebt ihre Hände ein Stück, rührt sich aber nicht. Lächelt. Lässt die Hände wieder sinken. Als Friedrich auf sie zueilt, ungestüm – er meint, Doktor Brandts Blick in seinem Rücken zu spüren, jede Bewegung genau beobachtend –, sodass er dabei mit der Schuhspitze am Bein des anderen Sesselchens hängenbleibt und es ein Stück übers Parkett poltert, weicht Marie einen Schritt zurück. Und als er, das Missgeschick ignorierend, die Hände nach ihren ausstreckt, sie vorsichtig ergreift und zart, aber inniglich (so hofft er zumindest) drückt, sind ihre Finger kalt, wie früher im Winter, wenn er sie zum Wärmen in seine Manteltasche gesteckt hat, und drücken nicht zurück.

Marie deutet auf das Tischchen, das zum Kaffeetrinken eingedeckt ist. «Alles ist bereit.» Ihre Stimme flackert. Doktor Brandt lächelt ihr zu. Warm und fürsorglich, so als stünde er auf Maries Seite und Friedrich nicht. «Ich lasse Sie jetzt allein.»

Nachdem Doktor Brandt die Tür hinter sich zugezogen hat, betont geräuschlos, wie Friedrich findet, stehen sie beide reglos, sehen weiter zur Tür, nicht zueinander. Es kostet Kraft, viel mehr, als es sollte, sich zu räuspern. Friedrichs Stimme klingt dennoch dünn, als er «Wollen wir?» fragt. Seinen Blick endlich vom weiß lackierten Holz löst und den von Marie aufzufangen versucht. Doch sie rückt ihren Sessel zurecht, noch ehe er es tun kann. Drapiert ihre Röcke, nachdem sie sitzt, schwarze Seide, sehr sorgfältig tut sie das.

Die Sessel zu niedrig, um bequem zu sein. Seine Knie ragen vor ihm auf, stellt er verärgert fest. Kann keinen Klingelzug entdecken, um zu läuten, einen anderen zu verlangen.

Marie zieht und zupft noch immer.

«Was möchtest du mir denn sagen?»

Sie hält inne, mitten in der Bewegung, einen Volant in den Fingern. Und dann ist es lange still.

«Mir ist manchmal, als ob ich keine Haut hätte. Nichts, was mich zusammenhält. Nichts, was –» Marie atmet tief ein und blickt auf, sieht ihm ins Gesicht, zum ersten Mal seit langem. Doch statt zurückzublicken, kann er mit einem Mal seine Wangen spüren, sich warm rötend, und seine Pupillen würden gerne hinabsehen, sich hinter den Lidern verstecken.

«Du hast aber einen sehr frischen Teint», entgegnet er schließlich. «Verzeih. Das war dumm. Ich will nicht, dass du dich so fühlst. Im neuen Haus wird es anders. Ich –»

«Mir ist manchmal, als wünschtest du, ich wäre nicht da.»

«Ich verstehe nicht, wie du mir –» *unterstellen kannst*, will er rufen. Und sich nicht aufregen, das wollte er auch. Hatte es sich fest vorgenommen. Ihr zuzuhören. «Das tue ich immer», hatte er geantwortet, als Doktor Brandt beim Vorgespräch betonte, dies sei entscheidend für das Gelingen der *Intervention*, wie er das Herumgesitze mit Kaffee und Gebäckteller zu nennen beliebt.

«Die Kinder brauchen ihr Mütterchen», sagt Friedrich sanft.

«Wieso immer Mütterchen? *Liebes Mütterchen* schreiben sie auch alle. Warum nicht *Mutter*? So wie früher?»

«Es ist lieb gemeint.»

Stille. Friedrich zieht die Haube von der Kaffeekanne und schenkt ein. Nur ein dünnes Rinnsal läuft in Maries Tasse, und als er die Kanne weiter kippt, fällt ihr Deckel ab. Landet weich und dumpf auf dem Teppich, rollt in einem Halbkreis unter das Tischchen. Friedrich beugt sich vor, der Deckel liegt vor einem der hinteren Tischbeine, und gerade als er sich so weit gereckt hat, dass seine Fingerspitzen das Porzellan berühren, verschwindet es.

Marie sieht ihn mit hochgezogenen Brauen an, als er sich aufrichtet. «Du nimmst es ja nicht einmal ernst.»

«Ich bin doch hier.»

«Warum hast du dann ein Buch mitgebracht?»

Er ist beinahe erleichtert, dass sie es erwähnt. «Waren wir mal zusammen mit Hahnkes und Heinrich und Bertha im Riesebusch essen?»

«Im Riesebusch?»

Er nickt. «In der Waldschenke. Rührei und Schinken?»

«Erdbeeren und Sahne gab es dort immer. Frieder hat sich einmal übergeben, direkt neben dem Tisch, und die Kinder haben zugesehen, wie die Spatzen kamen und die Sauerei aufgepickt haben. Wenn es im Mai schon heiß wurde, bin ich mit ihnen rausgefahren. Alleine natürlich.»

«Das meine ich nicht. Ganz zu Anfang, als Erasmus klein war?»

«Da waren Hahnkes noch gar nicht verheiratet?»

«Richtig.» Er stutzt. «Alles ist so seltsam verdreht.»

«Was ist *seltsam verdreht*?»

«Erinnerst du dich an den mittleren Sohn von Senator Mann, den Dunkelhaarigen? Von dem es eine Zeitlang hieß, dass er das Geschäft übernehmen werde?»

Marie nickt. «Vage.»

«Nun. Er hat ein Buch veröffentlicht.»

«Wie schön.»

«Wir kommen darin vor.» Sie blickt erstaunt auf. «Du kannst dich freuen, dich nennt er *eine Schönheit*.»

«Und Papa?»

«Kommt als Einziger gut weg, Jean Jacques Hoffstede. Nur ist er nicht dein Vater. Du seist aus Hamburg, schreibt er. Und hättest *butterblondes Haar*.»

Unwillkürlich fährt Maries Hand hoch, tastet über das Geflecht der, wie immer, akkurat am Hinterkopf aufgesteckten Zöpfe. Mittlerweile überwiegend weiß, fällt ihm auf.

«Bist du sicher, dass ich das bin?»

«Und *anglisierte Züge*.»

«Was meint er damit?»

Seine Schultern bewegen sich nach oben, auch wenn er wünschte, sie täten es nicht. «Eingefallene Brust, gelblicher Teint, spitzige lückenhafte Zähne – so beschreibt er mich.»

«Ohhh.» Marie lacht, beugt sich vor, streicht im Scherz mitleidig über seine Wange, ehe sie ihre Hand auf seinen Bauch sinken lässt: «Der ist zumindest nicht eingefallen.»

Sein erster Impuls ist, die Finger wegzuschieben, beiseite zu wischen, er weiß selber nicht, wieso er mit einem Mal so wütend ist. Zähne-aufeinanderpressend-wütend, sodass er sich aus dem Sessel stemmt, um damit aufhören zu können, ehe tatsächlich einer ausfällt.

Marie sieht überrascht zu ihm auf.

«Über Heinrich schreibt er, seine Nase liege auffallend platt auf der Oberlippe.»

«Aber Heinrichs Nase –»

«Die er von seiner Mutter geerbt habe», unterbricht Friedrich sie. Schroff, findet er selber.

«Oh.» Und wieder: «Bist du sicher, dass wir das sind?»

Wie immer, wenn er nicht weiß, wohin mit ihnen, verschränkt Friedrich Lindhorst die Hände hinterm Rücken. Sieht nicht zu seiner Frau, sondern geht die zwei Schritte zum Fenster, löst die Finger wieder, schiebt die Vorhänge beiseite, als wäre dort mehr zu sehen als das leere Grün des Anstaltrasens.

«Vater habe eine Frankfurterin geheiratet mit besonders dicken schwarzen Haaren und den größten Brillanten der Stadt an den Ohren. Die Heirat habe bei Leuten mit strengeren Traditionen viel Befremden ausgelöst. Und dann nennt er die, die Steinbrücks sein sollen, und seine eigene Familie.»

Manchmal würde er sich gerne einen nach dem anderen vorknöpfen. Angefangen mit dem gottverdammten Heine-Gedicht. *Meine Mutter war eine Jugendfreundin von Gabriel Riesser* – so würde er anfangen – *dem vormaligen Reichsjustizminister.* Obwohl, müsste er das erklären? Die Leute werden ja wohl noch wissen, wer Gabriel Riesser war. *Gabriel Riesser, der den Dichter Heine zum Duell …*

«Steinbrücks?» Maries Stimme hinter ihm hoch und dünn.

Er lässt den Vorhang wieder los. «Erasmus war der Meinung, ich solle mit dir sprechen, ehe du zurückkommst. Du hast im Buch einen anderen Namen.»

«Statt Marie?»

Friedrich zögert. *Du musst sie vorbereiten!* Er sieht Erasmus' hochgezogene Augenbrauen vor sich – und kein Haaransatz, um sie zu stoppen. Darauf sollte er sie vielleicht auch vorbereiten. «Erasmus hat sich den Schädel kahlrasiert. Künstlerisch soll es wohl aussehen, ich finde –»

«Er hat mir ein Foto geschickt.» Marie klingt ungeduldig. «Mein Name?»

«Puttfarken», sagt er schließlich. Blickt Marie nicht an, sondern wandert langsam zum nächsten Fenster.

«Wie?»

«Ein Fräulein Puttfarken aus Hamburg.» Jedes Wort einzeln und überdeutlich.

«Puttfarken – Schmutzferkel?» Er kann hören, dass sie

aufsteht, die Stoffbahnen ihres Kleides rascheln, das Polster ächzt, als sie aus dem Sessel hochschnellt. «Weil wir so spät noch ein Kind gekriegt haben? Da haben sie sich das Maul drüber zerrissen?»

Draußen derselbe leere Anstaltsrasen wie vor dem anderen Fenster. Es dämmert, das Zimmer zeichnet sich schemenhaft in der Scheibe ab: Maries schwarzes Kleid, die fast weißen Hände, ihr blasses Gesicht.

«Oder wegen der Reinheit des germanischen Pluuhtess», ohne es zu wollen, äfft er Pusselt nach. Fühlt Maries Blick im Rücken. «Ich weiß es nicht.» Er wendet sich um. «Da steht auch, eine Julia habe versucht, Senator Mann zu küssen. Gegen dessen Willen. Oder die Figur, die wohl der Vater sein soll. Tante Julchen behauptet natürlich, sie sei gemeint. ‹Ich soll den geküsst haben›, sagt sie bei jeder Gelegenheit. Aber es ist wohl Luise.»

«Glaubst du, Luise hat versucht, Senator Mann zu küssen?» Marie blickt hinab auf das Tischchen, als beschäftigte sie der helle Ring, den ein Glas auf dem Holz hinterlassen hat. Nicht schnell genug, er kann das Lächeln durch ihre Gesichtsmuskeln zucken sehen.

«Niemand hat versucht, Senator Mann zu küssen», erwidert er streng. *Auch seine Frau nicht, wenn man dem Text trauen darf*, verkneift er sich.

«Und du bist sicher, dass wir das sind?»

«Eigentlich nicht. Nur», Friedrich Lindhorst hebt die Schultern, wie soll er es erklären, «alle anderen sind sich sicher. Es ist das Spiel der Saison. Bei jedem Dinner werden nach dem Dessert Papier und Stifte ausgeteilt. Wer-ist-wer im Roman. Jeder für sich schreibt eine Liste, und beim Likör vergleichen alle und diskutieren. Es gibt sie auch zu kaufen, sogenannte Lektürehilfen, in der Buchhandlung am Markt.»

«Bei Hansen? Dort gehe ich immer hin –»

Friedrich nickt.

Doch da kommt Marie ein anderer Gedanke. «Ist mein Junge drin?»

«Nichts von Cord. Oder London.» Bei *London* blickt sie weg, zum Fenster. Gefährliches Terrain. «Ich habe einen Brief von Werners künftigem Schwiegervater –» Friedrich will das Thema wechseln.

Mit einem Mal richtet Marie sich im Sessel auf. «Alma ist seine Tischdame gewesen. Ein Maskenball, bei Vanheerens, glaube ich. Er hat sie in der Kutsche abgeholt und zurückgebracht, sehr artig. Wer weiß, was die ihm erzählt hat.»

«Ich bin sicher, dass es nichts mit Alma zu tun hat.»

«Immer verteidigst du sie.» Marie verschränkt die Arme.

Gefährliches Terrain.

«Das Wichtigste ist, dass wir es uns nicht anmerken lassen. Ihnen keinen Anlass für –» Friedrich atmet aus. Es klingt wie ein Seufzen.

«Ich habe einen Brief von Werners Schwiegervater bekommen», setzt er erneut an. Dummerweise ist der Brief bei Doktor Brandt geblieben. Dem Brief war eine Skizze beigefügt, ein Ei mit schraffierten Flächen und Pfeilen, die Friedrich vor dem Lesen für eine Landkarte, einen Kriegsverlauf, ziehende Truppen gehalten hatte – die sich aber als Ausbreitungsstadien unterschiedlicher Hautekzeme auf Werners Hinterkopf entpuppten. Großflächige Schuppen, Pusteln, eine Rötung.

Er habe Zweifel, ob Werner für das afrikanische Klima geschaffen sei, hatte er Pastor Glöckner, Werners künftigem Schwiegervater, auf den Verlobungsbrief hin geschrieben. Die Anzahl der *meine Gwendolins* in Werners Brief – er hat ihn Marthe beim Frühstück zum Zählen gegeben, sie zum Üben den Durchschnitt pro Seite ausrechnen lassen: 7,4 – hatte es ihm klüger erscheinen lassen, Werner nicht sofort nach Hause zurückzubeordern. Ein Grand Hotel gibt es gewiss auch in Durban. Jagdflinten.

«Wenigstens keine von den Grubes», seufzt Marie, und sie müssen beide lachen.

XIII
WUNDERKIND

1904/05

1 Das Haus in Kobe ist weit oben am Hang gelegen. Der Ausblick von der Veranda im ersten Stock am Abend so reizvoll, dass Robert es gerade als lästig empfindet. Gerne aufstehen würde, sich seltsam verpflichtet fühlt, sitzen zu bleiben, um all die Schönheit nicht verkommen zu lassen, ungesehen.

Er klappt sein Zigarettenetui auf, doch erst als Robert Lindhorst das Zündholz anreißt, merkt er am Lichtschein der Flamme, wie dunkel es bereits ist. Das rötliche Viereckmuster der geziegelten Dachpagoden zieht sich ins Tal hinab, ein jedes von eigenem Gartengrün umgeben. Die gusseisernen Dachreiter des Oriental Hotel unten am Bund von Kobe sind zu sehen – und dahinter der Hafen. Zarter Dunst über dem Wasser, die vertäuten Schiffe schaukeln im vom Meer gespiegelten Sonnenuntergangsorange.

Wahrscheinlich ist es besser, dass der alte Callies ihn hierhin versetzt hat. Wärme steigt vom Holzboden der Veranda auf. Sie legt sich um seine Knöchel, schlüpft in die Hosenbeine, die Waden hinauf. Robert schwitzt. Übel ist ihm nicht, er muss nur ständig aufstoßen, der Puls pocht in seinen Schläfen, als er sich bückt, um das heruntergerutschte Kissen wieder neben sich auf die Bank zu legen.

Noch besser wäre, wenn Mr. und Mrs. McGhee nicht ebenfalls nach Kobe umgesiedelt wären.

Einige Wochen vor der Hochzeit hatte Miss Nora, Alice' Schwester, ihn im Office in Yokohama aufgesucht. Er müsse sich distanzieren oder endlich mit der Situation abfinden, ließ sie durchblicken, während er einen der Clerks nach einem Glas Limonade für sie schickte. Robert wies weit von sich, mit irgendetwas ein Problem zu haben, und zwar so entrüstet, dass er, als Nora sich verabschiedete, im Wort stand, bei der Hochzeitsfeier ein Duett mit ihr für das Brautpaar zu spielen. Brahms.

Und als er am Nachmittag des 10. Februars im Garten von #69 mit Nora vor den ersten lila Blüten der Pflaumenbäume Aufstellung genommen hat und sie schließlich bei Brahms anlangten und das Brautpaar auf die Veranda trat, war ihm auch alles einerlei. Der Gästehalbkreis auf dem Rasen, Alice und McGhee in der geöffneten Flügeltür. Der breiige Klang seines Spiels. Dass er nach wenigen Takten den Bogen nachspannen musste. Das Wasser, zu dem das restliche Eis seines vierten oder fünften Glases Bourbon neben ihm auf dem Rattantisch zusammengeschmolzen war. Miss Nora auf seiner anderen Seite, die beim Spielen ständig «Hör auf zu verkannten!» zischte.

Nach Mitternacht, als er mit Ralf vor #54 aus der Rikscha stieg, brannte Licht in sämtlichen Fenstern des Office. Die Bureaus waren fast alle vollständig besetzt, und ein Weilchen war Robert überzeugt, es sei der nächste Tag, und bestand darauf, sich an seinen Schreibtisch zu setzen. Koops versuchte ihm vergeblich zu erklären, dass nicht Morgen, sondern Krieg war – die japanische Armee habe den russischen Stützpunkt in Port Arthur angegriffen –, bis Ralf schließlich die Nerven verlor, Robert über seine Schulter warf, ihn die Treppe hinauftrug und in die Wanne legte.

Während sie warteten, dass die Dienstboten den Badekessel angeheizt hatten, saß Ralf neben ihm auf dem Vorleger und zählte die Namen aller Hunde auf, die er als Kind gerne gehabt hätte, und Robert erbrach über den Wannenrand und versicherte immer wieder, eigentlich sei alles gut.

Die Asche wächst, die ausgebrannte weiße Papierschicht um die schwärzlichen Tabakreste noch intakt, der glühend orangene Ring, von dem der Rauchfaden aufsteigt, wandert nach unten, auf seine Finger zu. Er blickt sich vergeblich nach einem Aschenbecher um. Hat keine Lust, aufzustehen, nach einem der Diener zu rufen.

Die Grenzen des alten Settlements sind von hier oben noch immer erkennbar, Jahre nach dem Ende der ausländischen Enklaven. In den neueren Siedlungen stehen rechts und links der Straße in regelmäßigen Abständen hölzerne Strommasten wie Alleebäume. Ihre Kabel sind erst von weiter unten auszumachen, aber die Porzellanisolatoren leuchten weiß in der Dämmerung, wie seltsame, symmetrisch angeordnete Fruchtstände.

Der Krieg bedeutet in erster Linie: kaum Arbeit, Frachtpapiere gegenzeichnen, hin und wieder mit den Clerks die Korrespondenz mit den Behörden durchsprechen, wenn die Ware über den Hafen von Kobe eingeführt werden soll. Die Akquise läuft ausschließlich über die Niederlassung in Tokio, ausschließlich *Regierungsgeschäft*. Keine Eisenbahngleise, keine Spinnmaschinen mehr.

Gleichzeitig spielen die Zahlenreihen auf Roberts monatlichen Abrechnungen von der India & China Chartered Bank verrückt. Sie vervielfachen sich. Explodieren nahezu. Als wären es wirklich nur Zahlen. Als hätten sie nichts mit ihm zu tun. Die Firmenumsätze sind so groß, dass selbst der Bruchteil an Prozenten ausreicht, der ihm als jüngstem Prokuristen zufällt. *Was bedeutet Regierungsgeschäft?*, hatte Werner gefragt. *Sei nicht so naiv*, hat Robert zurückgeschrieben.

Prokura hat er, seit er in Kobe ist, seit dem «Zwischenfall», wie der alte Callies es nannte, als Robert ihm gegenübersaß im Zimmer des japanischen Repräsentanten in Yokohama, auf dem Besucherstuhl. Kurz nach Alice' Hochzeit war das. Er kenne seinen Sohn, hatte der alte Callies gesagt, er wisse, Robert treffe keine Schuld.

Halb und halb, wäre Roberts Einschätzung: Er hatte Reiten vorgeschlagen, um Ralf von der Yacht abzulenken. Und Ralf hatte sich über Jux lustig gemacht, ihn ein Kinderpony genannt und nach einem «richtigen Pferd» verlangt. Nicht eher Ruhe gegeben, bis sie in einem Mietstall zwei englische Vollblüter aufgetrieben hatten. Ralf war mit seinem Braunen am Ende in einem Fischstand gelandet. Robert hatte sich gerade noch rechtzeitig an einem Strommast festgehalten, als die Tiere durchgingen und auf den Markt preschten. Er hatte sich die Schulter ausgekugelt, das Gesicht zerkratzt, als er am Holz hinabgeglitten war, die Hüfte geprellt, als er auf dem Boden aufschlug. Der Standbesitzer, der auf einem Schemel neben der Auslage gehockt hatte: schwerverletzt. Die Umstehenden mussten ihn zum Arzt tragen. Der Braune hatte den Gnadenschuss bekommen, beide Vorderläufe waren gebrochen.

Die Spitze der Zigarettenasche beginnt, sich zur Seite zu neigen.

«Von mir werden Konsequenzen erwartet», hatte der alte Callies gesagt. «Dass ich durchgreife.» Eigentlich hatten sie ihn erst im Sommer erwartet, wegen des Regierungsgeschäfts hatte er seine Amerikareise abgekürzt. Robert könne unmöglich in Yokohama bleiben, sagte er. Und so wurde Robert nach Kobe geschickt und zum Prokuristen befördert und Ralf aufs erste Schiff nach Hause, um eine Hedwig und ein Gut bei Malente zu heiraten.

Robert schnipst die Kippe über das Geländer, klopft die

Asche von seinem Hemd. Kurz nach sieben zeigt seine Taschenuhr, die Wolken über dem Hafen mittlerweile rötlich blau.

Halb hofft er, dass Alice nach dem Sport noch auf einen Cocktail vorbeischaut, halb nicht. McGhee scheint sich nicht daran zu stören, dass seine Frau weiterhin mit ihm musiziert und Robert die meisten Wochenenden bei ihnen verbringt. Was Robert wiederum stört. Eigentlich hat er sie gestern erwartet, mit Limonade, Petit fours und einem Pfälzer Rosé, der vermutlich für sein ständiges Aufstoßen verantwortlich ist. Heute gibt es nur Wermut und Tonic. Und die Überraschung im Wohnzimmer, von der er immer noch nicht sicher ist, wie er sie erklären soll. Ein zu großes, elegantes schwarzes Tier, vor dem man instinktiv zurückzuckt. So wirkt der Flügel jedenfalls, wenn man am Morgen, nachdem er geliefert wurde – was man wieder vergessen hat –, verkatert an der offenen Wohnzimmertür vorbeigeht und ihn aus dem Augenwinkel wahrnimmt.

Letzte Nacht hat er von zu Hause geträumt. Von auf der Veranda sitzen mit Vater und Werner und den anderen, und aus den geöffneten Fenstern des Gartenzimmers hinter ihnen strömt Schumann. Mutter spielt. Feuchte Kühle, die vom Rasen heraufkriecht und ihn frösteln lässt – Seine Decke war zu Boden gerutscht, stellte er nach dem Aufwachen fest. Fledermäuse schießen durch das zart orangeblaue Himmelsstück zwischen der Krone des Walnussbaums und den Hausgiebeln. Und er lauscht ängstlich, ob die Bank knarrt, weil sich einer von ihnen bewegt, denn das dürfen sie nicht. Aber das Holz bleibt still.

Danach hatte er wach gelegen, versucht, sich zu erinnern, warum es verboten gewesen war, sich zu rühren.

Morgen ist *mail day*. Er sollte Vater fragen, wie es Mütterchen geht. Nicht dass sie nicht selbst korrespondieren würde, jedes Postschiff bringt ein ganzes Päckchen Briefe. Postkarten, auf deren Vorderseite seit Monaten dieselbe Aufnahme der Marienkirche abgebildet ist, das Kirchenschiff, bei günstigem Licht. *Ist Mütterchen das Papier ausgegangen?*, hatte er belustigt an Vater geschrieben, als die ersten seltsamen Briefe kamen.

Sie füllt die Bögen ordentlich, Zeile für Zeile, mit ihren scharfgestochenen, sich entschieden nach rechts neigenden Buchstaben. Aber dann findet sie kein Ende, und in der unteren Ecke, ganz an der Kante, biegt die Zeile nach oben ab, die Worte klettern die ganze Längsseite des Papiers hinauf, am Datum vorbei und in der oberen Ecke dann auf die kurze Seite des Bogens, kopfüber an *Mein lieber Robert* entlang und an der linken Längsseite wieder hinunter. Und wenn die Buchstaben die letzte Ecke erreichen, schreibt sie – Zeile für Zeile, scharfgestochene Buchstaben, entschieden nach rechts geneigt – weiter: quer zu den ersten Zeilen. Ein enges Gittermuster und alles unentzifferbar. Am Anfang hat er es versucht, es gelang nur am Rand: *und wir kamen zu spät, sie hatten schon geschlossen* stand dort. Nichts Beunruhigendes.

Eine Marotte nennt Vater es.

Schritte, unten vorm Haus. Sand knirscht unter Ledersohlen, keiner der Clerks. Als Robert sich übers Geländer beugt, kann er eben noch Hoffmanns hellen Strohhut sehen, ehe der über die Eingangsstufen im Haus und aus seinem Blickfeld verschwindet. Sie teilen sich die Miete. Franz Hoffmann ist Schiffsmakler, stammt aus dem kleinsten Staat, war auch bei Onkel Heinrich in der Lehre. Meist verstehen sie sich gut, doch seit einigen Tagen ist Franz schmallippig. Kaum Guten Morgen und Tschüss. Und auch jetzt – wenn Robert den Weg seiner Schritte, das Treppengepolter, Türenschlagen richtig interpretiert, verschwindet er auf direktem Weg in seinem Zimmer, sich umziehen vermutlich. Die Abende verbringt Franz bei Frau Bode, seiner Tante.

Vielleicht sollte er sich doch was zu trinken holen. Wermut ohne Tonic. Der Flügel, das schwarze Tier im Wohnzimmer, ist ein Bechstein, vielleicht fünf Jahre alt. Robert hat viel zu wenig bezahlt, keine Frage. Ob er sich schlecht fühlt deswegen? Nein. Trotz Hoffmanns Schmallippigkeit.

Der Flügel hatte Frau Bode gehört. Ihr Mann, ein fröhlicher Pfälzer, war einer der ersten in Kobe niedergelassenen deutschen Kaufleute gewesen. In Roberts ersten Wochen hier waren sie häufig zum Essen bei ihnen. Herr Bode war laut und lustig – bis seine Tochter sich mit Samuel Cohn verlobte.

Cohn stammt aus New York, ist Chefbuchhalter bei Bulls & Company, zweiundzwanzig Jahre alt, der jüngste Chefbuchhalter, den Robert kennt, und ein äußerst angenehmer Mensch. Bode aber steigerte sich drei Wochen lang in einen Hassanfall nach dem anderen. Und als das nichts nützte, die Tochter sich seinem Willen nicht beugte, jagte er sich *vor ihren Augen* eine Kugel durch den Kopf.

Der Kaufpreis war Frau Bodes Vorschlag gewesen. Robert hatte nur eingewilligt. Tat es ihm leid? Nicht wirklich. Die Worte, die Bode benutzt hatte, waren unverzeihlich. Da kann Franz schweigen, so viel er will.

Als Robert sich auf den Weg zum Barschrank macht, hört er unten die Haustür. Stimmen. Alice lacht. Robert läuft die Stufen hinunter, ruft: «Wermut Tonic?» in Richtung Eingang. Und: «Geh schon vor auf die Veranda.» Besser nicht ins Wohnzimmer, ehe er den Flügel erklärt hat, nicht, dass sie glaubt, er habe ihn ihretwegen gekauft.

Doch Alice wartet am Fuß der Treppe auf ihn. Lächelt.

«Es gibt etwas zu feiern», sagt sie. Und als er die Augenbrauen hochzieht, legt sie die Hand auf ihren Bauch. Und als er sie nur weiter anstarrt, nickt sie strahlend. «Hast du Champagner?»

Bis eben war ihm, als wäre alles, McGhee, die Hochzeit, das Brahms-Duett, der Toast auf dem Rasen, als wäre alles nur ein – zugegebenermaßen recht elaborierter – Bluff von ihr gewesen. Eines der Spiele, die sie miteinander spielen.

Jetzt übertreibt sie es aber, ist sein erster Gedanke.

2 Die Bremsen werden lauter. Georg Presswitz hebt den Koffer von der Gepäckablage. Erste Regentropfen prallen länglich gegen die Scheibe. Sein Koffer ist nicht schwer, er hat nur den neuen Frack, Pyjama und ein zweites Hemd eingepackt. Weder Überschuhe noch Pullover. Eine Auswahl, die er seit einigen Stunden bereut. Es ist der letzte Zug aus Büchen, allenfalls eine Handvoll Passagiere steigt mit ihm aus. Keine Gepäckträger, die Plattform leer bis auf ein paar Tauben. Kioske und Blumenstände mit heruntergelassenen Gittern, kein Licht im Glas der doppelten Schwingtür, über der ein Schild *Restauration – Warme Küche* hängt.

Schneeregen, als Georg aus dem Bahnhof tritt, in dichten Schwaden im Licht der Laternen kreiselnd. Auch in seinen Erinnerungen ist im kleinsten Staat fast immer Winter, und er rutscht mit Otto und Gustav auf Säcken die Wälle hinab. Weder Kraft- noch Pferdedroschke auf dem Vorplatz, nur das seifig werdende Straßenpflaster im Gaslicht.

Mit Otto Grautoff schreibt er sich noch regelmäßig. Im Frühjahr, auf dem Rückweg von der Studienreise, hat er ihn in München besucht. Otto wohnt noch immer im selben

Zimmer wie vor vier Jahren, als sie ein Semester beide dort lebten, ehe Georg nach Marburg gewechselt ist. Auf dem Höhepunkt dessen, was Georg *Ottos ungesunde Obsession mit T. M.* nennt.

Die Wohnung in Marburg hat er gestern geräumt, das Meiste nach Kiel vorausgeschickt und bei den Großeltern in Berlin übernachtet. Den Dezember wird er bei von Ostelns verbringen und am dritten Januar nach England aufbrechen. Seine erste Assistentenstelle. Eigentlich hatte er auf Italien gehofft. Aber es ist nicht Rom, nur ein römischer Villenkomplex in Sussex geworden.

Zwei Männer mit Regenschirmen stehen neben einem Haltestellenschild auf der anderen Straßenseite. Das Holstentor dahinter so schief wie immer, auf einer Seite abgesackt. Die Buchenberg'schen Speicher sehen verfallen aus. Obwohl er sich in Berlin im Kursbuch vergewissert hatte, dass um kurz vor elf noch eine fährt, kann er sich den kleinsten Staat nicht mit Straßenbahn vorstellen. Doch mit einem Mal drehen die beiden Schirmträger ihre Köpfe und tatsächlich: Leise rumpelnd hält aus Richtung des Güterbahnhofs eine Elektrifizierte auf sie zu.

Was Georg hier im kleinsten Staat will? Die Übergabe eines Ölzweigkranzes überwachen und sich vor Celia blamieren. Falls der morgige Abend wie erwartet verläuft. Denn eigentlich befindet Georg sich nicht nur in der Straßenbahn Linie 1, sondern auch im Glashaus oder auf dem Höhepunkt dessen, was sich als *ungesunde Obsession mit Frau Professor von Gerber* bezeichnen ließe.

Akademischer Ödipus, nennt Otto es.

Cäcillia von Gerber, von Freunden – und Georg im Stillen – Celia genannt, ist Ende zwanzig, rotblond und mit dem Betreuer seiner Doktorarbeit verheiratet. Im letzten Frühjahr, auf der Studienreise in Florenz, hat er sie geküsst. Oder sie ihn, ganz sicher ist er nicht, seltsamerweise. Georg hatte mit den anderen Studenten nachts auf dem noch warmen Holz der Liegestühle im Hotelgarten gesessen. Windig war es, sie hatten den Wein mit hinausgenommen, und gesungen wurde auch.

Er war auf der Toilette gewesen. Als er den Plattenpfad in den Garten zurückging, hörte er Wortfetzen im Wind. Deutsch, mit fränkischem Einschlag. Er ist stehen geblieben, denn eine der erhobenen Stimmen war eindeutig Celias. Nicht um zu lauschen, sagte er sich, nur falls sie etwas brauche. Mit einem Mal war es still, bis das entschiedene Tack-Tack-Tack von Hacken auf Steinplatten ertönte. Der Pfad flankiert von Kübeln mit mannshohen Zypressen, zwischen denen Celia hervortrat. Sie kam auf ihn zu, hielt sich sehr aufrecht, das Kinn hochgereckt. Direkt auf ihn zu, nicht, als wollte sie mit einem Kopfnicken an ihm vorbeieilen, sie steuerte ihn an. Kurz fragte er sich, ob sie nachtblind sei, ihn nicht sehe. Die Höflichkeit vielleicht gebot, ihr auszuweichen. Doch Celia griff nach seinem Oberarm, ihre Nasenspitze war unvermittelt an seiner. Und ehe er es sich versah, stießen seine Schneidezähne gegen ihre, und vielleicht war auch ein Stückchen seiner Lippe dazwischen. Jedenfalls schob Celia von Gerber ihre Zunge in seinen Mund.

«Das hat er jetzt davon», sagte sie halblaut, als sie sich wieder von ihm losmachte. Das Tack-Tack-Tack ihrer Hacken bewegte sich ruhig und gleichmäßig auf die Treppe zu. Und Georg tastete den restlichen Abend die geschwollene Stelle an seiner Lippe ab, um sicherzugehen, dass er sich das alles nicht eingebildet hatte.

Die Straßenbahn ruckelt über die Brücke und die Steigung der Holstenstraße hinauf. *Haltestelle Rathausmarkt.* Das

Hotel liegt in einer Nebenstraße. Georg hat nicht zu fragen gewagt, wo von Gerbers unterkommen würden. Hamburger Hof, fürchtet er. Mit seinem Budget unvereinbar.

Der Regen ist endgültig in Schnee übergegangen, als er aussteigt, bildet er eine glasige Schicht auf dem Pflaster. Trotzdem umrundet er die Litfaßsäule am Markt. Otto hat ihm aufgetragen, nach Ankündigungen Ausschau zu halten, sie ihm ausführlich zu beschreiben. *Weihnachtskonzert – Pelzwaren neu eingetroffen – Adventsbazar der Gemeinnützigen*. Kein Tomy.

Das Buch hat Georg natürlich gelesen. Den ersten Band zumindest, wenigstens bis zur Hälfte. Und nein, Georg weiß nicht, wer in Wirklichkeit wer und «wunderbar getroffen» ist. Otto ist ihm, als er bei ihm in München war, ausgiebig damit auf die Nerven gegangen. Von einer «triumphalen Rückkehr in die Heimat, die er in Schande verließ», wie Otto den Vortrag im Casino-Theater nennt, war damals schon die Rede. Nur sollte Tomys Lesung ursprünglich Anfang Oktober stattfinden. Selber hinzugehen wäre Georg nie in den Sinn gekommen, und nicht nur, weil zeitgleich die Disputation seiner Doktorarbeit stattfinden würde. Otto aber beabsichtigte, bei einer alten Bekannten zu nächtigen, die den Abend mitorganisiert. Seine Mutter ist vorletzten Winter an einer Lungenentzündung gestorben.

Die Braunstraße fällt hinterm Markt jäh ab in Richtung Hafen. Das Hotel befindet sich am oberen Ende. Das Portal neu und im Wiener Stil mit gusseisernen Blumen verziert. Er kann sich nicht erinnern, schon einmal hier gewesen zu sein. Die Rezeption ist verwaist. Nachdem Georg ein Weilchen am Tresen gestanden, seine Schuhabdrücke auf dem Läufer betrachtet hat, klingelt er schließlich.

Der Portier wirkt nicht erfreut. «Zu!», bellt er, als Georg

nach dem Restaurant fragt. Und: «Wir servieren noch Getränke im Erfrischungsraum.» Er deutet auf eine Glastür zu seiner Linken, hinter der kein Licht brennt. «Kein Alkohol, nix Warmes.»

«Wo bekomme ich noch etwas zu essen?»

«Um die Uhrzeit?» Und als Georg ihn weiter anblickt: «Im Theater vielleicht.»

«Bei den Gemeinnützigen?»

Kopfschütteln, glücklicherweise. Denn dort tagt seit gestern die Curtius-Gesellschaft, und Georg hat sich vorgenommen, nicht vorbeizugehen, durchs Fenster zu spähen, nachzusehen, ob sie noch versammelt sind.

Sein Zimmer ist im zweiten Stock und so niedrig, dass er mit dem Hut anstößt. Holzdecke, Vertäfelung, Balken, alles weiß überstrichen, vermutlich aus dem Barock, trotz der modernen Fassade. Der Fernsprecher auf seinem Tischchen, die elektrischen Lampen wirken deplatziert.

Dass Tomys Lesung in den Dezember verlegt wurde, hatte er nicht von Otto erfahren, sondern während eines Abendessens bei von Gerbers in Marburg. Sie waren bereits bei Käse und Obst angelangt, zerknüllte Servietten und fettige Lippenabdrücke auf den Gläsern. Georg hatte unauffällig, wie er hoffte, Celia beobachtet, die mit eleganten Bewegungen eine rote Birne in wunderbar gleichmäßige Schiffchen zerschnitt. Professor von Gerber wickelte die runde Messingplakette aus dem Seidenpapier und zeigte sie herum. Sie solle im Dezember am Geburtshaus von Professor Curtius angebracht werden, im Gedenken an dessen Verdienste um die hellenische Archäologie.

Unvermittelt hatte Celia aufgeblickt. «Ich hoffe sehr, von Ihren Ortskenntnissen profitieren zu können.» Und natürlich versprach er begeistert, sie im kleinsten Staat herumzuführen. Da ging er noch davon aus, dass seine Einladung zur Tagung der Curtius-Gesellschaft jeden Tag in der Post sein müsse. Er versuchte gerade, sich an die Namen der Kirchen zu erinnern, als Celia nach dem Buch fragte. Und Georg kam nicht umhin zu bemerken, dass er mit dem Autor in eine Klasse gegangen sei. Und er fürchtet, ganz sicher ist er nicht, das Wort *befreundet* benutzt zu haben.

«Dann gehen Sie gewiss auch zu seinem Vortrag am Abend?» Einige der Tagungsteilnehmer planten, ihn zu besuchen. Und: «Sie müssen mich unbedingt vorstellen.»

Als Georg an Otto schrieb, er brauche dringend eine Eintrittskarte – ja, er wisse, es sei ausverkauft, aber es gehe um Leben und Tod! –, hörte er zwei Wochen nichts, bis Otto antwortete: *Du kannst meine haben.* Georgs Nachfrage, warum er nicht selbst hinfahre, ob etwas vorgefallen sei, hatte Otto ignoriert. Schließlich behauptet, er sei in der Redaktion unabkömmlich.

Vor den Fenstern noch immer Flockenwirbel. Die Kirchglocken beginnen zu schlagen, leicht versetzt, in unterschiedlichen Tonlagen, sodass die Schläge ineinander übergehen, wie eine Woge sich aufbauen, lauter werden, wieder abebben. Ein letztes Ting. Mitternacht. Er wird ohne Abendessen zu Bett gehen müssen.

Wie immer, wenn er von Celia träumt, sind sie in seinem Hotelzimmer in Rom. Ein «en suite», wie der Rezeptionist es nannte, man betrat es durch einen kleinen Flur, von dem links ein eigenes Bad abging. Georg liegt im Bett, auf dem Rücken. Die Vorhänge bewegen sich im Luftzug, bauschen sich auf, fallen wieder elegant in sich zusammen. Das Rollo hängt zwischen den offenstehenden Flügeln der Balkontür und draußen über den schmiedeeisernen Blumenranken, sodass die Strahlen nicht einfallen. Georg hört das Wasser der

Dusche spritzen, die Zimmertür offen, er kann ein Stück des Flures sehen und auf dem schwarzen Fliesenstreifen in der Mitte, smaragdgrün: Celias Tunika. Er regt sich nicht, fühlt nur den kühlen Luftzug, betrachtet das warme Gelborange der Wände. Irgendwann verstummen die Wassergeräusche. Stattdessen ertönt hin und wieder ein Klacken, wenn sie irgendwas Gläsernes auf der Marmorplatte des Waschtischs abstellt. Meist blickt er dann zur Tür, in den Flur, in Erwartung, sie gleich zu sehen. Manchmal wünscht er, er wüsste, wo seine Zigaretten sind, würde gerne rauchen beim Warten. Doch Celia erscheint nie. Immer wacht er vorher auf.

Dieses Mal vom Hunger, sein Magen zieht sich zusammen, ihm ist übel, das Zimmer stockdunkel. Er tastet nach der Kette des Ziehschalters, die Nachttischlampe leuchtet auf. Kurz vor fünf, stellt er fest. Er hört den Regen gegen die Scheiben trommeln, muss sich unbedingt einen Schirm besorgen. Sein Magen knurrt erneut, unmöglich, wieder einzuschlafen.

Das Badezimmer ist auf dem Gang, *fließend Warmwasser* steht auf einem Schild. Georg dreht den Hahn auf, dampfend schießt es in die Wanne. Doch als er kurz darauf die Hand in den Strahl hält, ist es nur noch lau. Der Kessel ist noch nicht angeheizt. Nachdem er sich gewaschen und rasiert hat, zieht er das Hemd von gestern an aus Sorge, das andere, saubere beim Frühstück zu bekleckern.

An der Rezeption niemand, als er die Treppe hinabkommt. Im Speisesaal Geweihe an den Wänden, die Tische eingedeckt. Eine gähnende Bedienung willigt schließlich ein, ihm Trockenbrot und Kaffee zu bringen, den Rest, sagt sie, gibt es erst in einer halben Stunde.

Immerhin wird er frühzeitig im Hamburger Hof sein, um von Gerbers abzupassen. Nachdem die Einladung zur Tagung ausgeblieben war – alle Teilnehmer haben einen Hellenismus-Schwerpunkt, musste er einsehen –, hatte Georg eigentlich vorgehabt, von Marburg direkt nach Kiel zu fahren. Doch beim Herbstempfang der Fakultät, als er mit einigen Doktoranden auf der Terrasse rauchte, stellte Celia sich zu ihnen. Sie nestelte die meiste Zeit stumm an einer kleinen runden Uhr, die mit einer Brosche am fliederfarbenen Revers ihrer Jacke befestigt war. Aber ehe sie ging, legte sie ihre Hand auf Georgs Oberarm. «Wir sehen uns im Dezember!»

Dummerweise haben sie nichts Konkretes ausgemacht. Letzte Woche beim Abschiedsbesuch hatte Georg nur den Professor angetroffen. Sie saßen mit Cognac im Arbeitszimmer, und Georg wagte nicht, Frau Professor mehr als «seine ergebensten Grüße» zu bestellen.

Während er den Kaffee austrinkt, versucht er, den Weg vom Klingenberg in die Königstraße zu erinnern. Muss das auf einem Beistelltisch ausliegende Faltblatt mit dem Stadtplan zu Hilfe nehmen. Nicht dass er zu den Vorträgen in den Gemeinnützigen will, aber sicherheitshalber, falls Celia hinmöchte. In seiner Vorstellung spaziert er mit Celia durch die Wallanlagen. Bei blauem Himmel allerdings und klarer Luft, glitzerndem Raureif, sobald die Sonne hoch genug über die Backsteinsilhouette der Stadt gestiegen ist ... Das Brot genügt, damit sich sein Magen beruhigt. Georg wartet nicht auf Eier und Speck, sondern geht hinauf, das frische Hemd anziehen.

Die Dunkelheit noch nachtschwarz, nichts Morgendliches, als er aus dem Hotel tritt. Immerhin werden auf dem Markt im Gaslicht Karren entladen, Stände aufgebaut. Steckrüben, Kohl, Winteräpfel. Selbst die Post ist noch geschlossen. Er hat Otto ein Telegramm versprochen, sofort, ohne Verzögerung, nach der Lorbeerkranzübergabe. Die Schaufenster der Sandstraße sind bereits voller Goldpapier und Tannenzweige, der Hamburger Hof hell erleuchtet, zwei liegende Bronzelöwen flankieren das Portal. Ein frierender Page reißt die Tür auf, als Georg die Stufen hinaufläuft, nicht ohne Georgs Mantel, Hut, Schuhe mit einem Seitenblick zu streifen.

Ihm wäre es deutlich lieber, im Foyer oder Restaurant auf von Gerbers zu treffen, nicht nach ihnen fragen zu müssen. In der Eingangshalle Rattansessel und schwarze japanische Lacktischchen an einem Ende, die Rezeption am anderen. Palmenkübel, deckenhohe Spiegel, eingerahmt von Säulen in ionischer Ordnung mit aufgemalter Marmorierung. Niemand beachtet ihn.

Georg schlendert durch eine offene Doppeltür, dem Stimmengewirr hinterher, in den Speisesaal. Er hat ihn nicht einmal halb durchschritten, als ein Kellner streng nach seiner Zimmernummer fragt, darauf besteht, ihn zur Rezeption zurückzugeleiten.

Dort endlich ein bekanntes Gesicht aus der Fakultät, Georg fällt der Name nicht ein, ein Corpsbruder, die Georg gewöhnlich meidet. «Ich habe gefrühstückt», sagt er schnell, als der in Richtung des Restaurants deutet. «Ich suche Frau Professor von Gerber, ich habe Grüße auszurichten.» Ein besserer Vorwand fällt ihm nicht ein.

«Sie ist in Marburg geblieben. Brust-Katarrh.» Es dauert einen Moment, bis Georg begreift. «Der Professor ist gleich nach dem Festakt heimgereist.»

Draußen – Georg ist nicht sicher, ob er sich verabschiedet hat oder einfach stumm gegangen ist, die Tür hat er selber aufgedrückt, der Page war auf jeden Fall zu langsam –, draußen steht er zwischen den Bronzelöwen auf den Stufen. Beide liegen. Doch nur einer schläft, der andere hebt den Kopf, mit ungnädig gefletschten Zähnen, als habe ihn gerade jemand geweckt.

Erst als eine Kraftdroschke vor ihm auf der Straße hält, der Fahrer eilig den Türschlag aufreißt, setzt Georg sich in Bewegung. Es dämmert mittlerweile. Während er die Hüxtertorbrücke überquert, schlagen die Acht-Uhr-Glocken. Doch als er die Stelle erreicht, wo sich in seiner Erinnerung die Wälle erheben: alles eben. Breite Straßen, schmiedeeiserne Zäune, Rasenflächen, weiße und hellgelbe Villen dahinter. Er eilt weiter, Atemwolken vor sich herschiebend, in Gedanken ein Telegramm formulierend und wieder verwerfend. Mindestens ein Viertel der alten Befestigungsanlage fehlt. Erst beim Mühlentor steigt der Weg jäh zu der schmalen baumbestandenen Anhöhe hin an.

Kein Sonnenaufgang, kein bisschen Orange am Himmel, nur graduell mehr trübe Helligkeit. Hochnebel, die Stadtinsel von hier wintergrau, Rauch über den Schornsteinen, die Spitzen der Kirchtürme im Dunst. Nicht eben beeindruckend, und jeder Versuch, sich Celia an seinem Arm vorzustellen, mit in den Matsch einsinkenden Absätzen, im beginnenden Nieselregen – aussichtslos. Nach England, im Sommer frühestens, vorher wird er sie nicht wiedersehen.

Als Georg beim Holstentor angelangt ist, geht er nicht am Bahnhofsschalter fragen, wann der nächste Zug nach Kiel fährt, sondern weiter geradeaus über die Puppenbrücke. Immer noch die blöden Statuen rechts und links. Die Turmspitze von Sankt Lorenz zwischen den entlaubten Lindenwipfeln, er hat sie kleiner in Erinnerung. Doch kaum ist er um die Ecke gebogen, muss Georg auflachen. In Gedanken sieht er Pastor Leonhard vor sich, der mit hochgerecktem Zeigefinger «eine Todesfalle» ruft. Hat er es doch geschafft: Anstelle der alterskrummen grauen Feldsteinmauern ragt vor ihm eine rötliche Backsteinkirche auf. Im preußischen Stil, wie sie in jeder Kleinstadt zwischen Leipzig und Danzig aus dem Boden geschossen sind. Das Pastoratsgebäude unverändert, jedoch: Wo der kleine Vorgarten war, verläuft jetzt der Bürgersteig an den Eingangsstufen entlang. In seinem und Gustavs altem Zimmer im ersten Stock brennt Licht. Gustav habe Jura studiert, meint er gehört zu haben.

Irgendwas in ihm hat erwartet, dass es sich nach *lange her*, nach *erwachsen*, nach *Doktor Presswitz* anfühlen würde, hier zu stehen. Nicht einsam und verstoßen, wie damals in den ersten Monaten. Und auf dem Rückweg eilen seine Füße am Markt vorbei und so lange weiter, bis sie schließlich vor ihm liegt: ockerfarbener Greppiner Klinker, Säulenportal, beschlagene Scheiben, der schönste Ort des kleinsten Staates – die Warmbadeanstalt.

Der Fichtennadelgeruch der beim Bademeister – nicht mehr Herr Sander – gekauften Seife hängt penetrant in seinen Haaren, als Georg ins Hotel zurückkehrt. Eigentlich wollte er das Zimmer stornieren, nach dem Kursbuch fragen, sich eine Ausrede für Mutter ausdenken, warum er früher anreist. Und eine für Otto, warum er abgereist ist. «Für eine Rückerstattung viel zu kurzfristig», teilt ihm der Portier schmallippig mit und zieht einen Zettel aus einem Fach: «Der Herr hat eine Nachricht.»

Einen irrationalen Moment lang – woher sollte Celia wissen, wo er abgestiegen ist – fühlt Georg, wie sein Herz beschleunigt, Freude sich in ihm ausbreitet, bis er *Hr. Grautoff unverzügl. Rückr.!* liest. Am liebsten würde er sich gleich wieder in eine warme Wanne legen. Doch als er auf dem Weg in sein Zimmer die Klinke der Badtür hinabdrückt, ist sie verschlossen.

Ottos Karriere hat er mit Bewunderung verfolgt, anfangs etwas überrascht, zugegebenermaßen. Bei seinem ersten Besuch in Brandenburg a. d. Havel wirkte Otto – inmitten eines Straßenfests, Blumengirlanden, Marschmusik und weißer Sommerkleider – so blass und niedergeschlagen wie immer. Kurz darauf hatte er begonnen, sich mit französischer Malerei zu beschäftigen, bald auch über sie zu schreiben. Leserbriefe erst, Kurzbeiträge, die Buchhandelslehre nutzte er, um Verbindungen mit Verlagen und Zeitungen zu knüpfen. Vor vier Jahren, als Otto nach München gezogen war, sie nah beieinander wohnten, hatte er sein erstes Buch *Das moderne Plakat* bereits veröffentlicht und arbeitete als Redakteur bei der *Jugend*. Und auch wenn er sich ständig über die mondänen Bureaus des *Simplicissimus* – für den Tomy arbeitete – echauffierte, wirkte Otto zum ersten Mal, seit Georg ihn kannte, glücklich. Selbst Tomys Mutter, die Senatorenwitwe, empfing ihn bei sich zu Hause, was Otto ihr mit beständiger Unzuverlässigkeit vergalt. Bis irgendwann, Georg war bereits in Marburg, ein neuer Martens auftauchte, mit dem ersten weder verwandt noch verschwägert, aber Ottos Vorwürfe waren dieselben.

Georg hat keine Lust, ihn anzurufen. Gewöhnlich betont Otto, der Apparat sei nur für dienstliche Angelegenheiten. Am Tag nach der Disputation noch vor den Glückwünschen. Georgs Magen zieht sich zusammen, mit einem Mal ist ihm speiübel. Viel Speichel in seinem Mund, und kurz – er blickt sich panisch nach einer Schüssel, einem Krug um – befürchtet er zu erbrechen. Er sollte dringend etwas essen.

Die Tische abgedeckt, die Bedienung am Fegen, als er den Speisesaal betritt. Nach einigem Hin und Her bringt sie ihm einen Teller mit zwei Semmeln und einigen Scheiben Wurst und ein kaltes Frühstücksei. Als er es aufschlägt, wird ihm vom Geruch erneut schlecht. Nachdem er das Brot verschlungen hat, geht es. Er könnte eine Bierhalle suchen und sich ordentlich betrinken. Nur ist nicht einmal Mittag, vermutlich hat keine geöffnet. Außerdem: *Hr. Grautoff unverzügl. Rückr.!*

Wieder oben im Zimmer, wirft Georg sich aufs Bett. Den Fernsprecher fest im Blick, doch zu müde, um auch nur den Arm zu heben. Er muss eingedöst sein, denn als der Apparat zu schrillen beginnt, schreckt er hoch.

«Schläfst du etwa?»

«Nein.»

«Hast du ihn schon gesehen?»

«Tomy? Wo denn?»

«Hätte ja sein können. Was steht über den Vortrag in den *Blättern*?»

«Hab sie nicht gelesen.»

Schnaubendes Ausatmen am anderen Ende. «Schneid alles aus, was du findest. Am besten, du kaufst eine Ausgabe extra und schickst sie mir *en entier*.»

«Hmm.» Georg will nichts versprechen.

«Und Plakate?»

«Keine.» Georg versucht, sich zu erinnern, ob im Hamburger Hof eines hing.

«Frau Ed sagte, sie seien über die ganze Stadt verteilt.»

«Keine Ahnung.» Langsam wird er ungeduldig.

«Wo hast du denn geguckt?»

Eigentlich hat Georg nicht einmal Lust zu antworten. «Litfaßsäule am Markt.»

«Und in unserer alten Buchhandlung?»

«Bei Hansens? Nein.»

«Wie lange brauchst du dahin?»

Georg schüttelt stumm den Kopf, Fichtennadelgeruch.

«Hallo?», fragt Otto. «Bist du noch da?» Und als Georg weiter schweigt: «Vielleicht kommst du dort noch vorbei.»

«Wenn du alles so genau wissen möchtest, hättest du herkommen müssen.»

Stille. «Wie ist deine Tagung?»

«Gut.»

«Du musst nachher pünktlich sein. Ich weiß nicht, ob sie den Kranz zu Anfang oder am Ende überreichen.»

«Ich bin nicht sicher, ob ich hingehe.»

«Was?» Und als Georg stumm bleibt: «Du musst!»

«Wenn es dir so wichtig ist, warum –?»

«Ich bin nicht erwünscht.»

Die letzten Jahre waren von einer unübersichtlichen Reihe vermeintlicher und echter Kränkungen, gefolgt von vermeintlichen und echten Versöhnungen geprägt gewesen – Georg hat lange die Übersicht verloren. Frau Ed, bei der Otto nächtigen wollte, hatte die für den Oktober ausgesprochene Einladung nicht erneuert, stellte sich heraus. Auf seine Karten habe er erst keine Antwort erhalten, später habe Frau Ed sich mit einem Augenleiden entschuldigt und: Tomy werde bei ihr wohnen. In Anbetracht der Ruhe, die ein Künstler vor seinem Auftritt brauche – sie hoffe auf sein Verständnis.

«Und der Lorbeerkranz?»

«Frau Ed versprach, einen zu bestellen. Tomy soll glauben, er kommt von der Stadt.»

«Du spinnst.» Georg legt den Hörer auf die Gabel. Als der Apparat sogleich erneut zu schrillen beginnt, hält er sich die Ohren zu.

Noch in der Breiten Straße ist Georg sich nicht sicher, wohin er will. Und als seine Füße in die Beckergrube biegen, sagt er sich, er könne auch einfach runter zum Hafen, in einer

Bierhalle an der Untertrave verschwinden – nur um vor dem Haus mit den hässlichen Kacheln stehen zu bleiben. Das Theater liegt schräg gegenüber, daneben die Stufen, auf denen Otto saß, als Tomys Vater starb.

Großer Saal. Georg ist davon ausgegangen, gemeint sei die Theaterbühne, doch der Vortrag findet in einem hallenartigen Raum mit hohen Fenstern statt, der augenscheinlich sonst für Bälle genutzt wird. Ein langer Schlauch, eng bestuhlt, die Bühne muschelförmig an der Stirnseite, eher für eine Tanzkapelle geeignet. Immerhin passt Georgs Anzug zur Räumlichkeit, er ist der Einzige im Frack, stellt er fest, die anderen Herren leger gekleidet. Er findet einen freien Stuhl in einer der mittleren Reihen am Rand, neben einem schmiedeeisernen Ofen, der eine angenehme Wärme verströmt.

Und gerade als Georg sicher ist, dass er niemanden kennt, die Gespräche leiser werden und auf der Bühne ein Lichtkegel auftaucht, der sich mehrmals ruckend hin und her bewegt, um bei einem Stehpult zum Halt zu kommen, öffnet sich eine Tür an der Seite. Eine schlanke schwarzhaarige Dame eilt zu einem Platz in der ersten Reihe. Der Saal verstummt, der Applaus brandet bereits auf, ehe Georg begreift, dass er soeben die ephemere Josephine wiedergesehen hat.

Tomy wirkt etwas steif und aufrecht, als er die kleine Bühne betritt, ansonsten unverändert. Wenigstens ist Georg nicht mehr der Einzige mit Frack. Eine atemlose Sekunde, in der sich alle, einschließlich Tomy, zu fragen scheinen, ob er es wagen wird, seine Stimme ins Schweigen zu erheben.

«Das Wunderkind.» Tastend zwar, und er blickt kurz auf und, wie von den auf ihn gerichteten Augen erschreckt, rasch wieder runter. «Das Wunderkind kommt herein – im Saale wird's still. Es wird still, und dann beginnen die Leute zu klatschen –» Mit jedem Wort fängt er sich mehr.

Nicht einmal Husten im Publikum. Sodass Georg, der seine Beine überschlagen will, innehält, denn sein Stuhl knarrt. Der Text handelt vom Auftritt eines kindlichen Pianisten: «Er sitzt und spielt, ganz klein und weiß glänzend vor dem großen schwarzen Flügel, allein und auserkoren auf dem Podium über der verschwommenen Menschenmasse, die zusammen nur eine dumpfe, schwer bewegliche Seele hat, auf die er mit seiner einzelnen und herausgehobenen Seele wirken soll – » Spätestens hier beginnt Georg, sich umzublicken, die Mienen im Halbdunkeln zu mustern. Doch niemand scheint belustigt oder sich zu stören.

Als die Geschichte endet, entschiedener Applaus. Georg bleibt auf seinem Platz sitzen. Die Lorbeerkranzübergabe in der Pause: so peinlich wie erwartet. Eine weißhaarige Dame überreicht ihn, Frau Ed, vermutlich. Geraune im Publikum. Doch Tomy scheint sich aufrichtig zu freuen.

Nach der Pause folgt: «Fiorina» – irgendwas mit einem Kardinal. Nach wenigen Minuten stetes Wispern, Stühle knarzen, Füße scharren, Räuspern, Husten. Tomys Stimme beginnt beim Ende jedes Satzes hochzugehen, als stelle auch er sich die Frage, was dieser solle. Die Pausen geraten ihm immer kürzer. Er scheint es zu merken. Die nächste Pause wird so lang, dass einige unsicher zu applaudieren beginnen. Allgemeine Erleichterung, als es vorbei ist.

Eigentlich wollte Georg still und leise verschwinden. Doch ehe er sich einen Weg durch die Menge bahnen kann, blickt Tomy zu ihm herüber. Nickt ihm zu. Ein wenig zögerlich tritt Georg näher.

«Hat Otto seinen Domestiken geschickt?»

«Nein.» Es klingt empörter als von Georg beabsichtigt.

Tomy zieht spöttisch die Augenbrauen hoch und wendet sich einer Dame zu.

Als Georg auf dem Weg in die Trinkhalle an der Poststelle Untertrave vorbeikommt, bleibt er zwar stehen, aber geht nicht hinein.

3 Im Haus noch Stille, nicht einmal die Mädchen sind auf, als Henriette mit einer Wolldecke unterm Arm und dem Notizblock die Treppe hinunterkommt. Dennoch stellt sie eine Tasse unter die Kaffeeurne auf dem Buffet und dreht den Hahn auf. Ein dünnes Rinnsal fliest heraus. Von gestern, lau und bitter. Das Milchkännchen leer, also zwei Löffel Zucker statt einem. Er löst sich nicht auf, als sie auf der Veranda steht und umrührt. Der Wind – frisch, nicht zu kalt – trägt das Röhren zweier tief über der Wakenitz kreisender Gänse zu ihr herüber. Die Bäume und Sträucher auf der anderen Uferseite noch blattlos, nur ein zarter grüner Flaum ist zu erahnen, die bulligen Backsteinfassaden, das ungleichmäßige Dächermuster der Stadt zwischen den Ästen sichtbar.

Der Garten ist leicht abschüssig. Morgens arbeitet sie an dem Tisch auf der kleinen Terrasse auf halber Strecke zum Wasser. Nicht auf ihrem Balkon. Im Rasen breitet sich gelbes Scharbockskraut aus, jeden Tag werden die Blausternflecken größer, vereinzelt Taubnesselbüschel mit lila Punkten an den Spitzen. Im alten Garten neben dem Wasserturm werden die Kirschbäume blühen.

Mit einer Ecke der Decke wischt sie den Tau vom Stuhl. Es ist warm für April, Henriette zieht die Fingerlinge von den Händen. Die ersten Entwürfe schreibt sie noch immer mit Bleistift, nicht auf der Maschine, die Bannows ihr aus Amerika mitgebracht haben. *Travemünde – Eine Saison wie im Roman* lautet die Überschrift. Oder besser: *wie im Buche*? Zirka 3000 Anschläge, fällig bis Freitag.

«Aus», rief Brennow und lief der knurrenden Caroline hinterher ist noch immer der letzte Satz, den sie im Brennow-Roman geschrieben hat. Nach dem Treffen in Bad Kissingen war es ihr unmöglich erschienen, die Arbeit fortzusetzen. Als sie dem Verlag mitteilte, sie könne den Abgabetermin nicht halten, antwortete der Verleger, er müsse sowieso passen, eine weitere Geistergeschichte sehe er nicht. Doch er habe einen anderen Vorschlag.

Mehr aus Langeweile hatte Henriette ab und an Leserzuschriften beantwortet. Viele glaubten in den Beschreibungen des schleppenden Service, zu schmaler Betten, unzureichender Beleuchtung, ihren Kurort wiederzuerkennen und baten um Empfehlungen. Irgendwann hatte sie Standardantworten formuliert, die der Verlag in ihrem Namen verschickte. Ob sie ihre Hinweise nicht für die im selben Haus erscheinende *Elegante Frau* zusammenfassen wolle? Die Redaktion werde den Text mit Überschriften versehen. *Franzensbad für die Alleinreisende – einige lebenspraktische Hinweise* hatte sie gelautet, der Beginn einer Serie, die sich von der letzten Seite vor den Annoncen mittlerweile in Richtung Heftmitte vorgearbeitet hat und nun eine Doppelseite einnimmt.

Ein Service, der Cesar Ritz zur sofortigen Selbstentleibung getrieben hätte ist das Letzte, was sie notiert hat. Oder muss es *in die sofortige* heißen? Henriette blickt auf. In ihrem Rücken geht die Sonne auf, die Wolken über den Kirchtürmen färben sich orange. Sie hat ihre Uhr auf dem Nachttisch vergessen. Als sie sich nach dem Haus umwendet, steigt kein Rauch aus dem Schornstein. Niemand wach, denkt sie, bis sie zu dem Balkon blickt, ein kleines Halbrund, an der Seite des Hauses im ersten Stock angebaut. Salbeigrün wölbt sich der Vorhang, die Tür steht offen. Sie kann sich nicht erinnern, sie aufgemacht zu haben.

Der Balkon verfügt über einen Klapptisch, eine an der Brüstung befestigte Platte, die mit einer Metallstange von unten festgestellt wird. In genau der richtigen Höhe, es gibt komfortabel Platz für ihren Stuhl, und dennoch fühlt sie sich immer dort oben beengt und wie auf einem Beiboot, einer Gig, die an Deck eines Segelschiffes baumelt.

Weil Ludwig zum Chiemsee wollte, hatten sie sich in Bad Kissingen recht bald von Hermann Bannow verabschieden müssen. Ludwig hatte sich in den Kopf gesetzt, ein Rothuhn zu finden, zu beweisen, dass sie in Bayern nicht ausgestorben seien. Doch wenige Wochen später stand Bannow in der Pause des Sonntagskonzerts im Meraner Kurhaus plötzlich wieder vor ihnen und erbot sich, Getränke zu holen. In Gossensaß saß er eines Morgens im Frühstücksaal. Gemeinsam wanderten sie auf den Saun und den Telfer Weißen. Bei den Ausflügen fiel Caroline, die Bulldogge, immer häufiger zurück, sodass Bannow sie tragen musste. Vierzehn Tage später, in Riva, die traurige Nachricht, Pauline habe nachts Krämpfe bekommen und sei verstorben.

Gemeinsam ließen sie sich auf den See hinausrudern – das Laub am Ufer rundum bereits gelborange, Dunst über dem Wasser – und sahen zu, wie der Leinensack mit dem Kadaver, von Steinen und einer Blutwurst beschwert, langsam im klaren Seewasser unterging.

Als sie kurz darauf in München bei Seelenbinders zu Besuch waren und Bannow an einem windigen Tag beim Spazierengehen mit den Kindern im Englischen Garten begegneten – er half klein Bertie mit dem Papierdrachen und lud alle zu Limonade in der Nähe des Chinesischen Turms ein –, fragte Lotte auf dem Heimweg in der Droschke, ob er sich ihr erklärt habe.

Henriette lachte, nein, Unsinn. Blickte amüsiert zu Mathilde hinüber. Doch die sah aus dem Fenster – sie fuhren gerade am Sendlinger Tor vorbei. Bis zum Abendessen lag Henriette auf dem Bett, mit verschränkten Armen, wie ihr irgendwann auffiel, und blickte zu einer zwischen Stuckrosen und Lampenkabel hängenden Spinnwebe hinauf. Stellte sich vor, was wäre, wenn. Bei Tisch genügte ein Blick auf Lotte und Albert, wie immer auf eine leise, innige Weise aufs Glücklichste ineinander versunken, und sie begann, ihr Nein zu formulieren: freundlich und bestimmt. Denn sie schätzte seine Gesellschaft, doch weiter nichts.

Aber das sei ja schon recht viel – so lautete ihre liebste Formulierung, als sie einige Tage später in Bayreuth mit Mathilde beim Frühstück saß. Der Speisesaal so voll, dass sie mit erhobenen Stimmen gegen das Porzellanklirren anreden mussten – sie sprachen über ein Buch, den Skandal des letzten Jahres: die Heldin ein Mädchen, das viel schaukelt, sich in den falschen Mann verliebt und tragisch stirbt.

«Mich stört das Ende», hatte Henriette gesagt, kann noch immer den Toast vor sich sehen, den sie dabei mit Honig beschmierte. «Wenn ihr wenigstens ein bisschen eigenes Leben vergönnt gewesen –»

«Hermann sagt –», Mathilde verstummte, betrachtete den Pflaumenmusklecks auf ihrem Teller, sonst wäre es Henriette vielleicht gar nicht aufgefallen.

«Welcher Hermann?», hatte sie gefragt, dem Honiglöffelchen zugesehen. Es sank langsam in seinen Topf ein, und erst als die Spitze beinahe den Boden berührte, antwortete Mathilde leise: «Bannow.»

«Seit wann?»

«Wir teilen viel, das Meiste sehen wir ähnlich.» Und schließlich, kleinlaut: «Meran.»

Natürlich war sie Mathildes Trauzeugin gewesen. Hatte dennoch eine Weile gebraucht, sich an den Gedanken zu gewöhnen. Bei ihrem ersten Besuch beim Ehepaar Bannow fühlte sie sich verpflichtet, auf dem Balkon zu arbeiten. *Ihrem* Balkon. Mathilde hatte ihn rot markiert, als sie ihr die Pläne schickte. Mit Blick über die Wiesen und das noch fleckenlose Weiß der Neubauten dahinter, wo früher das Irrenhaus stand. Der Wasserturm, die Villa daneben sind auf der anderen Seite.

«Als wären sie gar nicht da», hatte Mathilde gesagt, ihr so lange Tapeten- und Gardinenstoffmuster hinterhergeschickt, bis Henriette schließlich nachgab, Grüntöne für ihr kleines Wohnzimmer und Blau für das Schlafzimmer auswählte. Sie solle es als *ihr Heim* betrachten, den Ort, an den sie zurückkehren könne, wenn sie der Kur-Blase überdrüssig geworden sei.

Vor ein paar Tagen ist sie morgens das kleine Stück die Straße hinuntergegangen, zur alten Pforte. Bis sie den Windfang sehen konnte. Fünf Minuten vor vier. Noch immer die geätzten Florentiner Lilien und Acanthusblätter, hinter den Glasscheiben keine Bewegung. Auf einer Seite schmutzig weiße Spitzengardinen, die aussahen, als hingen sie dort schon immer. Dabei ist es keine zwei Jahre her, dass Mutter ausgezogen ist, nachdem der Doktor die neue Stelle in Celle antrat. Der Aufseher des Wasserturms wohnt dort, hat Mathilde erzählt. Der neue Wasserbaudirektor logiert am Stadtpark.

Eigentlich hatte Elisabeth Schilling im kleinsten Staat bleiben wollen, bis Ludwig sein Abitur abgelegt hätte. Aus

Gründen, die sie nie so recht erläutern konnte, hatte ihre Mutter von Anfang an eine Abneigung, ein Dagegen-gestimmt-Sein, kurz: Einwände gegen Theos Verlobung mit Antonia Grube gehabt. Einmal, als Theo in sie drang, gab sie zu, er habe Besseres verdient. Antonias Vater sei Hauptpastor von St. Marien, er verfüge über ausgezeichnete Verbindungen! Theo war entrüstet. Nach der Hochzeit zog Elisabeth Schilling, früher als geplant, dem Doktor hinterher.

Als sie den Ast hinter sich knacken hört, glaubt Henriette, es sei Mathilde, wartet auf ein leises Räuspern, ein «Guten Morgen». Wendet sich schließlich um.

«Still!» Ludwig legt seinen Zeigefinger an die Lippen. Steht reglos da, blickt Henriette nicht an, sondern zur Linde. «Amsel», sagt er und, nach einem hohen Trillern: «Gartenmücke.» Seine Hosenbeine sind hochgekrempelt, die Schuhe hält er in der Hand. Aus einem hängt eine Socke. «Singdrossel, Rotkehlchen. Und vielleicht ein Stieglitz.»

Vor ein paar Tagen war sie mit ihm im Ratskeller zum Abendessen verabredet. Nach drei Apéritifs hatte sie schließlich einsehen müssen, dass er nicht mehr auftauchen würde.

«Du bist schon auf?»

«Noch.» Ludwig lacht.

«Ich rieche es bis hier.»

Seine Haare sind dunkel geworden, etwas zu lang, in der Mitte gescheitelt und nach hinten gekämmt. Sie fallen ihm rechts und links vors Gesicht, als er nach unten blickt, seine Füße betrachtet. Der Rasen feucht. Grashalme kleben an ihnen.

«Ist dir nicht kalt?»

Er schüttelt den Kopf.

«Ich bin Theo begegnet. Wir wollten in die Trinkhalle an

der Untertrave, er kam uns am Markt entgegen mit einigen Herren. Ich fürchte, er wird mit mir sprechen wollen.»

Früher war Ludwig flachsblond wie Lotte und Ilse. Sie hätte erwartet, dass es so bleibt.

«So schlimm?»

«Wir hatten uns nachmittags schon getroffen. – Eine Heckenbraunelle, hörst du?» Er pfeift leise.

Henriette nickt automatisch, auch wenn sie die Töne nicht wiedererkennt. Nachdem Ludwig seinen Einjährigen in Hannover abgeleistet hatte, ist er wieder bei Theo eingezogen. Zum Sommersemester geht er nach Bonn. Wann immer man Ludwig gefragt hat, was er später studieren wolle, lautete die Antwort prompt: «Vögel.»

Er bleibt neben ihrem Stuhl stehen, setzt sich auf die Tischkante. Deutet auf die Überschrift in ihrem Notizbuch. «Warst du bei der berühmten Lesung?»

«Mit Bannows. Verrat Mutter lieber nichts.»

Ludwig nickt.

«Alle wollten ihn sich mal ansehen. Der Applaus eher artig.»

«Jost Lindhorst hat ihn getroffen.»

«Wen?», fragt Henriette. «Den Schriftsteller?»

«Das wiederum darf Mutter nicht wissen. Wenn Frau Senator davon erfährt, gibts Krach bei denen zu Hause.»

Henriette hebt die Handfläche, Ehrenwort.

«Die Nachbarn von gegenüber haben, ihm zu Ehren, einen Empfang gegeben. Am Tag nach dem Theaterabend. Dort sind sie einander vorgestellt worden. Sie hätten sich ausgezeichnet verstanden, behauptet Jost.»

«Bei Martfelds?»

Ludwig nickt.

«Weiß Josts Vater davon?»

Kopfschütteln. «Auch seine Brüder nicht.» Einen Moment ist es still. Ludwig sammelt die Tannennadeln von der Sohle seines rechten Fußes, versucht, die feuchten Grasfetzen an einem der Tischbeine abzustreifen.

«Was macht Jost zurzeit?»

«Theologie in Bonn.» Ludwig zieht ein schwarzes Knäuel aus seiner Jackentasche, die zweite Socke.

«Ich hätte Jost nicht für fromm gehalten.»

«Er hält gerne Vorträge vor Publikum, so würde ich es umschreiben.» Ludwig grinst, während er die Socke über seine Zehen zieht.

«Wie geht es seiner Mutter?»

Ludwig zieht die Schultern hoch. «Noch im Sanatorium, glaube ich.»

Vor einigen Jahren hat Henriette ihre Mutter zu einem der Literarischen Abende bei Lindhorsts begleitet. Auf besondere Einladung, Frau Senator habe von ihren Artikeln gehört (die *Brennow*-Bücher hatte Mutter unterschlagen). Nicht in dem alten Haus in der Königstraße, sondern vor der Stadt, am Rand der Galgenbrookwiesen, nicht weit entfernt von Theos neuem Haus.

Die ältere Tochter, Alma, hatte sie begrüßt, das Dienstmädchen beaufsichtigt, während es die Mäntel weghängte. Frau Senator Lindhorst erhob sich aus ihrem Sessel, als sie das Wohnzimmer betraten. Sie war schwerer als in Henriettes Erinnerung, matronenhaft, mit fast weißen Haaren. Streckte ihnen strahlend die Hände entgegen, umarmte erst Mutter, drückte sanft Henriettes Finger. «Wenn ich Ihre Artikel lese, möchte ich gleich selbst wieder aufbrechen.»

Sie lächelte, während sie Platz nahmen, nickte freundlich, als Henriette sich für das Kompliment bedankte. Doch noch während sie sprach, glitt ihr Blick an Henriette vorbei, fixierte irgendwas dahinter. Zwischen ihren Brauen erschienen zwei akkurate Linien.

Als Henriette verstummte, sich vorsichtig umwandte, fuhr Marie Lindhorst aus ihrem Sessel hoch. «Wie siehst du nur aus!»

Almas Hand fuhr unsicher zu ihrem Hinterkopf, tastete den Knoten ab, ob sich eine Strähne gelöst hatte. Nein.

«Willst du», Frau Senatorin Lindhorst beschrieb mit der Hand einen Bogen in ihre Richtung, «dass sie uns wieder *Schmutzferkel* nennen?»

«Marie!», entfuhr es Elisabeth Schilling, so leise, dass nur Henriette es hören konnte.

Stille. Unterbrochen von einem leisen Klack, als die jüngere Tochter – Marthe? – ihren Teelöffel auf dem Unterteller ablegte, sogleich errötete.

«Es ist nur eine Bluse, Mutter. Beruhige dich, bitte.»

Marie Lindhorsts Hand schoss vor – entsetztes Einatmen rundum. Ihre Finger griffen nach den Enden der großen Schleife an Almas Kragen und zerrten. Henriette konnte Nähte krachen hören, ehe es Alma gelang, sich loszumachen. Ihre Augen gerötet, als sie aus dem Zimmer eilte.

«Was ist?», fragte Marie Lindhorst, während sie sich wieder setzte, in die Stille hinein. Keine der Damen antwortete.

Als Alma zurückkehrte, trug sie ein blaues Kleid. Ihre Lippen ein Strich, während sie begann, den Tee auszuschenken.

«Das habe ich gesehen», sagte Marie Lindhorst, und einen Moment war nicht klar, an wen sich die Worte richteten. Die junge Frau Martfeld, die gerade begonnen hatte, ihre Gedanken zu Heyses *Merlin* vorzutragen, verstummte und blickte von ihren Notizen auf. Bis Alma hinter dem Teewagen «Was denn, bitte?» fragte.

«Deinen Blick.»

«Ich habe überprüft, ob alle noch Tee haben.»

Henriette konnte fühlen, wie Mutter neben ihr auf dem Sofa wieder unruhig wurde. Der Rest des Nachmittags war in angespannter Höflichkeit verlaufen.

Ludwig ist in seine Schuhe geschlüpft, kniet sich hin, um die Senkel zuzubinden. Henriette streckt die Hand nach ihrer Tasse aus. Von dem Kaffee ist nur eine Schicht braun verfärbter Zucker auf dem Boden übrig.

«Verzeih, wegen vorgestern.»

«Vorvorgestern», wirft sie ein.

Ludwig verdreht die Augen. «Ich habe Wochen mit Theos Wie-stellst-du-dir-die-Zukunft-vor? hinter mir und wollte mit niemandem reden.»

Henriette nickt. Bei ihr ist es Aber-deckt-es-auch-die-Kosten? Erst fragt Theo sie nach ihren Honoraren und dann nach dem Preis von diesem und jenem, und obwohl sie allenfalls die Hälfte dessen angibt, was sie wirklich bezahlt, endet es immer mit: «Rentiert sich nicht einmal.»

«Bleibst du länger?»

Henriette wendet sich nach dem Haus um, mittlerweile ist Rauch über dem Schornstein. Zuckt mit den Schultern. Vielleicht sollte sie Grete besuchen in Florenz. Sie hat vor einigen Monaten eine Karte mit ihrer Adresse geschickt. Nachdem Else im Kindbett gestorben war, sah es aus, als würde Grete bei ihrem Vater im kleinsten Staat hängenbleiben. Wenn Henriette bei Bannows war, besuchten sie einander regelmäßig. Grete betreibt noch immer ihre Lateinstudien, hat sich selbst Altgriechisch beigebracht, der Wohnzimmertisch bedeckt mit einer dicken Schicht aus aufgeschlagenen Wörterbüchern, Textheften, Vokabellisten. Und seitenweise Übersetzungen in Gretes Schrift. Meist sprechen sie über Bücher, die sie gelesen haben. Doch früher oder später: «Ich verstehe dich nicht, du könntest studieren.» – «Ich habe nicht einmal Abitur.» – «Dann mach es eben, du hast doch nichts zu tun, und geh nach Zürich.» – «Ich mag mein Leben, wie es ist.» – Kopfschütteln.

«Ich mache mich auf den Weg, ehe Theo mich beim Frühstück vermisst.»

Henriette blickt zur Stadt hinüber. Von hier sieht es aus, als könne man durch den schmalen Streifen Wakenitz waten. Schwimmen ganz sicher. «Verboten», entgegnet Ludwig, als sie es scherzhaft vorschlägt. «Wir haben es probiert, vor Jahren. Die Hafenpolizei hat uns rausgefischt. Jost war dabei, sonst hätte es richtig Ärger gegeben.» Und, nach einer Pause: «Manchmal wirken Dinge näher, als sie es wirklich sind.»

XIV

AN DEN GALGENBROOKWIESEN

1906

1 Als der Wagen endlich in die Kaiser-Ferdinand-Straße einbiegt, steht Friedrich Lindhorst bereits mit Mantel und Hut am Fenster. Ärgert sich abwechselnd über das morastige Grün auf der linken Seite, das laut Senatsbeschluss ein Englischer Landschaftsgarten sein soll, und die Unpünktlichkeit des Fahrers. Schwitzend mittlerweile, er hatte ihn für fünf Uhr dreißig bestellt.

Nach dem Mittag ist er nicht ins Geschäftszimmer zurückgekehrt. Sein Koffer steht neben der Tür bereit, Friedrich nimmt die Aktenmappe auf, ist zu verstimmt, um in der Eingangshalle «Ich fahre jetzt» zu rufen, sich von Alma wegen des unordentlich gebundenen Schals necken zu lassen. Er wird ihr ein paar Worte aus Berlin telegraphieren, dass er gut angekommen ist.

Im letzten Jahr ist er zum Stellvertreter des Hanseatischen Gesandten ernannt worden. Der Senat hat entschieden, die Aufgaben in Berlin zu teilen. Für die diplomatischen Gespräche und Verbindungen bei Hofe ist weiterhin der Gesandte, Doktor von Wedeking, zuständig. Friedrich hat die Vertretung des kleinsten Staates im Reichsrat übernommen. Eine Regelung, der von Wedeking mit offener Feindseligkeit begegnet, weswegen sein Stellvertreter auch nicht in der Gesandtschaft in der Tiergartenstraße residiert, sondern im Hotel Kaiserhof am Wilhelmplatz.

Ob er nicht Sorge habe, dass seine Abwesenheit ihn im

Senat weiter isolieren könnte, hatte Schwartz gefragt. Friedrich natürlich umgehend bestritten, dass er isoliert sei. Zur Sicherheit abends im Kaiserhof eine Eingabe verfasst, sein Bureau müsse in den Neubau in der Glockengießerstraße verlegt werden. Dort wird die Mehrheit der Senatoren ihre Geschäftsstelle haben.

Friedrich reißt die Haustür auf, gerade rechtzeitig, der Finger des Fahrers bereits auf dem Weg zur Klingel. *Senats-Benz* werde der Wagen im Volk genannt, stand in den *Blättern*. Und dass die Kinder winkten, sobald sie die schwarze Karosserie mit dem rot-weißen Wimpel auf dem Kühler sehen würden – was Friedrich allerdings bisher nicht aufgefallen ist.

Isenhagen hat dem Fahrer die Post mitgegeben, sie liegt auf der Rückbank. Zuoberst gleich drei Karten aus Göttingen. Er hätte Jost nach Ostern nicht zu Marie in den Harz schicken dürfen. Jedes Mal, wenn einer der Jungen sie besucht, gibt es anschließend Diskussionen. Vorschläge. *Man müsse doch nur*. Vor dem Burgtor, auf der neuen Brücke, wie immer Stau. *Mütterchen formell wenigstens im Kleinen Controlle über das Hauswesen einräumen. Kleinigkeiten, wie das Besprechen des Küchenzettels, die Garderobe von Marthe und Alma, würden, glaube ich, Großes tun können, sodass man dies Opfer (es ist gewiss oft recht lästig) bringen sollte* kann er auf der ersten Karte entziffern.

Wenn Du Alma überzeugst, sich wie eine der Tanten im Kürass-Stil zu kleiden, bitte, mein lieber Junge würde er am liebsten antworten. *Sie überredest, den ganzen Tag mit Petit-point-Stickereien oder einem Buch im Empfangszimmer zu sitzen*. Denn darüber würde es als Erstes Streit geben. Selbst das Malen hat Marie den Töchtern verboten, letztes Mal, dass sie zu Hause war.

Irgendwann kam ein Brief von der Schule, Marthe schlafe im Unterricht ein. Alma hatte sich zuvor schon beschwert, sie lärme des Nachts in ihrem Zimmer. Friedrich war nichts aufgefallen. Nun, Marthes Fuß wippte bei Tisch ständig. Marie wies sie häufig zurecht, verärgert. Berechtigterweise, wie er damals fand, denn Marthes Fuß hielt zwar kurz inne, aber bald ging seine Spitze wieder auf und ab. «Angestaute Kraft durch einen Mangel an Bewegung», sagte Doktor Reiter. «Tennis spielen», war Erasmus' Vorschlag. Marie war da bereits im Sanatorium.

Friedrich schiebt den Poststapel in seine Aktenmappe. Wenigstens hat Erasmus es mittlerweile eingesehen. Dafür macht er zurzeit Ärger wegen Marthe und der Schule.

Sie fahren nicht durch die Breite Straße, sondern unten am Hafen entlang, vorbei an den im Wind nickenden Mastenreihen. Im Bundesrat steht morgen die Aussprache über die Flottennovelle auf der Tagesordnung, die Seine Majestät, der Kaiser, in den nächsten Wochen in den Reichstag einbringen will. Selbstverständlich wird der kleinste Staat mit Ja stimmen. Der Reichstag hat ebenfalls Sitzung. Falls Schwartz nicht morgen den Frühzug nimmt – Doch auf dem Bahnhofsvorplatz ist der Reichstagsabgeordnete nirgends zu sehen. Selbstverständlich ist Schwartz weiterhin ein Spalter und Volksverderber. Aber wenige Menschen besitzen das Talent, eine Bemerkung so leichthin in die Enge eines Abteils zu werfen, dass man sich frei fühlt, sie aufzugreifen, und wenn nicht, dass sie, ohne Spannungen zu hinterlassen, zu Boden sinkt. Die ein Gespräch nicht in die Länge ziehen, zu ihrer Lektüre zurückkehren, instinktiv wissen, wann man nicht gestört werden möchte. Und Friedrich muss zugeben: Unter anderen Umständen hätte Schwartz einen passablen Historiker abgegeben.

Der Fahrer übergibt das Gepäck dem Träger. Friedrich winkt ab, als er fragt, ob er ihm die Aktenmappe zum Gleis tragen soll. Er schreitet die Plattform ein Mal ab, kein grauer Mantel. Bleibt am hinteren Ende stehen. Nicht dass er plant, hier einzusteigen, aber er hat einen guten Blick auf die Treppe. Gerade als er ein schwarzgekleidetes Grüppchen auf den Stufen erspäht, fährt der Zug ein. Friedrich schiebt sich durch das Gedränge der zur Kante Wogenden zum Anfang der Wagenreihe. Als ihm dämmert, dass die Arbeitsgruppe der montanen Industrie ebenfalls morgen tagt, ist es bereits zu spät. Er erkennt den jungen Mann im schwarzen Anzug, der auf ihn zuhält. Einer von Pusselts Sekretären.

Friedrich macht einen Schritt zur Seite, hinter eine der, wie ihm auffällt, erstaunlich schmalen Säulen, auf denen die Stahlkonstruktion des Daches ruht. Ein wenig lächerlich, das Unterfangen, dessen ist er sich bewusst, und nicht nur, weil er mit seinem Zylinder alle anderen Wartenden überragt und die Schwärze seines Gehrocks sich deutlich von dem verwaschenen Blau-Grau-Braun am hinteren Ende des Bahnsteiges abhebt. Der Sekretär bleibt vor ihm stehen. Verneigt sich.

«Senator Pusselt wartet im Abteil auf Sie.» Genau wie letztes Mal, als sie am selben Tag Sitzung hatten. Beflissen streckt der Sekretär die Hand nach Friedrichs Mappe aus, der presst sie an sich. Sucht verzweifelt nach einer Ausrede, während er ihm folgt.

Immerhin ist seine Sorge aus dem letzten Herbst, Pusselts kalte Nichtachtung werde in offene Feindseligkeit umschlagen, unbegründet gewesen. Im Gegenteil, seit dem Vorfall – auch wenn Friedrich bis heute nicht weiß, was eigentlich vorgefallen ist – scheint Pusselt seine Nähe geradezu zu suchen. Friedrich hatte sich mit Doktor Buchenberg im Flur vor dem Audienzsaal über das Kaiserdenkmal unterhalten, als Pusselt im Vorübergehen ein «Unverschämtheit!» in ihre Richtung ausstieß. Weder Friedrich noch Doktor Buchenberg hatte den Ausruf auf sich bezogen. Am nächsten Tag jedoch kam ein Brief: *Derartig ungehörige Bemerkungen verbitte ich mir, insbesondere von Ihnen.* Ein Missverständnis, dessen ist sich Friedrich bis heute sicher. Doch jeden seiner Versuche, den Vorfall anzusprechen, aus dem Weg zu räumen, hat Pusselt unterbunden. Von seiner Seite sei alles gesagt.

Pusselt erhebt sich nicht, als Friedrich Lindhorst das Abteil betritt, nickt ihm nur zu. Sein Vortrag beginnt, ehe Friedrich seinen Sitzplatz einnimmt – so weit entfernt, wie es die beiden roten Plüschbänke zulassen –, und endet erst, als er in Berlin dem Schaffner den Gepäckschein für den Koffer übergibt. Während Pusselt spricht, fixiert er Friedrich mit seinen blassgrau umrandeten Pupillen. Nie wandert sein Blick zum Fenster, hinab oder gar nach innen, weil Pusselt nach einem Wort tastet, etwas zu erinnern versucht. Unmöglich, als Erster wegzusehen, auf die Denkschrift hinab zur Flottennovelle, die Friedrich aus seiner Mappe gezogen hat (in der rasch enttäuschten Hoffnung, Pusselt werde den Wink verstehen) und die aufgeschlagen die restliche Fahrt über auf seinem Schoß liegen wird.

Das Abteil erscheint ihm klein, obwohl sie erster Klasse reisen. Wenn Pusselt seine Sitzposition ändert, ein Bein ausstreckt, zieht Friedrich unauffällig seine Füße beiseite, ängstlich darauf bedacht, dass ihre Schuhspitzen sich nicht berühren.

Pusselts Stimme ist hoch und leise, nie kommt eine längere Pause. Doch das Schlimmste an Pusselt ist sein Hals, so schmal und zierlich, als gehöre er einem zarten Zwölfjährigen. Der Gegensatz zwischen dem, was er sagt, und seinem dabei auf und ab fahrenden, verletzlich wirkenden Adamsapfel irritierend, obwohl Friedrich ihn lange genug kennt, um zu wissen, was von Pusselt zu erwarten ist: erbarmungsloser Eigennutz.

Es geht erneut um das Hochofenwerk. Vor wenigen Monaten hat es den Betrieb aufgenommen. Mit Pusselt als Hauptanteilseigner, ein Drittel der Investitionen wurden vom kleinsten Staat bestritten. Im Ergebnis hat Pusselt sich einen Abnehmer für das von ihm importierte Eisenerz mit Steuergeldern vor die Tür bauen lassen. Kurioserweise sind Bruder Heinrich und Schwartz in diesem Punkt einer Meinung. Im Moment versucht Pusselt, den Senat zu überreden, Grundstücke entlang des Kanalufers zu erwerben. Die eisenverarbeitende Industrie werde sich von alleine ansiedeln, bla, bla. In fiskalischer Hinsicht vollkommen unmöglich, denn, wie Senator Steinbrück es ausdrückte: Wäre der kleinste Staat ein Handelshaus, so wäre es bankrott.

Pusselts Verbündete im Senat sitzen der Bau-, der Steuer- und Wirtschaftskommission vor. Nur Buchenbergs ist es – mit Mühe – gelungen, ihre Hoheit über Wohlfahrt und Versorgungsbetriebe zu behaupten. Vanheeren ist zu Pusselt übergelaufen, und von den letzten drei Senatswahlen sind zwei zu Gunsten seiner Kandidaten entschieden worden. Bei der dritten haben Buchenbergs, Martfeld und Steinbrück in seltener Einigkeit Dietrichsen durchgesetzt. Woraufhin Pusselt diesen zum Geschäftsführer des Hochofenwerks bestellte.

«Der Konsul wirkt blass», wirft Pusselt mit einem Mal in die Enge des Abteils, und endlich folgt auf seine Worte eine Pause. Sein Blick ist unverwandt auf Friedrichs Gesicht gerichtet, als suche er nach einer Regung, einem Muskelzucken.

«Sein Arbeitspensum», entgegnet Friedrich leichthin, klappt endlich die Akte auf seinem Schoß zu. Dabei ist es ihm auch aufgefallen. Heinrichs Hosen sehen seltsam weit aus. Die Schatten unter seinen Augen beinahe violett, trotz zweier Wochen Heringsdorf. Friedrich versucht, den Gedanken beiseitezuschieben. Als sie letztes Mal bei Kaffee und Zigarren beisammensaßen, hat er sich nicht getraut zu fragen. Schwarzer Bleistift.

Das Abteil verdunkelt sich, der Zug rollt in den Lehrter Bahnhof, Friedrich versucht, die Akte in seine Mappe zurückzuschieben, hat die Post vergessen, sie verkeilt sich mit einem der Umschläge. Er muss sie wieder ganz herausziehen, und als er aufblickt, schüttelt Pusselt ganz sacht den Kopf.

Friedrich erhebt sich, er ist mindestens einen halben Kopf größer als Pusselt; wenn er sich reckt, wie jetzt, fast einen ganzen. «Ich wünsche Ihnen eine erfolgreiche –»

«Ich nehme Sie im Wagen mit», schneidet Pusselt ihm das Wort ab.

«Danke, ich will Ihnen keine Umstände machen.»

«Wie sieht das aus, wenn Sie mit der Droschke vorfahren. Sie steigen dort nicht privat ab.» Und als Friedrich den Mund öffnet, die Eingabe wegen des Spesenkontos liegt seit Monaten bei der Wirtschaftskommission zur Entscheidung: «Kommen Sie mir nicht mit der Senatskasse.»

Der Schaffner öffnet die Abteiltür, Friedrich tastet in der Manteltasche nach seinem Gepäckschein, in Gedanken nach einer Erwiderung. Mit beidem ist er zu langsam.

«Meinem Fahrer übergeben!» Pusselt tritt hinaus auf den Gang.

«Zum Wilhelmplatz kann ich zu Fuß gehen», sagt Friedrich halblaut, während er die dargebotene Hand des Schaffners beim Aussteigen ignoriert.

In der Bahnhofshalle wendet Pusselt sich nach rechts, in

Richtung Humboldthafen, nicht zum Ausgang Invalidenstraße. Friedrich muss sich beeilen, ihn in der Menschenmenge nicht zu verlieren, ärgert sich darüber und bleibt dennoch nicht stehen.

Der Himmel grau bedeckt, als er ins Freie tritt, die Luft warm, und wenn die Wolken aufreißen, sieht das Sonnenlicht seltsam gelb aus. Auf der Spree dicht an dicht Lastenkähne. Der Wagen wartet am Fuß der Treppe. Kaum hat der Fahrer die Tür hinter ihnen geschlossen, greift Pusselt nach einer auf dem Sitz bereitliegenden Ausgabe der *Abendnachrichten* und faltet sie wortlos auseinander. Nicht einmal als sie am Zietenplatz vor dem Foyer halten, lässt er die Zeitung sinken. Friedrichs «Auf Wiedersehen» beantwortet Pusselt allenfalls mit einem vom Papier verdeckten Kopfnicken, sagen tut er auf jeden Fall nichts.

Ein Page übernimmt seinen Koffer, ein anderer hält den Eingang auf. Friedrich zögert. Eigentlich wollte er beim Kiosk Zigarren kaufen, dort kosten sie halb so viel wie im Hotel bestellt. Als er sich umwendet, steht der Wagen noch da, und Pusselt liest nicht, sondern blickt zu ihm herüber und schüttelt erneut den Kopf.

Friedrich hebt die Hand, als wollte er sich nochmals verabschieden – aus unerfindlichen Gründen ist es ihm unangenehm, vor Pusselt die Straße zu überqueren –, und tritt ins Foyer. Atmet auf, als er sicher ist, dass die in große Marmorpokale gepflanzten Palmen die Sicht auf ihn verdecken. Seit sich der Baulärm, der monatelang schon frühmorgens vom Wilhelmplatz herüberdrang, auf gedämpftes Sägen und halblaute Rufe reduziert hat, fühlt er sich im Kaiserhof durchaus heimisch.

Der Portier hält seinen Schlüssel bereits in den Händen, Friedrich bewohnt immer dasselbe große Eckzimmer, kein

Appartement, aber mit eigenem Bad. Die Tapeten, Vorhänge, Kissen, Bettwäsche in Preußischblau, Weiß und Gold gehalten. Die Wände hüfthoch getäfelt, braune Lederpolster, die Möbel im englischen Stil. Der Schreibtisch könnte größer sein, ein zierlicher Klappsekretär. An der Rezeption hat man ihn auf den Empfangssalon verwiesen, der für geschäftliche Tätigkeiten vorgesehen sei. Mit Papier, Tinte, allem, was er benötige, werde der Page ihn versorgen. Hupmanns Anfrage, ob es möglich sei, auf Kosten des kleinsten Staates ein größeres Möbel aufzustellen, wurde verneint.

Während der Page seinen Koffer auspackt, geht Friedrich die Zigarren holen. Er mochte den alten Wilhelmplatz, die stets frischgepflanzt aussehenden Beete, die kurzgehaltenen Rasenflächen zwischen geharkten Sandwegen. Früher ist er vor dem Frühstück gern dort spazieren gegangen, hat auf einer Bank das Morgenblatt gelesen.

Das Grün verschwunden, die Pflasterarbeiten noch nicht beendet, Sandhaufen und Steine überall. Er hat in den Schacht gespäht, die Vorstellung eines unterirdischen Bahnhofs, durch dunkle Tunnel zu fahren, lässt ihn an Kohleminen und Verschüttete denken. Unangenehm.

Zurück im Hotel, bestellt er das Abendessen aufs Zimmer: gedünstete Seezunge und einen Moselwein mittlerer Preisklasse. Er hat sich mit dem bayrischen Gesandten und dem Vertreter des Großherzogs von Mecklenburg angefreundet. Im Speisesaal würde er ihnen unausweichlich begegnen, im Zweifel wieder im Kaminzimmer versacken.

Friedrich hat sich angewöhnt, mit mehreren Kissen im Rücken und ausgestreckten Beinen auf dem Bett zu arbeiten. Auch wenn er gewöhnlich nach ein paar Tagen Schmerzen über dem Steiß bekommt. Er schlägt die Denkschrift auf, ein paar Sätze will er vorbereiten, nach Möglichkeit den Kanal erwähnen. Da klopft es an der Tür. Das Abendessen kommt auf einem Tablett mit ausklappbaren Beinen, der Page stellt es vor einem der Sessel auf.

Friedrich nimmt die Post aus der Mappe, Seezunge und Wein mit ins Bett. Als er den Teller mit einer Hand, leicht schwankend, auf seinen Schoß stellen will, läuft flüssige Butter herunter und tropft auf die preußischblaue Tagesdecke. Er kann sich nicht erwehren, sieht Pusselt vor sich, der stumm den Kopf schüttelt.

Die Möhrchen nur lauwarm, der Wein vorzüglich. Er blättert die Post durch, nichts von Robert. Seine Heimreise aus Japan müsste unmittelbar bevorstehen. Im letzten Brief schrieb er von Fieber.

Ein großer kartonierter Umschlag von Marie. Mehrere Prospekte, einige ausgeschnittene Annoncen und das kurze Empfehlungsschreiben einer Frau Lebert: Pensionate für junge Damen. Maries neueste Grille, die Töchter sollen zu ihr in den Harz ziehen. Alleine wegen der Kosten scheidet es aus. Friedrichs Frage, wer dann den Haushalt führen solle, ignoriert sie. Schickt nur immer weitere Vorschläge. Marthe hat er bereits vorgewarnt, falls Marie ihr ebenfalls schreiben sollte.

«Vielleicht solltest du ihr künftig nicht jeden, mit dem du Tennis spielst, mit Namen aufzählen», hatte er zu ihr gesagt.

«Ich weiß nie, was ich ihr sonst schreiben soll.»

«Mütterchen meint es gut.»

Der letzte Umschlag ist von der Staatskanzlei, *persönlich/vertraulich* auf dem Kuvert. *Kataster-Abteilung* liest er überrascht, als er den Bogen auseinanderfaltet, und mit Maschine über der Anrede: *Zur Kenntnis*.

Es dauert eine Weile, Friedrich muss das Schreiben mehrmals überfliegen, ehe er versteht. Hält es zunächst für ein

Versehen. Einen Irrläufer, der – ausgerechnet – an Pusselt gehen sollte, denn dessen Name steht auch dort. Aber nein. Es geht um die Abtretung einer seiner Hypotheken. Keine große Summe, eine Verpflichtung aus dem Erbe seines Vaters, mit der die Königstraße belastet ist. Die Zinsen hat Friedrich immer pünktlich abgerechnet.

Pusselt hat die Forderung gekauft! – Friedrich setzt sich mit einem Ruck auf, ohne an den Teller zu denken; der kippt nach vorne, die Möhren rutschen auf seine Hosenbeine, die Steppdecke, Erbsen kullern über den Bettvorleger.

2 Zwei Uhr. Die Glocken sind nur nachts zu hören, wenn es ganz still ist. Sanfte, tiefe Töne, die der Wind aus der Stadt mit herüberträgt. Marthe merkt erst, dass sie sich wieder auf die Ellbogen stützt, als ihr Arm anfängt zu kribbeln. Sie lässt ihre Schultern auf die Matratze zurücksinken, die Sprungfedern quietschen.

Marthe Lindhorst war noch nie so wach. Als wäre sie gerade in eisigem Wasser geschwommen und würde über den Strand zum Handtuch laufen. Jeder Muskel gespannt und voller Sehnsucht loszustürmen. Sie schließt die Augen, presst die Lider aufeinander, bis sie die zusammengeknautschten Kanten auf den Pupillen spürt. Nicht öffnen, zweiundzwanzig, zweiundzwanzig, zweiundzwanzig. Wenn sie lange genug still liegt, Sekunden zählt, muss sie zwangsläufig einschlafen. Mit leisem Klacken stößt das Fenster gegen den Rahmen, gefolgt vom sachten Schleifgeräusch des Vorhangstoffs, der, von der Brise angehoben, über das Parkett streicht. Zweiundzwanzig, ihre Oberlider versuchen zu entwischen, zweiundzwanzig, zweiundzwanzig, Wimpernflattern, zweiundzwanzig, und gegen jede Vernunft erwartet irgendwas in ihr strahlende Helligkeit, als sie die Augen wieder aufreißt. Die dumpfe Dunkelheit ist irritierend.

Es dauert einen Moment, ehe sie die Konturen des Schreibtischs, der Bücherregale ausmachen kann. Sie ist in Josts altes Zimmer gezogen, dunkle Möbel und tannengrüne Wände, größer als ihr altes. Und vor allem: nicht neben Almas gelegen.

Neu einrichten lohne nicht, hatte Mutter geschrieben, als Marthe von der weißen Seidentapete mit hellgelbem Primelmuster schwärmte, die sie in Stenzels Warenhaus gesehen hat. Wenn Robert im Herbst aus Asien zurückkomme, werde sie das Zimmer ohnehin wieder räumen müssen.

Marthe reckt sich seitlich aus dem Bett, streckt die Hand aus, tastet, bis sie den weichpelzigen Samt des Vorhangs unter den Fingerspitzen fühlt. Sie packt zu, zieht mit einem Ruck, muss sich an der Matratzenkante abstützen, um das Gleichgewicht nicht zu verlieren.

Durch den Spalt zwischen den Stoffbahnen fällt bläulichhelles Vollmondlicht herein. Am Himmel keine Wolken, nur Sterne und – nicht eben förderlich zum Einschlafen – ein Streifen dunkles Dach und der im Mondschein strahlend weiße Schornstein des Martfeld'schen Hauses auf der anderen Seite des Kaiser-Ferdinand-Platzes. Der dumme, leuchtende Schornstein reicht aus, dass sie sich wieder im Bett aufsetzen muss. Reicht aus, um – irgendwo zwischen ihrem Brustkorb und Magen, wie eine Quelle, die aus dem Gestein hervorbricht (auch wenn sie noch nie eine gesehen hat, aber Großvater Keitel hätte es so beschrieben) – Freude in ihr sprudeln zu lassen. Am liebsten würde sie sich auf die Matratze knien und hüpfen, nein, springen auf der Matratze, wie die Artistin im Lido auf ihrem Trampolin, begleitet von einem Orchester aus quäkenden Sprungfedern und dem Wummern des gegen die Wand schlagenden Kopfteils. Vater, Alma, Ida und die Köchin würden wahrscheinlich alle gleichzeitig auf der Schwelle stehen.

Außerdem fällt ihr die Größe ihrer Mission ein, und sie erstarrt. Liegt ganz still und fühlt, wie sich die Haare an ihren Oberarmen aufrichten. «Existenziell», flüstert sie leise vor sich hin. So hat Frau Martfeld – «Sag *Josephine*. Wir sind nun Verbündete!» – den Auftrag genannt. Nicht dass Marthe sonderlich Lust hätte, Erasmus um irgendwas zu bitten. Doch wenn es gelänge, einen Solisten mit Statur aus Berlin zu verpflichten anstelle des Jüngelchens, das bisher als Bariton diente, wäre für Hermann Abendroths Werdegang Unermessliches erreicht, hatte Josephine gesagt.

Marthe hebt die Hand, zeichnet mit dem gestreckten Zeigefinger ein *H* in die Dunkelheit, ein *A*.

Hermann Abendroth. Den ganzen Abend hätte sie ihm zuschauen können. Von schräg hinten. Nur wenn er sich zur Seite drehte, mit energisch ausholendem Armschwung den ersten und zweiten Geigen ihren Einsatz gab, konnte sie ein wenig von seinem Gesicht sehen. Meist begnügte sie sich damit, dem Auf und Ab der rötlichen Strähnen zu folgen, die sich an seinem Hinterkopf – jeder Mann sollt seine Haare aus der Stirn gekämmt tragen, findet sie – gelöst hatten und bei jeder seiner Bewegungen mitwippten.

Am meisten aber liebt sie die Stille. Jedes Mal, wenn er die Arme hochreißt und mit einem entschiedenen Hieb in die Luft dem Orchester Einhalt gebietet. Bis in alle Ewigkeit hätte sie ihm zuschauen können. Bis zum Ende der Vorstellung wenigstens.

«Unerträglich», hatte Frau Martfeld, Josephine, neben ihr geflüstert. Erst war Marthe nicht sicher, ob sie richtig verstanden hatte. Sie beugte ihren Kopf ein wenig zu ihr hinüber. «Wie bitte?»

Josephine schüttelte erbost den Kopf, sodass eines ihrer Löckchen Marthes Wange streifte. «Das ist kein Konzert, das ist ein Massaker.»

Vorsichtig drehte Marthe sich um, ließ den Blick über die Reihen schweifen: die übliche Mischung aus Verzückung und Dösen. Niemand sonst schien sich an irgendetwas zu stören, bis auf Konsul Westphal, der hinter ihnen «Schhht!» machte.

«Das machen sie mit Absicht. Hör, wie sie schleppen! Wir müssen gehen – Marthe ist unwohl», hatte Josephine Frau Buchenberg zugeflüstert, die auf ihrer anderen Seite saß. Und als Marthe den Mund öffnete, um zu protestieren, zwinkerte Josephine ihr zu und erhob sich leise von ihrem Sitz. Geduckt schlüpften sie unter den erbosten Blicken Konsul Westphals aus der Loge.

«Diese Stadt wird nicht eher ruhen, bis sie den armen Mann zu Grunde gerichtet hat», hatte Frau Martfeld – Josephine! – gesagt, als sie nebeneinander die Stufen zum Foyer hinabliefen.

Erneut, ganz sacht im Wind: Glockengeläut. Halb drei vermutlich. Marthe wirft sich auf die Matratze zurück. Am liebsten würde sie den Tennisschläger nehmen und sämtliche Bälle, die sie im Halbdunkel finden kann, ohne jemanden zu wecken, und hoch zu den Plätzen an der Israelsdorfer Allee, Aufschläge üben. Oder nur mit aller Kraft die Bälle wegdreschen, sodass sie mit großem Bogen im dunklen Gebüsch verschwinden. Und vielleicht mit aller Kraft schreien. Ein bisschen schreien wäre auch gut.

Gegenüber brennt noch Licht. Im Gartenzimmer. Das Fenster ist von hier nicht zu sehen, aber der Widerschein erleuchtet die Tannen hinterm Haus. Eigentlich ist Josephine mit Alma befreundet, Jost war auch ein paar Mal zu ihren Gesellschaften eingeladen. Ehe Mutter in den Harz zog, hat sie Marthe immer rausgeschickt, wenn im Empfangszimmer das Gespräch auf Martfelds kam.

«Was ist denn so schlimm an ihnen?», hatte sie Alma einmal gefragt. Nichts, außer das Getratsche. Die ganze Geschichte hat Alma ihr erst letzte Woche erzählt: Ehe sie verlobt waren, habe Josephine stets gesagt, dass sie Augusts Gefühle nicht erwidere. Ihn angefleht habe, nicht um sie anzuhalten, weil sie wusste, ihr Vater würde nicht widerstehen können. Als August trotzdem hinging, hatte der Vater sie so lange mit der Weidenrute geprügelt, bis sie einwilligte. August habe es so leidgetan, dass er vor der Hochzeit schwor, ihr jede Freiheit zu lassen, dass sie sein dürfe, wer sie wolle. «Es ist nicht an Mutter, sich das Maul darüber zu zerreißen», hatte Alma gesagt.

Vater hatte keine Einwände gehabt, als Josephine ihn sehr förmlich – Ida hat ihr die Karte gezeigt – um Erlaubnis fragte, ob Marthe sie zum Sinfoniekonzert begleiten dürfe. Das vorletzte der Saison. Mittlerweile lange beendet, Hermann Abendroth wird daheim sein, in der Breiten Straße. Seine Wohnung ist gegenüber vom Rathaus. Wenn sie Vater morgens nach dem Spazierengehen noch zur Arbeit begleitet, kann sie nicht anders, als sich immer wieder nach der schwarz lackierten Eingangstür umzublicken. Auch wenn sie sich Hermann Abendroth dort nicht so recht vorstellen kann – in zwei Zimmern, «auf Schäbigste möbliert», sagt Josephine – oder überhaupt in irgendeinem alltäglichen Raum. Eigentlich ist er viel zu erhaben, zu wundervoll für so etwas Gewöhnliches wie *wohnen*. Für sie lebt er im Konzertsaal, vielleicht noch im Theaterfoyer, und ein wenig natürlich auf der Martfeld'schen Terrasse und im Gartenzimmer. Dort hat

Josephine sie ihm vorgestellt. «Marthe, Senator Lindhorsts jüngere Tochter, von der ich Ihnen erzählt habe.»

Hermann Abendroth hatte eine angedeutete Verbeugung gemacht. Ihr allerlei Nettigkeiten gesagt – vermutet sie zumindest. Vor Aufregung hatte sie nur auf seine sich bewegenden Lippen gestarrt und kein Wort verstanden. Bis er ihr schließlich die fatalste aller möglichen Fragen stellte.

«Welches Instrument spielen Sie?»

Die ehrliche Antwort lautet: keines. Zurzeit zumindest. «Piano», sagte sie beinahe automatisch und fürchtete eine atemlose Sekunde lang, er könne durch die offene Terrassentür auf den Flügel im Martfeld'schen Gartenzimmer deuten und sie bitten, etwas vorzutragen.

Zum Glück hatte sich Marieluise Vanheeren zwischen sie gedrängt. «Maestro, darf ich Sie um eine Empfehlung bitten?»

Seitdem bereut Marthe zutiefst, dass sie «die Musik» vor einem halben Jahr aufgegeben hat. Doch immer wenn sie spielte, sah sie Mutter über sich im ersten Stock in dem kleinen Wohnzimmer sitzen. Konnte fühlen, wie sie zuhörte. Wie sich bei jedem unsauberen Akkord ihre Augen schlossen, sich bei jeder schleppend gespielten Passage die dichten Wimpernkränze senkten, langsam und nachdrücklich, als bereite Marthes Spiel ihr Schmerzen. Und wenn sie mit dem Üben fertig war, die Treppe hinauf in ihr Zimmer lief, öffnete sich Mutters Schlafzimmertür am Ende des Flurs, schrammten kurz darauf die Klavierhockerfüße übers Parkett, gefolgt vom dezenten Klack der gegen die Stirnseite des Flügels stoßenden Klappe. Immer ertönte genau das Stück, das Marthe zuvor gespielt hatte. Ihr Gehör reinigen, nennt Mutter es. Waren es mehrere, spielt sie die Stücke in umgekehrter Reihenfolge, beginnend mit Marthes letztem und endend mit ihrem ersten. «Bitte nicht», wendet Mutter ein, wenn Vater abends Alma oder Marthe auffordert, ob sie nicht etwas spielen wollen für die Gäste. «Einem musisch empfindsamen Menschen –», setzt sie hinterher, in das Schweigen hinein, den Satz nie beendend.

Schon wieder die Glocken. Drei Uhr. Bald wird es dämmern. Wenn Vater morgen früh mit ihr spazieren gehen will, ist sie verloren – Aber dann zieht Marthe, auf dem Rücken liegend, die Beine an und strampelt vor Glück. Über ihre Mission. Ihre Verbündete. Es ist wunderbar, den ganzen Tag über *H.A.* reden zu können, ohne darüber nachdenken zu müssen, welchen Eindruck es macht.

«Es bräuchte eine Stimme, die von der Farbe her eine leichte Stimme ist, aber die trotzdem richtig Wucht hat, findest du nicht auch?», hatte Josephine gesagt, als sie vorm Eingangsportal standen. Es ging um die Solisten für die nächste Saison.

Marthe hatte genickt. Die Luft warm, am Himmel noch Reste des Sonnuntergangs, eine Brise trieb letzte weißliche Blüten der Kastanien von der Jakobikirche über den Bürgersteig.

«Wollen wir ein Stück gehen?», schlug Josephine vor und gab dem Fahrer ein Zeichen, er möge ihnen folgen.

Als Frau Martfeld – Josephine – sie bat, mit Erasmus zu sprechen, hat sie erst «Kann Alma das nicht machen?» eingewandt.

«Nun», Josephine war stehen geblieben, hatte Marthes behandschuhte Finger in ihre genommen, «unter uns, in Anbetracht des Verhältnisses der beiden –», sie machte eine Pause, drückte Marthes Hand fester, sodass Marthe durch den Seidenstoff fühlen konnten, wie die Spitzen von Josephines Handschuhen abknickten. «Du bist die Einzige, die jetzt helfen kann.»

Erasmus' Vorhaltungen, weil sie die Schule beendet hat, kann sie mittlerweile mitsprechen. Ihm gehe es nur ums Kritisieren, sagt Vater. Im Haushalt könne Marthe sich in Ruhe und viel vollkommener bilden. Und: Sonst würde sie nur wie Grete enden – eine der Bützow-Cousinen, die mit dreißig noch Lateinstunden nimmt.

Der Himmel beginnt, sich deutlicher von den dunklen Baumwipfeln zu unterscheiden, ein blassgrauer Streifen im oberen Drittel der Scheibe, und endlich muss Marthe gähnen. Seit einigen Monaten ist Erasmus Vorsitzender des *Vereins der Theaterfreunde*; aus unerfindlichen Gründen ist er furchtbar stolz, dass sie die Saison mit Ibsen eröffnet haben. Vater hat sie nicht hingehen lassen und Alma es «angestaubt» genannt. Vielleicht kann sie Erasmus nachmittags abpassen? Alma wollte in die neue Badeanstalt am Falkendamm gehen, fällt ihr ein. Dann übermorgen im Bureau.

Doch in der kommenden Woche wird es mit jedem Tag wärmer, sodass sie die Vormittage mit Alma beim Baden verbringt, nachmittags Tennis spielt und später zu Martfelds geht, wo jeden Abend Gesellschaft ist – und Hermann Abendroth, der, während es dämmert und Mücken ihr die Knöchel zerstechen, auf dem Flügel vorspielt. Beethoven meist, mit wippendem Haar. «Ich rede noch diese Woche mit Erasmus», verspricht sie, als Josephine sie beiseitenimmt.

Alma und Marthe brechen jeden Morgen gleich nach dem Kaffee auf, das Frühstück nehmen sie mit. Wenn Anni Claasen, Steffi Buchenberg und die anderen im Dämmerlicht des Klassenraums im ersten Stock der Ernestinschule sitzen und nicht «Und? Was machst du?» fragen können. Meist zuckt Marthe nur mit den Schultern. «Ich beneide dich um die Muße», sagen sie dann, in einem Ton, als würden sie einer Kranken zur Bettruhe gratulieren.

«Später ist es zu voll», hatte Marthe behauptet, als Vater wegen ihrer Morgenspaziergänge Einwände erhob. Ida packt ihnen Äpfel ein, Rosinenbrötchen, Wurstbrötchen, Käsebrötchen, hartgekochte Eier, Erdbeertörtchen mit zerbröselnden Böden vom Sonntag.

Vor dem Haus, bei der Pforte, gibt es jeden Morgen Diskussionen. «Vater kriegt es gar nicht mit», sagt Marthe, und doch besteht Alma darauf, dass sie jeden Tag den längeren Weg über die Israelsdorfer Allee nehmen. Statt am Stadtpark entlang und durchs *Dorf*, am kleinen Lädchen vorbei mit der schönsten aller Auslagen auf einem schmalen Tisch vor dem Schaufenster. «Dienstmädchenputz!», sagt Alma.

Doch heute, als Marthe, mehr aus Prinzip, ein paar Schritte in Richtung Park geht, ruft Alma sie nicht zurück. Und als Marthe zögerlich ihren Weg fortsetzt, folgt Alma ihr stumm. Blickt, während sie schweigend nebeneinander hergehen, auf den zartgrünen Flaum, der aus dem gewalzten und geharkten Morast sprießt. Erst als Marthe vor der Auslage des Lädchens stehen bleibt, die Dresdner Pappen bewundert – goldene und silberne Herzen, Blumenkörbe, Tauben – und ihre Hand nach den Hutnadeln ausstreckt, die in einem mit Stroh gefüllten Kissen stecken, blau, rosa, grün, gelb, lila leuchten die Glasköpfe in der Sonne, räuspert Alma sich: «Ich komme nicht mit nach Westerland.»

Erstaunt blickt Marthe auf. Alma nimmt eine der kleinen Spulen mit Schleifenband in die Hand, als würde sie sich dafür interessieren. «Du fährst mit Vater allein.»

«Ach, schade.» Marthe muss achtgeben, ihre Mundwinkel wollen nach oben. Solange sie ihn nicht stört und pünktlich und umgezogen zum Abendessen erscheint, lässt Vater sie für gewöhnlich tun, was sie will. «Aber dann musst du deinen Geburtstag alleine feiern», fällt ihr ein. Alma wird 25.

«Ich fahre nach Oberammergau.» Alma legt die Spule zurück. «Mit Martfelds.»

«Das erlaubt dir Vater niemals!» Marthe schüttelt den Kopf.

«Er hat schon Ja gesagt. Ich habe ihn gestern Abend gefragt.»

Marthe blickt zur Seite, zieht eine der Hutnadeln aus dem Kissen, um irgendwas zu tun, denn Neid breitet sich in ihr aus, wie ein Tropfen Tinte in einem Glas Wasser. «Ich will auch mit.»

«Nein. Und bettle gefälligst nicht bei Vater, sonst verbietet er es mir deinetwegen auch wieder.»

Marthe dreht den Glaskopf zwischen den Fingern, hellblau ist er.

«Möchtest du sie haben?», fragt Alma.

Marthe schüttelt den Kopf, und als sie die Nadel zurücksteckt, kommt ihr ein ganz anderer Gedanke, der sie innehalten lässt.

«Fährt», mit einem Mal weiß sie nicht, wie sie fragen soll, «fährt H–?» Schon das *H* will nicht richtig, aber *Hermann* auszusprechen fühlt sich nahezu unmöglich an, mitten auf der Straße, unter Almas prüfendem Blick. So persönlich, als würde sie ihre Röcke hochreißen. «–err Abendroth auch mit?» Damit rettet sie sich schließlich. «Herr Konzertdirektor Abendroth», setzt sie sicherheitshalber hinterher.

«Natürlich nicht!» Alma verdreht die Augen, Bist-alt-genug-zum-Verstehen-Seufzer. Sie stößt sich vom Auslagetisch ab. «August kommt mit. Das wäre doch ein bisschen viel. Die Kinder bleiben, Gott sei Dank, zu Hause.»

Den Rest des Weges schweigen sie. Es ist nicht weit; beim Burgfeld, wo der Damm zur Falkeninsel abzweigt, führt ein Sandpfad die Böschung hinab. Rechts und links frischgepflanzte Bäumchen, fest eingeschnürt zwischen zwei Holzpfählen. «Damit sie gerade wachsen», sagt Alma. «Der Wind verbiegt sie sonst.» Der Pfad führt unten am Ufer über den längsten Holzsteg, den Marthe je gesehen hat. *Siebzig Meter* stand in den *Blättern.* Es ist so, als würde man mitten in die Wakenitz gehen. Und an seinem Ende: das weiße Halbrund der Badeanstalt mit seinen rötlich in der Sonne leuchtenden Dachziegeln. Wenn Marthe die Augen zukneift, während sie über die Holzplanken geht – «Pass auf, du fällst rein!» –, sieht sie aus wie ein Wasserschloss.

Einmal sind sie so früh hergekommen – Frieder und seine Habilitationsschrift waren zu Besuch gewesen und: «Noch ein Referat über den märkischen Adel beim Morgenkaffee ertrage ich nicht», hatte Alma gesagt, Marthe eine Stunde eher als sonst geweckt – so früh, dass die Sonne es noch nicht über die Baumkronen der Roeckstraße geschafft hatte und Dunst aus der Wakenitz aufstieg, zart weiße Schlieren. Selbst Alma flüsterte: «Wie bei den Elfen ...»

Hinter dem Eingangsportikus teilt ein Geländer den Steg in zwei Hälften. Das Kassenhäuschen in der Mitte hat zu beiden Seiten eine Scheibe. Rechts lärmt eine Schlange, auf der Frauenseite: niemand. Dennoch müssen sie warten, es gibt nur einen Kassierer. Marthe sucht die Reihe nach Rudi Buchenberg ab, vergeblich. Wenn er im Kontor schwänzt, spielen sie Ball, werfen ihn sich über die Holztrennwand zu.

Den Umkleideraum haben sie für sich allein. Alma braucht wie immer ewig, um ihre Haare aufzustecken. «Wart auf mich!» Aber da ist Marthe schon aus der Tür. Die Kabinen verschmäht sie, Hütten mit hölzernen Gevierten, in denen man brusthoch im Wasser steht, wie bei einem Badekarren. Wo mittags oft Seifenschaum auf den Wellen schaukelt. Die

Armen waschen sich heimlich die Haare dort, sagt Alma, obwohl es verboten ist.

Das Wasser kalt, Marthe fühlt den feinen weichen Sand unter ihren Füßen, pflügt mit großen Sätzen durch den Nichtschwimmerbereich. Taucht unter dem Steg durch, der ihn von dem der Schwimmerinnen trennt. «Deine Frisur!» hinter ihr. Sie beginnt zu kraulen, als Erstes bis zum Seil, dessen rot und weiß lackierte Bojen das Ende der Anstalt markieren, und wieder zurück.

Die restliche Zeit fliegt sie. Nimmt Anlauf, die gesamte Strecke, den vollen Viertelkreis des breiten Hauptstegs. Stößt sich an der Tür des Umkleideraums ab, nimmt Schwung auf, rennt mit immer lauter auf das Holz trommelnden Fersen, zu schnell für Almas «Bleib!» und «– dich zusammen!» und «Kein –», holt tief Luft, versucht, die Kante beim Absprung genau zu treffen, und fliegt: mit ausgestreckten Armen und aufgerissenen Augen, parallel zur Wasseroberfläche, ehe ihre Hände, ihr Kopf sie durchschneiden und die Wakenitz wirbelnd über ihr zusammenschlägt.

Wenn sie wieder auftaucht, gilt es, die richtige Stelle zu finden, um auf den Steg zurückzuklettern, ohne dass Alma sie sieht, ihren Arm packen kann. Die Männerhälfte hat ein Sprungbrett, Marthe kann es federn hören, wenn sie die Trennwand entlangschwimmt, das Aufplatschen. Sie benutzt nie die Stufen, ekelt sich vor dem schwarzen Gummi, das auf das Holz genagelt ist. Glitschig, sobald es nass wird. Dort, wo es unter Wasser ist, fühlt es sich schleimig an.

Meist lauert Alma eine Weile in der Nähe der Umkleide, bis sie aufgibt, anfängt, ihre Bahnen zu ziehen. Dann muss Marthe nur noch achtgeben, dass Alma nicht in der Nähe ist, wenn sie abspringt.

Irgendwann ist sie müde, klettert ein letztes Mal auf den

Steg und bleibt einfach liegen. Bäuchlings, Wange auf den gekreuzten Unterarmen, spürt das warme Holz unter sich, die Sonne im Nacken, auf den Waden, ihren Sohlen. Wartet auf Almas Zurechtweisung. Doch die schwimmt weiter ihre Bahnen. Die dunklen feuchten Flecken auf den Planken verdunsten spurlos.

Marthe wringt ihre Haare aus, stempelt nasse Abdrücke ihrer Hände auf den Steg. Mit der ganzen Fläche erst, jedes Fingerglied gut erkennbar. Als sie dabei den Daumenballen aufstützt, bleibt ein halbes Herz zurück. Marthe fährt mit den Fingern zum Befeuchten erneut durch die Haare, verdreht das Handgelenk, so weit es geht, und stempelt die andere Herzhälfte daneben. Sie würde mit der Fingerkuppe auch noch *H.A.* danebenschreiben. Doch: «Marthe!» Alma ruft.

Schnell legt Marthe sich hin, auf den Rücken dieses Mal, die Augen schließt sie lieber. Doch statt «Steh auf!» zu sagen, sie in Richtung der Kabinen zu drängen, fühlt Marthe einen Streifen winziger Tröpfchen, die auf ihrem Kinn landen, als Alma sich neben ihr auf den Steg fallen lässt, kann fühlen, wie Alma sich hinlegt. Ihre Unterarme berühren sich, Almas Haut nass und kalt.

Selbst als jemand kommt – Marthe kann die Geräusche der nackten Füße hören, spürt das leichte Vibrieren des Holzes im Rücken –, richtet Alma sich nicht auf. Eine ältere Dame, die zum Rand ausweicht, um an ihnen vorbeizukommen. Alma hat das Gesicht dem Wasser zugewandt. Die Badeanstalt hat sich gefüllt, die meisten Badekabinen sind mittlerweile besetzt, ihre Türen geschlossen. Marthes Trikot ist fast trocken.

«Ich habe Hunger.» Sie setzt sich auf. Meist ziehen sie sich um und essen, während die Trikots im Trockenraum hängen, am Rand des Stegs ihr Frühstück, Füße im Wasser baumelnd.

«Mutter kommt wieder», sagt Alma anstelle einer Antwort.

«Wohin?»

«Hierher!» Bist-alt-genug-zum-Verstehen-Seufzer, zwei Linien zwischen Almas Brauen. «Sie kommt nach Hause.»

Und dann ist es eine Weile still, selbst die Möwen schaukeln stumm auf den flachen Wellen, die ein Ruderboot hinter sich herzieht.

«Es muss so gehen, sagt Vater.» Und bei *Vater* dreht Alma sich auf den Bauch, rasch und entschieden, so, als hätte ihre Stimme nicht mit jedem Buchstaben stärker vibriert.

«Er wird sie wegschicken, wenn es zu schlimm ist.»

«Er wird nicht einmal da sein!» Alma klingt verärgert. «Er will die meiste Zeit in Berlin verbringen. Vielleicht wird sie dann nicht *so agitiert*, sagt er.»

«Wieso lässt er sie nicht im Sanatorium?»

«Davon wird es nicht besser. Und es kostet ein Vermögen.»

«Was sagt Erasmus?»

«Selbst schuld, sagt Erasmus. Dass ich endlich heiraten soll.»

«Und? Willst du?» Marthe muss grinsen.

Alma schüttelt den Kopf. Nicht wie sonst, halb genervt, halb gespielt, sondern so wütend, dass sie in einer einzigen Bewegung aus dem Liegen auf die Füße kommt, mit einem Mal neben Marthe auf dem Steg steht. «Komm jetzt, umziehen.»

3 Obwohl Ida jeden Morgen unausweichlich um fünf Uhr dreißig aufwacht, bleibt sie liegen. Mit Mühe anfangs und überlegend, ob sie nicht doch –, und ein-, zweimal hat sie sich aufgesetzt, die Decke zurückgeschlagen, ehe sie sich wieder einrollte.

Mittlerweile dreht sie sich einfach um, döst weg, und wenn sie die Augen wieder öffnet, zwitschern die Vögel, als zwitscherten sie schon lange. Hinter dem braun-weiß gestreiften Rollo leuchtet die Sonne, im alten Haus hing es in einem der Kinderzimmer. Idas Haare kleben nass am Hals. Sie dreht sich auf den Rücken, beobachtet, wie der Schweiß in der Kuhle unter ihrem Brustbein zu einer Lache zusammenläuft. Ihre Bettdecke liegt am Boden, die Sonne wird bald im Fenster stehen.

Sie streckt die Hand nach dem Heft aus, das auf dem Schemel neben ihrem Bett liegt. *Zeitschrift für weibliche Handlungsgehilfen*, ihre persönliche Bibel, die sie viermal im Jahr mit Herzrasen bei Hansens kauft. Sie will es wieder ins Rollo einrollen, wie die Jungen früher ihre *Grisette*-Seiten. Ihre Finger sind steif, das kennt sie schon, morgens, wenn sie sie beugen will, krümmen sie sich so widerwillig wie der Metallklappverschluss einer alten Handtasche, der dringend gefettet werden müsste. Es kostet Kraft, sie zur Faust zu ballen, ihre Knochen leisten Widerstand. Und doch: Der Schmerz kommt überraschend, schießt in ihren Daumen, als sie die Finger um das Papier schließt, als hätte sie mit nasser Kuppe einen der elektrischen Lichtschalter benutzt.

Sie zieht die Hand zurück, legt sie auf ihren Bauch, atmet tief ein. Der Schmerz verebbt langsam. Leicht geschwollen sehen sie aus, das ist wohl die Hitze. Vorsichtig, zur Probe, beugt sie die Finger ihrer Linken. Auch die schwergängig, aber nicht so schlimm. Sie ergreift das Heft, schiebt es in den

Spalt zwischen Leinwand und Rolle und zieht an der Kordel. Die jähe Helligkeit lässt sie die Augen schließen.

Dabei könnte sie das Heft auch liegen lassen. Alle sind fort. Die Gnädige für ein paar Tage in Hamburg bei einer der Reiter-Cousinen. Die Lütte und der Gnädige an der See, auf Sylt. Alma mit Martfelds im Oberammergau. Jost verbringt die Semesterferien mit Freunden in Italien. Friedrich junior: beschäftigt mit dem Umzug von Berlin nach Heidelberg. Die Mittleren in sicherer Ferne. Niemand ist vorübergehend wieder eingezogen, hat sich spontan für einen Tag auf der Durchreise angekündigt. Nicht einmal Erasmus, der Älteste, könnte nach dem Rechten sehen. Er ist mit Frau und Kindern in den Bergen.

Die Dielen warm unter ihren Füßen, als sie aufsteht. Eine Weile sucht sie ihre Schuhe, bis ihr einfällt, dass ihre Knöchel in der Nacht so angeschwollen waren, dass sie den Weg vom Garten in ihre Kammer barfuß zurückgelegt hat.

Die Möbel im ganzen Haus staubmatt, der Boden knirscht sandig, das Silber läuft an. Das Einzige, worum Ida sich kümmert, sind die Pakete mit schmutziger Wäsche und die Karten mit Anweisungen, was sie wohin schicken soll. Die Köchin kocht nur jeden zweiten Tag. Sülze gibt es, Kalbsmedaillons, Birnen, Bohnen und Speck. Und Kaiserschmarrn: «Wenn Alma fragt, sag, alles ist in der Hitze verdorben, wir haben Grütze gegessen.»

Ansonsten sitzt die Köchin im Garten auf der Bank im Schatten der Kastanie, Füße in einer Emailleschüssel, tratscht mit ihren Freundinnen, probiert sich durch den Barschrank. Die Flaschen füllt sie mit Wasser wieder auf. Oft setzt Ida sich abends zu ihnen.

Nachmittags übt sie auf ihrer Maschine. Eine Underwood, schon etwas älter. Die Annonce in den *Blättern* hatte sie entdeckt, als sie die Zeitungsseiten zum Anfeuern zusammenknüllen wollte. Sie stammt aus einer in Konkurs gegangenen Tonwaren-Handlung. Die Hälfte ihres Ersparten hat Ida dafür hergegeben. Gewöhnlich liegt sie versteckt im Koffer unter ihrem Bett, und sie holt sie nachts ein Stündchen hervor, wenn sie nicht zu erschöpft ist, macht Trockenübungen. Berührt die runden Tasten nur sacht mit den Kuppen, ohne sie hinabzudrücken, ohne jedes Geräusch.

Die ersten beiden Tage nach Marie Lindhorsts Abreise hat sie noch bei geschlossenem Fenster auf dem Waschtisch in ihrer Kammer geübt. Eine Decke über die Tastatur gelegt, um das Klacken zu dämpfen. Mit feuchten, immer dicker werdenden Fingern. Schweiß überall. Die Underwood ist so schwer, dass die Tischbeine schwanken, seine Kante immer wieder gegen die Wand stößt beim Tippen. Als die Köchin fragte, warum sie nicht ins Wohnzimmer gehe – «Ich verrate nichts, wenn du nichts verrätst» –, war sie erst unsicher gewesen.

Kurz überlegt sie, mit bloßen Füßen in die Sonntagsschuhe zu schlüpfen. Doch dann geht sie barfuß und im Nachthemd erst auf dem schnellsten Weg in den Keller – dort ist die Dienstbotentoilette – und dann rasch, ehe jemand sie sieht, durch das im Schatten noch taunasse Gras zum Kastanienbaum, ihre Schuhe holen. Sie liegen noch unter dem Stuhl, das Leder feucht. Sie wird sie mit Zeitung ausstopfen müssen.

Die Post ist bereits gekommen, auf dem Buffet liegt ein ganzer Stapel neben der Haube, unter der die Köchin die Kanne mit dem Kaffee warmstellt. Die Lütte hat eine Karte geschrieben. *Schwimme, so viel ich will.* Ob Ida ihren Tennisschläger schicken könne? Und drei von den guten Bällen?

Sie wird das Paket später zum Amt bringen. *Ich vermisse das*

Klavier so sehr, schreibt Marthe allerdings auch. Und ob Ida vielleicht mitbekommen habe, wie das große Mittsommer-Konzert auf der Promenade in Travemünde aufgenommen worden sei?

Hat Ida natürlich nicht. Mitbekommen hat sie allerdings, wie häufig das sehr ordentlich aus der Wochenendbeilage der *Blätter* herausgeschnittene Portrait des neuen Kapellmeisters auf Marthes Schreibtisch, Nachtschrank, Bücherbord herumliegt. Trotziger Blick, wirre Haare (rotblond wie der Gnädige, bevor die weißen anfingen, sie heller erscheinen zu lassen) und, wenn man dem Getratsche unterm Kastanienbaum trauen darf, viel zu häufig bei Frau Doktor Martfeld zu Besuch.

Jost benötigt *6 × Unterwäsche, 6 × Socken, 2 × Nachthemd, 7 × Oberhemd* und *eines von Mutters alten Operngläsern, möglichst ohne Perlmutt* nach Florenz. *Pronto, bitte!*

Frieder fragt, ob die Dichter-Büste, die früher in seinem Zimmer stand, noch irgendwo sei? *Sie würde sich sehr hübsch auf dem Sims meines Kamins machen.*

Mit der Kaffeetasse in der Hand macht Ida ihre Runde durchs Haus, schließt Fenster und Vorhänge wieder. Erst die auf der Sonnenseite und dann, langsam, von Zimmer zu Zimmer wandernd, den Rest. Abends, als es abkühlte, hat sie alles aufgerissen und eigentlich vorm Schlafengehen wieder schließen wollen. Über der Terrasse zum Garten beginnt die Luft schon zu flirren.

Zu heiß, gestern und vorgestern ist es zu heiß gewesen, um zur Untertrave zu gehen, zum Bureau der *Blätter*, danach zum *Volksboten,* nachfragen, was eine Annonce kostet. *Schreiben jeglicher Art auf der Maschine.* Eine Kostenaufstellung hat sie machen wollen, die Zimmerangebote studieren. In den *Blättern* hatte sie einmal nachgesehen, sie vor Schreck gleich wieder zugeschlagen, hastig zum Schreibtisch des Gnädigen gebracht. Dort stapeln sich die Ausgaben, ungebügelt, er wird sie hoffentlich nicht lesen wollen.

In drei Tagen kommt die Gnädige zurück, und einen Tag wird sie allein zum Putzen brauchen. Ida ballt die Finger der Rechten zur Faust, öffnet sie wieder. Mühelos. Kein Widerstand. Kein Stechen. Im Laufe des Vormittags gibt es sich immer wieder. Wenn die Hände eingearbeitet sind – so hat sie angefangen, es zu nennen. Seltsam warm fühlen sich die Finger an. Gerötet. Aber wann sind sie das nicht?

Es klingelt zweimal kurz, das Signal des Postboten. Im Briefschlitz steckt eine einzelne Karte. Erneut Marthe.

Liebe Ida, Ich habe Mutter nun schon zwei Briefe und eine Karte geschrieben, alle in Vaters Auftrag, und keine Antwort – weißt Du, ob sie angekommen sind?

Sind sie. Liegen in der Silberschale oben im kleinen Wohnzimmer. Die Umschläge ungeöffnet. Mittlerweile wohl mit einer dünnen Staubschicht überzogen.

Die Abreise war schwierig gewesen. Am Morgen, sie stieg gerade erst die Stufen vom Speicher hinab, gähnend, auf dem Weg zur Dienstbotentoilette, als – «Ida!» – der Gnädige im Morgenmantel unten am Treppenabsatz stand. «Wir nehmen einen Zug früher. Weck die Töchter!»

Sie knickste, noch immer beschäftigt, die Strickjacke über ihrem Nachthemd zu schließen. Geplant war, dass alle gemeinsam nach Hamburg fahren, wo Alma in den Zug Richtung München umsteigen und Marthe und der Gnädige zur Fähre nach Sylt weiterreisen würden. Die Gnädige sollte einige Tage bei einer der Reiter-Cousinen in Bergedorf verbringen.

Beim Abendessen am Vortag viel Schweigen und «Mütterchen, möchtest du vielleicht –?». Doch als Ida den Fleischgang abtragen wollte, saß die Gnädige mit verschränkten Armen da: «Ich bin sicher, Seeluft ist meiner Konstitution nicht abträglich.» Sie betonte *ich* und *meine*, und alle blickten auf ihre Saucenreste herab, reichten eilfertig die Teller an, als sie Idas gewahr wurden.

Das Gepäck stapelte sich bereits in der Eingangshalle. «Geh weg», sagte Marthe, als Ida bei ihr klopfte, Alma übernahm es, sie aus dem Bett zu holen. Auf dem Weg zum kleinen Wohnzimmer, hinter dem das Schlafzimmer der Gnädigen liegt, rief Friedrich Lindhorst sie halblaut zurück. «Lass, Ida! Meine Frau kann weiterschlafen, sie muss nicht unseretwegen früher aufstehen.» Und als er sah, dass Ida zögerte: «Wir schicken den Wagen zurück. Er wird sie pünktlich abholen.»

Ida knickste, und ihr Magen zog sich zusammen, denn das würde Ärger geben. Die gemeinsame Bahnfahrt war ein Kompromiss gewesen. Eigentlich hatte die Gnädige aus dem Harz direkt zu ihrem Mann und Marthe nach Sylt reisen wollen. Doch der Gnädige war fest geblieben. Seine Frau müsse sich in Ruhe und Stille wieder eingewöhnen, ein Hotel bedeute zu viel Trubel. Schließlich wurde vereinbart, dass die Gnädige, um alle daheim anzutreffen, früher aus dem Harz zurückkehren und am Morgen ihren Mann und die Töchter zumindest bis Hamburg begleiten würde.

Als sie Alma und Marthe den Kaffee eingoss, aufgewärmt von gestern, die Köchin war noch beschäftigt, die Kochmaschine anzufeuern, stand der Gnädige mit einem Mal in der Tür des Esszimmers: «Ich mache einen Morgenspaziergang zur Geschäftsstelle.» Er hielt einige Briefumschläge hoch. «Die müssen in die Post. Und ich will sehen, ob gestern Abend noch etwas gekommen ist. Auf dem Weg holt ihr mich mit dem Wagen ab.»

«Soll ich der gnädigen Frau –»

«Lass sie schlafen, Ida.» Er klingt ungeduldig. «Mein Gepäck ist in der Diele.»

Auf Zehenspitzen trugen Alma und Marthe die letzten Taschen nach unten, und am liebsten hätte Ida etwas fallen lassen, etwas, das scheppert, damit sie sich wenigstens verabschieden müssten.

Als Ida die Tür zum kleinen Wohnzimmer im ersten Stock hörte, standen Marthe und Alma noch draußen vor der Haustür, ihre Schatten fielen in die Eingangshalle. Der Fahrer war dabei, die letzten Sachen zu verstauen.

«Ida!» Die Gnädige.

«Ich komme», rief Ida und rührte sich nicht. Am liebsten hätte sie sich verdrückt. Die Köchin war, kaum dass sie das Anfeuern besorgt hatte, zum Markt, obwohl die Speisekammer voll war.

«Wir sind spät dran. Sind die Mädchen wach?» Marie Lindhorst kam im Morgenmantel die Treppe herunter.

«Komm schnell», hörte sie Alma halblaut sagen, und die beiden Schatten verschwanden aus der Türöffnung.

Als der Wagen eine knappe Stunde später erneut vor dem Haus hielt, lag Marie Lindhorst bereits wieder im Bett. Blieb dort den restlichen Tag und die nächsten ebenfalls. Bis der Älteste vorbeikam, eigentlich um nachzusehen, ob sie wohlbehalten aus Bergedorf zurück sei, und sie überredete, trotz allem die Reiter-Cousinen zu besuchen. Und immerhin scheint es ihr dort zu gefallen. Die letzte Nachricht war, dass sie eine Woche bleibe.

Das erste Mal, dass Ida die Maschine runter ins Wohnzimmer getragen hatte, zuckte sie zusammen, als das Parkett unter ihr knarzte, dort, wo es immer knarzt, jeden Tag unzählige Male, ohne dass sie zuckt. Mittlerweile setzt sie sich an die Stirnseite des großen Tisches, zwischen den beiden silbernen Leuchtern und der Wedgewood-Vase mit den verwelkenden Rosen, deren Blätter sich bereits zu rosa-weißen Haufen auf der Tischplatte sammeln, und mit jedem energischen Anschlag kommen weitere dazu.

Wie ein anfahrender Zug, wie eine Lok klingt sie. Langsam erst das Stampfen der Anschläge, mit Pausen dazwischen, die kürzer werden. Bald aber nehmen ihre Finger Fahrt auf, suchen ihre Augen nicht mehr nach den Buchstaben, reiht sich ein Schlag an den nächsten, immer schneller, ineinander übergehend, immer lauter, bis sie Höchstgeschwindigkeit erreichen und weiter, weitertrommeln, ohne nachzulassen, bis Ida außer Atem ist.

ICH WERDE stampfen ihre Finger NICHT IN DIENSTEN STERBEN; ICH WERDE NICHT IN DIENSTEN STERBEN; ICH WERDE NICHT IN DIENSTEN STERBEN; ICH WERDE NICHT IN DIENSTEN STERBEN; ICH WERDE NICHT IN DIENSTEN STERBEN – seitenweise ICH WERDE NICHT IN DIENSTEN STERBEN. Ohne Papier natürlich, ohne Farbband. Das wäre Verschwendung.

Noch nie war Ida so laut, glaubt sie. ICH WERDE – Sie hat die Feststelltaste vergessen, fällt ihr auf. Als sie sie lösen will, mit dem Daumen nach dem Hebel langt, erneut ein Schmerzblitz von der Kuppe bis in den Ballen hinein.

Sie lässt die Hände sinken, nimmt eine in die andere. Ihre Finger sind gerötet, geschwollene Adern auf den Handrücken. Sonst sehen sie normal aus. Sie wartet mit angehaltenem Atem, dass das Glühen abebbt, der Schmerz erträglich wird. Noch macht er sie wütend, sie schließt die Augen, um die rosa-weißen Blätterhaufen nicht zu sehen, würde sie gerne mit einer Bewegung von der Tischplatte fegen, auf ihnen herumtrampeln.

Als es wieder geht, läuft sie rasch in die Küche. Kaltes Wasser über die Hände laufen lassen, vielleicht hilft das.

Nachts brennen sie manchmal, nicht immer.

«Geh zum Arzt», sagen sie abends unterm Kastanienbaum, als sie davon erzählt, dringlich, alle gleichzeitig: «Geh zum Arzt!»

4 Vorsichtig drückt Marthe die Klinke hinab, öffnet die Zimmertür nur einen Spalt. Lauscht. Von unten ein gedämpftes Schleifen, als würde eine Schublade rausgezogen. Zu früh.

Sie presst die Tür mit der Handfläche gegen den Rahmen, ehe sie die Klinke wieder loslässt. Der Schnapper gleitet geräuschlos zurück. Solange Mutter sich noch mit Stoffmustern, Katalogen und Listen beschäftigt, ist es aussichtslos, wird sie einen Auftrag für Marthe haben.

Marthe nimmt den Tennisball vom Schreibtisch, wirft ihn hoch, fängt ihn wieder auf. Wirft ihn immer höher, bis er die Decke berührt, ganz leicht nur, ohne Wucht abprallt (vorgestern ist ihr die Wasserkaraffe zersplittert). Sie wartet. Auf die Viertelstunde zwischen sich Hinlegen und Eindösen, wenn Mutter ihre Ruhe möchte und nur mit den Achseln zuckt, wenn Marthe fragt, ob sie morgen mit zum Kammermusikabend darf. Josephine hat schon vor Tagen geschrieben, um Erlaubnis gebeten, Marthe einzuladen. Ohne Antwort bisher. Marthe hätte lieber bis zum Abendessen und auf Vater gewartet. Aber vor sechs, hat Josephine gesagt, länger könne sie das Billett nicht reservieren. Nicht dass es einen leeren Platz in der ersten Reihe gibt.

Mit ihren Aufgaben ist Marthe fertig. Ordnung im großen Wohnzimmer und die Blumen – ihre neuen Pflichten, seit sie aus Westerland zurück ist. «Na, das wird ja was werden», hat Ida gesagt, die meist das Staubwischen erledigt. Jeden Donnerstag geht Marthe seitdem zum Blumenstand auf dem Markt. Die gelben Rosen, die sie als Erstes kauft, sind so schön, dass sie sich mit jeder Blüte einzeln zart über die Wangen streicht, ehe sie die Stiele in der großen Majolica-Vase arrangiert. Die Köpfe der roten Dahlien in der folgenden Woche tippt sie im Vorbeigehen gerne mit den Fingerspitzen an, freut sich, als die letzte Knospe noch aufblüht, so sehr, dass sie Ida holt, um sie ihr zu zeigen. Mit den Freesien beginnt die Konzertsaison, und obwohl sie sich in allen Farben – gelb, violett, weiß und purpurn – öffnen, muss Ida sie am folgenden Donnerstag mehrfach erinnern. Der rosafarbene Phlox lässt nach drei Tagen die Blätter hängen, sie hat das Wasser vergessen; bei den weißen Nelken mit den kirschroten Blatträndern ist es braun und stinkt, als sie es weggießt.

Als sie vorige Woche die Vase mit den Lilien anhob, fielen die meisten Blütenblätter lautlos auf die Tischplatte, und zwanzig Minuten später, bei Martfelds auf der Terrasse, stellte sie fest, dass ihre Hände, Manschetten, selbst ihre Wangen mit orangefarbenen Pollen verschmiert waren. Zu allem Überfluss erkundigte sich Josephine erneut, ob sie Gelegenheit gehabt habe, mit Erasmus zu sprechen. Davor war sie sicher gewesen, Mutter habe sich hingelegt. Doch als sie durch den ersten Stock huschte, auf die Treppe nach unten zu, öffnete sich die Tür des kleinen Wohnzimmers hinter ihr.

«Wo willst du hin?» Mutter stand auf der Schwelle.

«Rüber.» Marthe machte eine unbestimmte Kopfbewegung in Richtung Kaiser-Ferdinand-Platz.

«Hör auf, Frau Martfeld zur Last zu fallen.»

«Sie hat mich eingeladen.» Einen Moment zögerte Marthe, denn in ihre Gedanken flicht sich die bange Frage, ob es nicht vielleicht stimmt, sie lästig ist. «Ich kann kommen, wann immer ich möchte, hat Josephine gesagt.»

«Sie ist nur höflich, sie hat Besseres zu tun.»

Marthe antwortete nicht, setzte sich stattdessen in Bewegung, auf die Treppe zu.

«Bist du mit dem Wohnzimmer fertig?»

«Ja.» Sie drehte sich nicht um, sprang die Stufen hinunter, hoffte, das Gepolter werde Mutters Stimme übertönen. Sie ins kleine Wohnzimmer zurücktreiben.

«Bleib stehen.» Mutter klang wütend. «Und die Lilien?»

Abends hat Vater sie zu sich gerufen. Natürlich dürfe sie zu Martfelds, müsse sich aber künftig immer bei Mutter abmelden.

«Und wenn sie schläft?», hatte Marthe eingewandt.

«Dann bei Alma.» Vater klang gereizt. «Solange sie noch da ist», hatte er hinterhergesetzt. «Gib wenigstens Ida Bescheid.»

Aus Versehen wirft sie den Ball statt an die Decke an die Wand gegenüber. Mit Kraft. Er hinterlässt einen weißlichen Fleck auf dem Tannengrün der Tapete. Sie kann sich aussuchen, ob sie hier bleiben oder in Almas Zimmer ziehen möchte, hat Vater gesagt.

Ida ist in der Stadt, Pakete von der Post holen, die aus Hamburg gekommen sind. Aussteuerkram. Alma war gestern mit Ernst in Bremen – die Familie kennenlernen – und kam in der Nacht erst zurück. Aber selbst wenn Alma zu Hause ist, ist es ein bisschen so, als wäre sie schon weg. Als wäre sie aus Oberammergau nie zurückgekehrt. Als hätte Marthe sie zuletzt in Hamburg am Bahnhof gesehen, ungeduldig, dass Alma endlich im Abteil verschwindet, weil sie noch einen Pfannkuchen wollte, ehe Vater und sie zum Zug nach Buxtehude mussten.

In den ersten Tagen nach den Ferien war Alma still und meist in ihrem Zimmer. Einen Nachmittag blieb sie ganz mit Kopfschmerzen im Bett. Als die Köchin nach dem Speisezettel für das Dinner fragte, zuckte sie mit den Achseln: «So wie immer.» Weil Mutter zurück ist, hatte Marthe gedacht. Um ihr nicht in die Quere zu kommen.

Bis Ida eines Morgens beim Frühstück die Post brachte. Sie waren zu dritt, Mutter schlief noch. Zuoberst lag ein zentimeterdicker Umschlag aus München. Alma sprang auf, und ein Laut entfuhr ihr, der Vaters Stirn über dem Rand der *Blätter* in Falten legte. Almas Hände ruckten hektisch, als sie den Umschlag aufriss und zwei weitere Kuverts herauszog. «Lass uns bitte einen Moment alleine», hatte sie zu Marthe gesagt, und als Marthe den Kopf schüttelte und nach einer weiteren Toastscheibe griff, obwohl sie satt war: «Vater, Marthe hört nicht!»

Vor drei Tagen stand die Verlobungsanzeige in den *Blättern*. Die Blumen zu besorgen, ist seitdem eine ganz neue Herausforderung. Die Vasen sind alle längst gefüllt, ebenso Glaspokale, Bierseidel und sämtliche Kannen, die die Köchin entbehren konnte. Die letzten Sträuße hat Marthe in Einmachgläsern arrangiert. Verteilt sie mittlerweile willkürlich in allen Ecken, wo sie Platz findet.

Erst hat sie, um Alma eine Freude zu machen, alle in ihr Zimmer getragen, während sie mit Mutter bei der Anprobe war. Hat die Gefäße auf allen freien Flächen verteilt: auf Kommode und Ankleidetisch, die kleineren in einer ordentlichen Reihe auf dem Bücherbord, alle mit Nelken auf dem Sekretär, die Langstieligen entlang der Wand auf dem Parkett, wie ein Spalier, Rosen auf dem Nachttisch ... Wütend ist Alma geworden, Ich-hab-mehr-als-genug-zu-tun!-Vortrag. Bis auf ein Dutzend roséfarbener Rosen von Ernesto und die gelben von Vater musste Marthe alle wieder hinuntertragen.

Ernst Hellner, den Alma hartnäckig *Ernesto* nennt, hatte die Sommerfrische ebenfalls in Oberammergau verbracht. Alma war ihm zuvor bei einem Empfang des Bremer Kunstvereins, zu dem sie Josephine begleitet hatte, vorgestellt worden.

«Und hast du da schon was gemerkt?», hatte Marthe sie gefragt.

Verdrehte Augen.

In seiner Seele sei er Italiener, sagte Ernst, als er bei ihnen vorsprach. Mehrere Jahre hat er in Florenz gelebt. Von Beruf zwar Künstler – Bildhauer und Medailleur –, jedoch aus einer Bremer Kaufmannsfamilie. «Mit einer Professur in München», wie Mutter gerne betont. Schlank, groß, dunkelhaarig, bisschen grau an den Schläfen, ebenmäßige Züge (aber überhaupt kein Vergleich mit Hermann Abendroth). «Ein schöner Mann», sagt Mutter.

«Ist er über Vaters finanzielle Verhältnisse orientiert?», war Josts erste Frage, als er für ein paar Tage aus Göttingen herüberkam. Alma spricht seitdem nicht mehr mit ihm. Doch niemand scheint über die Verlobung erfreuter zu sein als Mutter. «Heiter», nennt Erasmus sie. «Erleichtert, dass sie mich los ist», sagte Alma zuerst. Alle hatten erwartet, es werde ein endloses Gezanke und Gezerre, Tränen und Türenschlagen über das Zurüsten geben. Sag zu allem Ja und bestell nur, was dir vernünftig erscheint, hatte Vater Alma geraten.

Aber: «Was immer *du* möchtest», sagt Mutter. Und vorgestern Abend, als sie sich zur Nacht zurückzog, sagte Alma mit einem Mal: «Danke, Mutter.» Die beiden haben sich umarmt, und Marthe ist leise rausgegangen.

Es wird kein Festbankett geben, zu Marthes großem Bedauern. Aber nachdem Hermann Abendroth einige Dutzend Male in ihrer Phantasie seinen Taktstock beiseitegelegt hat (natürlich dirigiert er die Kapelle), um ihr seine Hand darzubieten, sie zum Walzer auf die Tanzfläche zu führen, musste sie einsehen, dass in den wenigen Wochen bis zur Hochzeit eine größere Gesellschaft kaum zu organisieren wäre. Es wird ein Essen geben *zu Ehren der Brautleute* im Ratskeller. Gestern Nachmittag hat sie mit den Einladungen verbracht, ihr Daumenballen schmerzt noch heute.

«Warum die Eile?», hatte Erasmus gefragt. Und als Alma mit den Achseln zuckte: «Bist du –?» Er hatte sie leicht amüsiert von der Seite angeblickt.

«Nein!» Selten hatte Marthe Alma so empört gesehen, und sie kennt Alma in empört.

«Ist sie was?», hat sie nachgefragt.

«Nichts!» Beide im Chor.

Sie kann es sich daher denken.

Gedämpftes Ting-Ting der Standuhr unten in der Eingangshalle. Halb sechs. Wenn sie nicht bald fragen geht, ist es zu spät für den Kammermusikabend. Als sie die Zimmertür öffnet, lauscht, selbst als sie den Atem anhält: kein Laut. Sie wirft den Ball aufs Bett, nimmt die Strickjacke von der Stuhllehne, vielleicht bittet Josephine sie zum Abendessen. Ehe sie die Stufen hinabgeht, hält sie inne – noch immer Stille im ersten Stock.

Marthe klopft an die Tür zum kleinen Wohnzimmer, ganz leicht, mit dem Fingerknöchel. Kein Herein. Klopft erneut. Nicht dass Mutter bereits schläft, sie die gute Viertelstunde zwischen Hinlegen und Eindösen verpasst hat.

Mutter hat sich gar nicht hingelegt, stellt sie überrascht fest, als sie die Tür öffnet. Mutter sitzt in dem lindgrünen Sesselchen am Fenster, auf ihrem Schoß eine der Aussteuerlisten, ihr Oberkörper seitlich über die linke Lehne gebeugt. Sie scheint irgendwas auf dem Beistelltisch zu betrachten. Den Lampenfuß mit den beiden Haubentauchern, den Robert geschickt hat.

Sie blickt nicht auf, als Marthe sich räuspert. «Darf ich mit Frau Martfeld zum Kammermusikabend?»

«Dirz», antwortet Mutter, ohne den Kopf zu heben. Ihr Gesicht noch immer eine Handbreit über dem Lampenfuß.

«Darf ich? Es beginnt um halb acht. Um zehn bin ich wieder da.»

«Dirz.»

Marthe macht einen Schritt auf sie zu, und da kippt Mutter mit einem Mal nach vorne. Als würde sie von der Lehne abrutschen, gleitet ihr Oberkörper, ihr Kopf haltlos, nach unten. Sie schlägt seitlich auf, mit der linken Schulter zuerst, dann rutscht ihre Hüfte nach, der linke Arm merkwürdig nach hinten gestreckt. Bleibt so liegen, mit einer Wange auf dem Teppich.

Marthe versteht nicht. Kniet sich vor sie hin. «Was hast du?»

«Dirz», sagt Mutter und etwas, das wie «Hemau» klingt. Und dann hebt sie den anderen Arm, den rechten, er ruckt und zittert, langsam streckt sie ihn aus, ihre Finger seltsam steif abgespreizt, und als sie sich Marthes Rock nähern, ihn beinahe berühren, zuckt Marthe zurück, beginnt aber endlich zu schreien, mit ihrem ganzen Körper, so fühlt es sich an, als wenn sie nichts als ein weit aufgerissener Mund wäre: «Idaaaaaa. Idaaaaaa. Idaaaaaa.»

Der Arm sinkt herab, Mutters Kopf sackt zur Seite. Einen

Moment glaubt Marthe, sie habe das Bewusstsein verloren, doch das Lid ihres rechten Auges blinzelt, der schwarze Wimpernkranz hebt und senkt sich, das andere bleibt geschlossen.

«Almaaa.»

Speichel läuft aus Mutters linkem Mundwinkel, tropft in einem Faden neben ihrem Gesicht auf den Perser. Marthe streckt die Finger aus, möchte ihn wegwischen. Poltern draußen auf den Stufen.

«Almaaa!»

Doch es ist Ida, die kurz auf der Schwelle innehält und dann durchs Zimmer zu fliegen scheint, auf den lindgrünen Sessel zu. «Lauf! Sag Doktor Reiter Bescheid mit dem Fernsprecher. Lauf!»

Marthe hört Ida zwar, versteht jedes Wort, und doch hat alles irgendwie nichts mit ihr zu tun: Idas sich aufbauschender Rock, als sie neben Mutter auf den Boden sinkt, der schwarze Wimpernkranz, der immer schneller flattert.

Marthe sieht zu, wie Ida versucht, ihre Hände unter Mutters Achseln zu schieben, sie wieder auf den Sessel zu hieven, vergeblich.

«Henau.»

Erst als Alma hinter ihr auf der Schwelle aufschreit, setzt Marthe sich in Bewegung, stürzt an Alma vorbei, deren Haare sich feucht auf einem Handtuch kringeln. Sie muss dabei gewesen sein, die Strähnen an der Stirn einzudrehen. An der Schläfe baumelt ein Drahtwickler.

XV

ZWISCHEN DEN DÄCHERN

September 1906

Erasmus steigt aus dem Wagen, als Marthe aus der Haustür tritt, er breitet die Arme aus. Sie lässt zu, dass er sie an sich drückt, hält einfach still. Es ist nicht unangenehm. Der Stoff seiner Jacke riecht ganz leicht nach Parfum. «Alles wird wieder gut», flüstert er. Marthe nickt, an ihn geschmiegt, die Astern auf dem Kaiser-Ferdinand-Platz sind über Nacht hellila aufgeblüht, stellt sie fest.

«Alma ist vor dem Frühstück los, in die Stadt, laut Ida», sagt sie, als er sie loslässt. Ehe er fragen kann, wie es ihr geht. Das letzte bisschen Sonnenbräune aus den Bergen ist aus seinem Gesicht verschwunden.

«Sie hat von der Post auf dem Fernsprecher angerufen. Wir holen sie unterwegs bei Nöltings ab.» Er hält ihr die Wagentür auf.

«Mein Beileid», wünscht der Fahrer über die Schulter.

Marthe nickt.

Als sie die Israelsdorfer Allee entlangrollen, nimmt Erasmus ihre Hand und drückt sie sanft. Marthe blickt zur Seite, senkt die Lider, als brauchte sie einen Moment, als würde sie um trockene Augen kämpfen. Sie betrachtet den hellbraunen Ledergriff der Tür, dunkler in der Mitte: vom Schweiß. Ihre Hand muss nicht gedrückt werden. Aber Marthe ist sicher, sie sollte gedrückt werden müssen – und dass es nichts Gutes über sie sagt, dass es nicht so ist. Alle weinen. Vater. Ida. Alma: «Jetzt wird es nie mehr in Ordnung kommen.» Selbst

Josephine – schreibt sie zumindest. Und in Marthe noch immer nichts als ein großer, leerer, nicht unangenehmer Raum, in dem sie alleine am Fenster sitzt und durch die Scheibe alles beobachtet.

Als Erasmus zu reden beginnt, windet sie ihre Finger vorsichtig aus seinen, es soll nicht brüsk wirken. Das würde Fragen nach sich ziehen, und sie will keine Fragen. Sie wollen einen Perlkranz aussuchen. Alle zusammen, es war seine Idee gewesen: erst Frieder und Jost vom Bahnhof abholen und dann zum Bestatter fahren. Mit Schleife und letztem Gruß. «Maiglöckchen, die hat sie geliebt.»

Marthe nickt.

«Und Noten vielleicht, um die Musik zu symbolisieren?»

Sie nickt erneut.

Während Doktor Reiter da war, hat sie in ihrem Zimmer auf der Fensterbank gesessen, den beiden Stadtgärtnern zugesehen, die auf dem Kaiser-Ferdinand-Platz die Reste der weißen und roten Petunien aus dem Rondell rupften. Immer wieder versucht, ihre Finger am Rock abzuwischen, sie fühlten sich immer noch feucht an vom Speichel. Und alles, woran sie denken konnte, war, dass sie wohl nicht zum Kammermusikabend gehen wird.

Irgendwann hat Alma geklopft. «Es ist aus», hat sie gesagt und aufgeschluchzt.

Marthe hatte genickt und sich nicht umgedreht.

Als Ida in der Küche den Arm um sie legte, hat sie sich losgemacht. Da war es schon dunkel. Sie hatte sich runtergeschlichen, weil ihr übel war vor Hunger. Mit den geschmierten Broten auf dem Weg nach oben, kam ihr Alma auf den Stufen entgegen. «Vater hat sich im Arbeitszimmer eingeschlossen.» Und lief weiter. Erasmus' Stimme in der Eingangshalle.

Am nächsten Tag war es nicht anders. Das Rondell wurde neu bepflanzt. Das schwarze Viereck des Kutschendachs des Bestattungsunternehmens stand vorm Haus. Sie hat zugesehen, wie vier Männer den Sarg hereintrugen, dem gedämpften Poltern ihrer Schritte auf der Treppe gelauscht. Die Augen geschlossen, nachgespürt, tief in sich, mit aller Kraft und zu Fäusten geballten Händen. Doch weiterhin: nichts.

«*In Liebe, deine Kinder* oder *Voller Liebe* – was denkst du?»

Sie bleiben stehen, auf der Burgtorbrücke, wie immer, Stau. Als sie vorletzte Woche hier warteten, auf dem Weg zu Stenzels, Servietten und Tischtücher aussuchen, hatte Mutter sie des Wagens verwiesen, weil nicken statt antworten aufmüpfig ist. Das Halbrund der Badeanstalt weiß hinter den Baumkronen. Am Ende des Sandwegs sind die ersten Meter des Stegs zwischen den Stämmen zu sehen. Letzte Woche wurde abgebadet, stand in den *Blättern*. Seit Mutter zurück ist, dürfen sie ohnehin nicht mehr hin. Irgendwas mit Männern in dunklen Anzügen, die Mädchen über Felder hinterherrennen. Erasmus hatte versucht, sie umzustimmen. Aber Mutter ist fest geblieben. Und schon wieder *ist.* Nicht *war.* Wenn sie endlich *war* denken könnte, wird sie es vielleicht auch fühlen.

Alma wartet bei Nölting im Eingang mit zusammengepressten Lippen. Der Wind zieht an ihren Röcken, ihre Nase gerötet, als würde sie frieren. Erasmus steigt aus, vielleicht, um sie zu umarmen. Doch Alma taucht rasch an ihm vorbei, durch die Tür, lässt sich neben Marthe auf den Sitz fallen.

«Wie geht es dir?», fragt er, als der Wagen anfährt.

Alma hält die beiden flachen Pakete in ihren Händen hoch. «Die nachbestellten Traueranzeigen waren schon fertig. Ich konnte sie mit den Platzkarten für die Hochzeit gleich mitnehmen. Praktisch, nicht?»

Sie sind gerade an Hermann Abendroths Haustür vorbeigerollt, stellt Marthe zu spät fest.

«Ich kann mir vorst–» Erasmus verstummt, als Almas Hand hochfährt.

«Kannst du nicht.» Sie blickt aus dem Fenster, auf das Gewühl auf dem Markt.

Als der Wagen vor dem Bahnhof hält, langt Alma über Erasmus hinweg, öffnet die Tür, und ehe er aussteigen kann, drängt sie sich an ihm vorbei und hinaus. Marthe gelingt es als Erster, die Kreidehaken auf der Anzeigetafel zu entziffern. Josts Zug hat Verspätung, stellen sie fest – *ca. 1 Stunde* –, Frieders wird jeden Moment einfahren.

Marthe läuft hinter Erasmus die Stufen zum Bahnsteig hinab. Alma bleibt oben, nachsehen, ob im Restaurant ein Tisch frei ist. Auf der Plattform stellen sie sich ganz an den Rand. Die meisten Aussteigenden sind bereits bei den Treppen, als Marthe Frieder entdeckt. Mit Zylinder, einem zu engen, nicht zugeknöpften schwarzen Gehrock und Kummerbund. Er dreht sich langsam um die eigene Achse, in einer Hand die Tasche, in der anderen eine Zeitung, die gerade im Begriff ist, sich wieder auseinanderzufalten. Sein Blick gleitet über Marthe hinweg, obwohl sie die Hand hebt. Seine Schultern hängen nach vorne. Erst als Erasmus seinen Namen ruft, strafft er sich, drückt die Brust raus.

Das Restaurant gut gefüllt, Alma hat einen Tisch am Fenster gefunden.

«Hunger?», fragt Erasmus.

Frieder zögert kurz, dann schüttelt er den Kopf.

«Vier Kaffee», wendet Erasmus sich an die Bedienung.

«Und einen Sherry», sagt Alma.

«Haben wir nicht. Likör?»

Sie nickt.

«Einen Cognac», ergänzt Erasmus.

«Zwei», sagt Frieder. «Und Würstchen mit Kartoffelmus.»

Als der Kellner Marthe anblickt: «Kaffee!» Alle drei im Chor, ehe sie den Mund öffnen kann.

Sie schweigen, bis die Getränke kommen. «Auf sie», sagt Frieder.

Das Fenster geht auf den Vorplatz hinaus, auf dem Sims davor drängen sich Tauben, zwischen langen Metallstacheln. Als Frieder zu kichern beginnt, ahnt Marthe bereits: Gleich gibt es Geschrei. Er mustert Alma schon seit einer Weile, ihre verärgerten Blicke ignorierend.

«Jetzt hat sie dir doch noch auf den letzten Metern die Hochzeit versaut.»

Marthe prustet los. Selbst Alma muss grinsen.

«Es reicht!» Erasmus schlägt mit den Fingerspitzen auf die Tischplatte. Zieht die Hand wieder zurück. Schiebt sie unter die linke Achsel, verschränkt die Arme vor der Brust, als wolle er sie verstecken. «Verzeiht.»

Marthe blickt zu den Tauben auf dem Sims, dicht aneinandergedrängt und zwischen ihnen rostige Spitzen.

«Jost!», ruft Alma unvermittelt und deutet aus dem Fenster. Und richtig: Mit schwarzem Barett auf dem Kopf steuert er zielstrebig eine der Kraft-Droschken an. Alma springt auf und hastet zum Ausgang. Marthe kann sehen, wie Jost herumfährt, auf Alma zuläuft, sie einander umarmen. Beide am Weinen.

Es dauert, bis sie bei ihnen am Tisch auftauchen. Jost bestellt sich Rostbraten und ein Viertel Riesling.

«Erinnert ihr euch an das Schlagballspielen in Timmendorf?» Erasmus dreht den Stiel des leeren Cognacglases zwischen den Fingern. Frieder nickt. Marthe und Jost schütteln den Kopf. «Wie schnell sie war? Ihre Mannschaft hat immer gewonnen.»

«Ich durfte nie mitmachen. Zu dünn und mickrig, hat sie gesagt.»

«Ich war immer zu dick.» *Stell-dich-nicht-an* in Frieders Stimme. «Sie meinte es liebevoll.»

«Du durftest immerhin mitspielen.»

Erasmus zieht hörbar Luft ein, stockt mehrmals beim Ausatmen, ein tonloses, trockenes Schluchzen.

«So sehe ich sie vor mir. Wie sie, mit flatternden Haaren und in den Bund gesteckten Röcken, fast parallel zum ausgetretenen Rasen durch die Luft fliegt.»

Marthe fängt Josts Blick auf, er zieht die Brauen kurz hoch, zuckt mit den Achseln. Die märchenhafte Welt des *Bevor-ihr-geboren-wart*.

«Für mich ist es, als wir im Bett im großen Schlafzimmer in der Königstraße mit Großvaters Pult auf den Beinen das Stück geschrieben haben.»

«Das war lustig», stimmt Alma leise zu.

«Ich würde gerne zum alten Haus», sagt Jost mit einem Mal.

Erasmus nickt. «Wir könnten auf dem Weg dort halten.»

Als Jost sich von dem Riesling nachschenkt, hält Alma ihr leeres Likörglas hin. Er füllt es grinsend.

«Auf Mutter!» Frieder hebt sein Glas.

«Und Cord», setzt Erasmus hinterher.

«Auf Werner und Robert.» Alma leert das Gläschen mit einem Schluck.

«Wann kommt Robert an?»

«Übernächste Woche.»

«Weiß er –?»

Erasmus schüttelt den Kopf. «Ich habe Yokohama telegraphiert, er ist am Vortag ausgelaufen. Vater will ihn in Genua abholen, um es ihm persönlich zu sagen.»

Frieder nickt. «Besser für Vater, als wenn er alleine zu Hause sitzt.»

«Er ist nicht alleine!» Marthes Wut kommt so unvermittelt, dass alle sie schweigend anstarren, Frieder mit erhobenem Besteck.

«Fährst du mit?» Jost spricht als Erster.

Marthe blickt ihn überrascht an. Der Gedanke ist ihr gar nicht gekommen.

«Natürlich», antwortet Alma an ihrer Stelle. Und an Marthe gewandt: «Du musst spätestens nächste Woche anfangen zu packen. Ich schreib dir eine Liste mit Vaters Sachen. Was bestellt, gereinigt oder noch ausgebessert werden muss.»

Genua! Weg vom kleinen Wohnzimmer, von tannengrünen Wänden, vom Blumenrondell auf dem Kaiser-Ferdinand-Platz. Marthe wünschte, sie wüsste, wo Genua genau liegt. Doch eigentlich ist es egal, denn auch wenn es furchtbar ist und gewiss nichts Gutes über sie besagt – der winzige Moment, in dem sie sich die am Zugfenster vorbeiziehende Landschaft vorstellt, genügt, damit Erleichterung durch sie hindurchschwappt wie eine Welle. Genua. Mit einem Mal ist sie so glücklich, dass ihr die Tränen kommen.

Auf der Fahrt hockt Jost sich in den Fußraum, Marthe sitzt auf Almas Schoß. Doch als sie vor der Königstraße aussteigen: heruntergelassene dunkelblaue Rollos in den Fenstern. Jost drückt die Klinke, rüttelt. Die Tür bewegt sich keinen Millimeter. Die Bank hat bereits geschlossen.

Einen Moment stehen sie ratlos auf dem Gehsteig. Frieder deutet auf die Traufe, die zwischen zweitem Stock und Speicher sinnlos aus der Fassade ragt. Die beiden Dächer, die Luke – von unten nicht zu sehen. «Ich würde gerne rauf.»

«Glaubt ihr, der Weg über –» Jost blickt zu Erasmus, versucht, dessen Reaktion abzuschätzen.

« – die Toilette im Garten?», vervollständigt Erasmus den Satz.

Marthe sieht zu Alma, die zieht kurz die Schultern hoch. Auch keine Ahnung.

«Wahrscheinlich abgerissen.» Frieder schüttelt den Kopf.

«Wir sollten nachsehen», sagt Jost.

«Ihr wollt nicht wirklich in die Bank einbrechen?»

«Wir nehmen ja nichts mit», sagt Frieder.

Jost ist schon auf dem Weg die Königstraße hinunter. Alma folgt ihm als Erste, Marthe läuft hinter ihr her, schiebt die Hand unter ihren Arm. Erst zuckt sie überrascht weg, doch dann lässt sie Marthe sich einhaken. Als sie sich nach Erasmus umblicken, setzt er sich widerwillig in Bewegung.

An der Ecke zum Koberg bleibt Frieder stehen, blickt zum Dichter auf seinem Baumstamm. «Keine Szene bitte», sagt Alma. Jost zieht ihn in den Gang neben dem Heiligen-Geist-Hospital. Ein Stück müssen sie an den rückwärtigen Gartenmauern entlang durchs Gebüsch.

Die alte Pforte ist noch da, gesichert mit Kette und Vorhängeschloss, alles im selben Rostton.

«Ihr solltet hier warten.» Frieder dreht sich nach den Schwestern um. Doch Marthe hat ihre Röcke bereits gerafft und hebt das Bein über den Zaun.

«Es sind Menschen für weniger im Gefängnis –», wendet Erasmus ein.

«Deren ältester Bruder nicht mit Generalstaatsanwalt

Vanheeren befreundet ist.» Jost klopft ihm auf die Schulter. «Wart ihr nicht gerade zusammen in den Bergen?»

Das Gras liegt lang und gelb und flach am Boden, wie ein witternder Pelz, nass vom Regen. Der vielgeharkte Kiespfad, gerade noch auszumachen, ist dicht mit dunkelgrünen Distelsternen besetzt. Die Beete verschwunden, und in der Mitte ein Gestrüpp aus dicken dornenbesetzten Ranken, an dem sie sich vorsichtig vorbeidrängen, achtgebend, nicht hängen zu bleiben. «Die Rosen», sagt Jost überrascht und deutet auf eine zartrosa Blüte.

Dort, wo einmal die Verandastufen waren, trennt eine Backsteinmauer den vorderen Teil des Gartens ab. Die Toiletten stehen noch, wie eh und je, an die Hauswand gelehnt. Die hellblaue Farbe abgeblättert, das Holz darunter vom Regen grau.

«Hausfriedensbruch. Im Zweifel Sachbeschädigung –», zählt Erasmus auf.

«Von dort kann man aufs Dach.» Frieder deutet auf den Walnussbaum, in dessen Krone die gelb verwelkten Reste einer Schlingpflanze hängen.

«Und vom Dach?», fragt Alma.

Jost zeigt auf das kleine Fenster darüber. «Wart's ab.» Er grinst schon wieder. «Am besten, ihr stellt einen Fuß da hin», er deutet mit der Schuhspitze auf eine Ausbuchtung im Stamm, «und zieht euch dann –»

Ohne ihn weiter zu beachten, umfasst Alma mit beiden Händen den Ast, nimmt ein, zwei Schritte Anlauf und schwingt ihr Bein drüber, hält sich mit der Kniekehle fest und zieht sich hoch. Im Sitzen schiebt sie sich vorwärts bis zum Rand.

«Guck erst, ob es hält», ruft Erasmus. Da hockt Alma bereits auf den Planken und richtet sich langsam auf. Frieder folgt ihr, und als Marthe an der Reihe ist, verhakt sich ihr Rock an der Rinde, und sie zerrt so lange, bis es ratscht.

Das Dach knarzt unter ihren Schuhen. «Bleibt auf dem Ast.» Frieder geht vorsichtig zum kleinen Fenster, eines von den alten, aus rautenförmigen Scheiben in Bleifassung. Er schlägt mit der Faust gegen den Rahmen. Mit einem Klack fällt der Riegel drinnen hinab.

Die Öffnung eng, braun-staubige Spinnenweben hängen am Metall, die sie sich drinnen von den Kleidern klopfen. Es dauert einen Moment, bis Marthe begreift, wo sie sind, im ersten Stock des Treppenhauses, ganz hinten im Flügel. Staubmäuse überall, Farbe blättert von den Wänden, knirscht unter ihren Sohlen, die Abdrücke hinterlassen auf dem matten Boden.

Während sie die Stufen hochgehen, halten sie sich an den Händen. Als Erasmus die Klinke der Speichertür hinabdrückt, hofft Marthe kurz, sie werde nicht aufgehen.

Der Dachboden, überraschend leer, hallt von ihren Schritten. Alma deutet schauernd auf einen kleinen bepelzten Fleck. Aus der Nähe sind die weißlichen Knochen eines Mäuseskeletts erkennbar.

Als Marthe mit der Hand gegen das Türblatt von Idas alter Kammer stößt, schwingt es auf. Schimmelgeruch. An einem Nagel im Balken hängt ein stockfleckiger Stich zweier Seerosen.

Die Leiter lehnt unterm Kniestock an der Wand.

«Ihr habt mich mit hochgenommen, als Cord schwören musste», sagt Marthe.

Jost und Frieder nicken. Es beginnt zu nieseln, als sie – eins nach dem anderen – ins Freie klettern. Zugvogeldreieck am Himmel.

Und wäre dies das Ende eines Films, so würde die letzte

Einstellung aus der Perspektive einer Drohne gedreht. Einen Augenblick wäre das Bild unterschiedslos sienarot, bis sie abhebt und man die Ziegel erkennt, die schwarze Schulter von Marthes Mantel ist kurz zu sehen – schon ist sie über alle Köpfe gestiegen.

Und nun ertönt eine Melodie, eine unter die Bilder gelegte Tonspur (die Drohne hat kein Mikrofon, sie nähme ihr eigenes Brummen auf). Die fünf Lindhorsts zwischen den Dächern haben angefangen zu summen. Alle gleichzeitig. Schumann. Die *Kinderlieder*.

Aber vielleicht ist dies nicht das Ende, sondern nur der Anfang.

DANK

Ich möchte mich beim Hamburger Staatsarchiv, dem Deutschen Literaturarchiv in Marbach, dem Literaturarchiv Monacensia, aber vor allem beim Stadtarchiv Lübeck bedanken. Bei den Mitarbeitern für ihre freundliche Unterstützung bei der Recherche und bei der Klärung meiner Fragen. Und bei allen, die dazu beitragen, dass unser kollektives gesellschaftliches Gedächtnis gut verwahrt bleibt.

Bei Katja Sämann, meiner Lektorin, für ihre Geduld und klugen Gedanken.

Und außerdem für Beistand und Unterstützung bei Ulla, Christine, Christoph und Anne. Und bei Frau Katz.

NACHWEISE

Seite 32: Heinrich Heine, «Erlauschtes», aus: *Nachgelesene Gedichte 1845–1856*, Düsseldorfer Heine-Ausgabe Band III

Seite 110: Heinrich Mann, «Briefe an Ludwig Ewers», Aufbau Verlag, Berlin 1980

Seite 298 ff.: Emanuel Geibel, «Erste Begegnung», aus: *Gedichte und Gedenkblätter*, J. G. Cotta'sche Buchhandlung, Stuttgart 1868

Seite 333: Georg Herwegh, «Die bange Nacht» (das sogenannte Reiterlied), aus: *Gedichte eines Lebendigen. Mit einer Dedikation an den Verstorbenen,* Zürich 1841

Seite 426 f.: Thomas Mann, «Das Wunderkind», aus: *Gesammelte Werke, Erzählungen Band II,* Fischer Verlag, Frankfurt 1967

Karten auf den Vorsätzen vorn und hinten: *Brockhaus' Konversations-Lexikon*, 14. Auflage 1892–1920

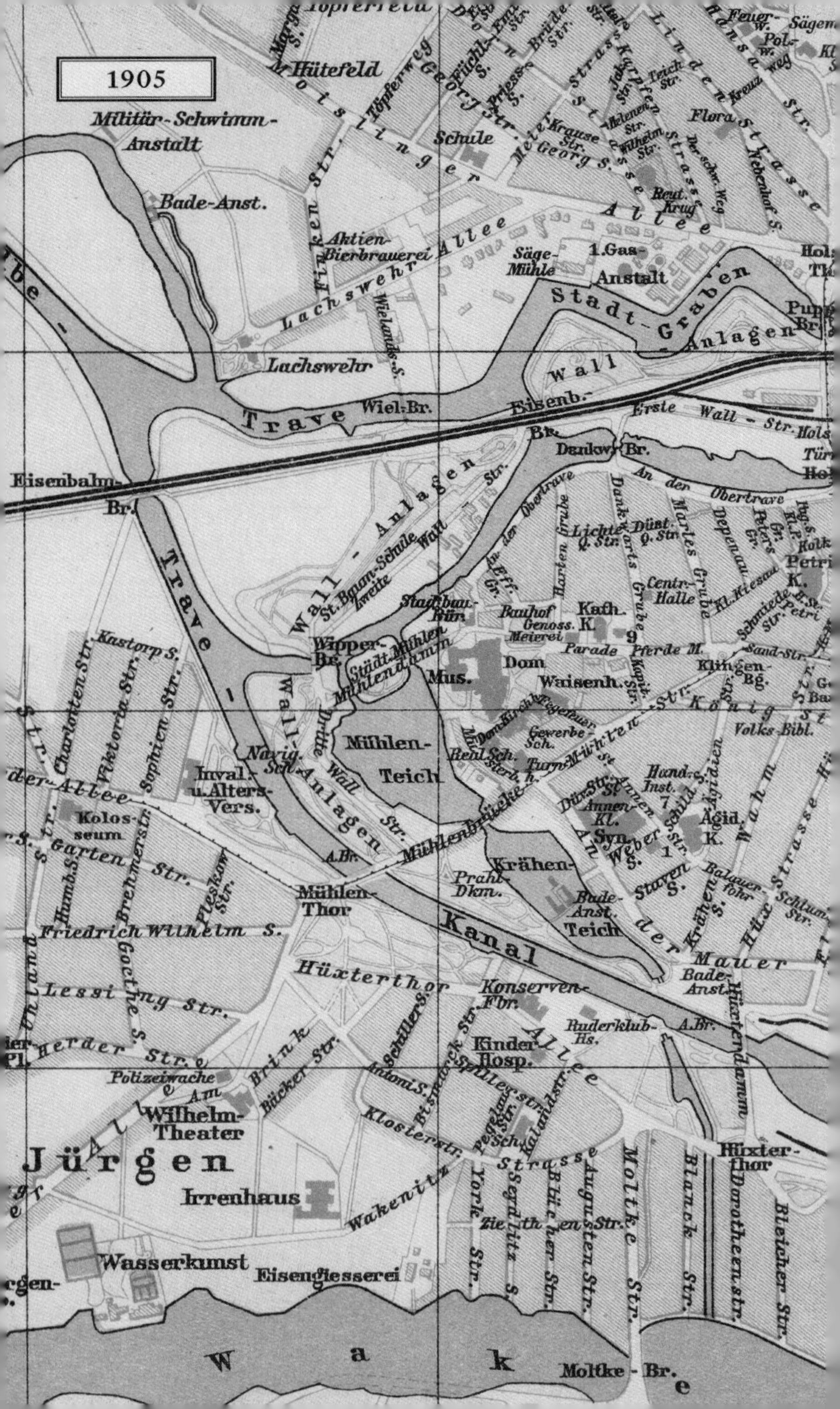
1905
Hütefeld
Militär-Schwimm-Anstalt
Bade-Anst.
Moislinger Str.
Töpferweg
Georg Str.
Schule
Finken Str.
Aktien-Bierbrauerei
Lachswehr Allee
Wielands S.
Lachswehr
Säge-Mühle
1.Gas-Anstalt
Stadt-Graben
Anlagen
Wall
Flora Strasse
Lindenstrasse
Meier Str.
Krause Str.
Georg S.
Beut. Krug
Allee
Trave
Wiel.Br.
Eisenb.-Br.
Erste Wall-Str.
Dankw.Br.
An der Obertrave
Eisenbahn-Br.
Wall-Anlagen
Wall Str.
St.Bauan-Schule
Zweite
Stadtbau-Büro
Wipper-Br.
Städt.Mühlen
Mühlendamm
Bauhof
Kath. K.
Genoss. Meierei
Parade
Pferde M.
Dom
Mus.
Waisenh.
Klingen-Bg.
König Str.
Volks-Bibl.
Petri K.
Centr.-Halle
Mühlen-Teich
Navig. Sch.
Dritte Wall Str.
Real.Sch.
Turn-
Mühlen Str.
Gewerbe-Sch.
Kastorp S.
Charlotten Str.
Viktoria Str.
Sophien Str.
Inval. u.Alters-Vers.
Kolosseum
Garten Str.
Pleskow Str.
Mühlenbrücke
A.Br.
Mühlen-Thor
Krähen-Teich
Bade-Anst.
Prahl-Dkm.
Kanal
Syn.
Ägid. K.
Hand.-Inst.
An der Mauer
Wahm Strasse
Hüx Strasse
Friedrich Wilhelm S.
Lessing Str.
Goethe S.
Herder Str.
Hüxterthor
Konserven-Fbr.
Ruderklub-Hs.
Hüxterdamm
Kinder Hosp.
Allee
Polizeiwache
Am Brink
Bäcker Str.
Schillers.
Antoni S.
Bismarck Str.
Wilhelm-Theater
Jürgen
Klosterstr.
Kalandstr.
Wakenitz Strasse
Hüxter-thor
Irrenhaus
York Str.
Moltke Str.
Blanck Str.
Dorotheen str.
Bleicher Str.
Augusten Str.
Wasserkunst
Eisengiesserei
Moltke-Br.
W a k e